急危重症医学与急诊急救

李庆伦 等 主编

吉林科学技术出版社

图书在版编目（CIP）数据

急危重症医学与急诊急救 / 李庆伦等主编 . -- 长春：
吉林科学技术出版社 , 2023.9

ISBN 978-7-5744-0878-4

Ⅰ . ①急 ... Ⅱ . ①李 ... Ⅲ . ①急性病－诊疗②险症－
诊疗 Ⅳ . ① R459.7

中国国家版本馆 CIP 数据核字 (2023) 第 179672 号

急危重症医学与急诊急救

主　　编	李庆伦等	
出 版 人	宛　霞	
责任编辑	董萍萍	
封面设计	刘　雨	
制　　版	刘　雨	
幅面尺寸	185mm×260mm	
开　　本	16	
字　　数	319 千字	
印　　张	14.75	
印　　数	1-1500 册	
版　　次	2023年9月第1版	
印　　次	2024年2月第1次印刷	

出　　版　吉林科学技术出版社
发　　行　吉林科学技术出版社
地　　址　长春市福祉大路5788号
邮　　编　130118
发行部电话/传真　0431-81629529 81629530 81629531
　　　　　　　　　81629532 81629533 81629534
储运部电话　0431-86059116
编辑部电话　0431-81629518
印　　刷　三河市嵩川印刷有限公司

书　　号　ISBN 978-7-5744-0878-4
定　　价　90.00元

前　言

　　急诊以研究各种急危重症为主要任务，各种急诊疾病病情重、变化快，要求广大医务人员具有较高的临床技能，同时要不断更新知识，以满足诊治急诊疾病的要求。因此，我们组织具有深厚理论基础和丰富临床经验的专家教授及活跃在临床第一线的中青年医生，以自己的临床实践经验为基础，通力合作，分工执笔，编写了本书。

　　全书根据临床实际，并参考了国内外最新进展，突出临床实用性，系统地介绍了急诊疾病的病因学、发病机制、诊断技术及治疗方法等，力求内容新颖、覆盖面广，编写出具有较高水平的参考书，以满足广大医务工作者的临床需求。本书适合于各基层医院的住院医生、主治医生及医学院校本科生、研究生参考使用。

　　本书是作者根据自己多年临床经验编撰而成，尽管经再三修改，但由于时间仓促，专业水平有限，书中一定存在不少缺点或错误，我们恳请广大读者批评指正。

李庆伦

2022 年 8 月

目　录

第一章　神经系统急诊

第一节　急性头痛

头痛是众多患者来急诊就诊以求缓解和诊断的常见疾病。某些头痛是严重恶性疾病的症状表现，但大多数病因是良性的。国际头痛协会头痛分类把头痛分为两大类：原发性头痛和继发性头痛。原发性头痛包括偏头痛、丛集性头痛和紧张性头痛。这些疼痛被认为是一种包括中枢和周围结构内源性疼痛系统的异常激活。对这些疾病的易感性取决于遗传和环境因素。

原发性头痛的诊断是依据患者的病史和缺乏可确认的潜在病因。影像学和实验室检查最常用来帮助除外头痛的潜在病因。

继发性头痛的病因广泛而纷杂，其中包括颅内肿瘤、感染、出血、内环境紊乱（如甲状腺功能减退）、毒物暴露（如一氧化碳中毒）以及其他原因。

本章将要论述可能见于急诊室的头痛的鉴别诊断以及用于评价继发性头痛病因的各种诊断方法，也将概括原发性头痛的治疗方法。许多继发性头痛的治疗选择参见本书的其他章节，要想了解所有头痛及其诊断，请参阅 ICHD-Ⅱ分类。

一、流行病学

头痛症状是患者来急诊的常见原因。在 2006 年美国全国医院急诊调查中，头痛是成人（15 岁以上）来急诊室就诊的第 4 位原因。在女性是第 3 位，在男性是第 7 位。总的来说，超过 330 万患者因头痛来急诊，占 1.19 亿急诊患者的 2.8%。

在一项最大型的研究中，Goldstein 及其同事评价了 1992—2001 年所有因头痛来急诊的典型成人患者，发现近 2/3 是原发性头痛。而在表现为继发性头痛的患者中，绝大多数是良性的事实上，仅有 2% 的患者发现有严重的病理性病因，先前的研究也发现，大多数以头痛来急诊就诊的患者患的是原发性头痛，继发性头痛较少。某些临床特征，如突然发作、老年患者以及严重程度明显，能更容易发现潜在病因。

二、病理生理学

对所有原发性头痛病理生理的详细讨论不是本章的范围，不过简要回顾一下偏头痛的病理生理是应当的。偏头痛很可能是由于中枢性痛觉调节改变伴有继发性脑膜和血管痛觉激活的结果。头痛及其相关的神经血管改变为三叉神经系统激活的结果。颅内副交感反射链组成三叉神经自主反射。激活会导致血管活性肠多肽释放，血管扩张。

P 物质、降钙素基因相关肽（CGRP）、神经激肽包含于三叉神经感觉神经元内。刺激会导致 P 物质和 CGRP 自感觉 C 纤维末端释放，这些物质会造成神经源性炎症。这些物质与血管相互作用，引起血管扩张、血浆蛋白渗出、血小板激活。神经源性炎症会致敏神经纤维导致对以前无害的刺激起反应，如血管搏动，在某种程度上可引起偏头痛样的疼痛。也会发生中枢致敏。脑膜感受器被致敏后，会发生三叉神经尾侧核，以及上颈髓后角神经元激活 PET 显示在偏头痛发作时位于近痛觉感觉通路区域以及调节疼痛系统脑干激活。

三、临床特征

原发性头痛是以其发作形式、持续时间及伴随症状，如恶心 / 呕吐、视觉先兆、流泪、流鼻涕等进行确诊的。这些具有识别意义的特征在鉴别诊断章节会进行详细分析。某些继发性头痛也有非常典型的表现。下面列举了见于特殊头痛病因病史和查体方面的临床特征。

（一）外伤史

外伤史增加了颅内出血的机会（蛛网膜下腔出血、硬膜下出血、硬膜外出血、脑实质内出血），也可能先出现颈动脉或椎动脉夹层。脑静脉系统血栓是闭合性颅外伤另一个不常见但却很严重的并发症。筛板或硬膜外伤会导致脑脊液（CSF）漏，造成低颅压头痛。造成颅底或颈椎骨折的外伤可能导致严重的头后部和颈部疼痛。有偏头痛病史的患者轻微头外伤会引起偏头痛发作。闭合性颅外伤后脑震荡性头痛很像偏头痛或紧张性头痛，并可伴有颈部疼痛、眩晕、认知障碍症状以及精神 / 内脏主诉，如易激惹、焦虑、抑郁、疲劳和睡眠障碍。

（二）发热或已知感染

身体其他部位感染会提高对感染已向中枢神经系统播散的怀疑。要评价患者有没有项强、发热或精神改变。应注意近期治疗头痛的药物，如非类固醇类抗感染药物和对乙酰氨基酚会掩盖发热。发热也可发生在血管炎、恶性肿瘤、血栓和蛛网膜下腔出血时。然而，在蛛网膜下腔出血时发热出现较晚，因此，不太可能见于急诊室。

（三）免疫受损（HIV 或免疫抑制剂）

免疫防御受损的患者患中枢神经系统感染的风险很高，包括脑膜炎、脑炎或脑脓肿。另外，AIDS 患者患机会性肿瘤的风险也很高，如淋巴瘤。某些免疫抑制剂，如环孢素、他克莫司（免疫抑制药）、吉西他滨（2，2- 双氟胞嘧啶核苷，属新型嘧啶类抗肿瘤代谢药物）引起可逆性后部白质脑病的危险也很高。其他免疫抑制剂，如阿糖胞苷、IVIG（静脉内注射免疫球蛋白）、鞘内注射氨甲蝶呤和硝基咪唑硫嘌呤可在无菌性脑膜炎的情况下表现为头痛。

（四）在密友、家庭或同事间同时发生的头痛

如果与头痛患者接触的人也新出现头痛，应高度怀疑感染或毒物暴露。感染性脑膜

炎可表现为孤立的头痛，或伴有项强、脑膜刺激征、畏光、恶心／呕吐、发热或皮疹。如果有头痛症状的人是在一个封闭的环境（特别是在冬天），要考虑一氧化碳中毒。一氧化碳中毒可伴有意识混乱、恶心／呕吐、胸痛、无力或头晕。呼吸急促和心动过速是最常见的体征。当碳氧血红蛋白水平高于 31% 时，常常可看到皮肤的樱桃红色。然而，主要表现为头痛的患者为轻度头痛，很少表现为这种典型的樱桃红色。

（五）癌症病史

有恶性肿瘤病史的患者应提高对其脑实质或脑膜转移可能性的怀疑。最常发生成人脑转移的肿瘤包括肺癌（36%～46%）、乳腺癌（15%～25%）和皮肤癌（黑色素瘤）（5%～20%）。然而，几乎身体任何部位的肿瘤都可转移到脑，包括肾脏、结肠、睾丸和卵巢脑转移引起的头痛不具备特异性，但可伴有恶心／呕吐、局灶性神经科体征或痫性发作。头痛在频率和强度上会越来越重，于仰卧位、用力或咳嗽时加重。恶性肿瘤伴有的高凝状态会使患者处于脑梗死和脑静脉血栓（CVT）的高风险。头痛也可作为化疗药物的不良反应发生（比如氟尿嘧啶、盐酸丙卡巴肼、替莫唑胺）。伴随的贫血、高钙血症或脱水也会促发头痛。

（六）怀孕

原发性头痛，比如紧张性头痛和偏头痛，在怀孕期间常常有改善或没有变化。因此，如果孕妇以首次头痛发作或头痛性质有改变来急诊室就诊，医生应积极寻找继发性原因。

对孕 20 周后的孕妇，有必要排除先兆子痫／子痫。临床表现类似偏头痛，甚至伴有视觉先兆。伴有精神状态改变和痫性发作提示子痫。CVT 和可逆性脑血管收缩可发生于怀孕期间和产后近几周内。有报道称，在怀孕期间和分娩过程过长后可发生颈动脉和椎动脉夹层，在生产前 2 天和生产后第 1 天最应关注缺血性脑血管病、颅内出血和蛛网膜下腔出血。产后 6 周内这些危险都应一直给予关注。

（七）视力丧失

对伴有视力丧失的头痛需要诸多鉴别诊断。双侧视力丧失可发生于脑内占位或 CVT 造成的高颅压所致的视盘水肿背景下。垂体占位可压迫视交叉并引起不同程度的双侧视力丧失，特别是周边视野后部可逆性白质脑病综合征（PRES）可表现为双侧头痛和双侧视力丧失，可能伴有高血压，有时有痫性发作。一侧半球缺血性卒中或占位可表现为头痛并伴有一侧视野视力丧失（同向偏盲）。

50 岁以上患者单眼视力丧失（黑矇）伴有头痛应立即考虑到颞动脉炎。伴随特征包括颞部触痛、颞动脉搏动减弱、下颌跛行、血沉增快、发热、体重减轻或肩部疼痛（风湿性多肌痛）。特发性颅内高压常常伴有短暂的视力模糊，症状持续几秒钟，常常是单眼。急性闭角性青光眼表现为快速进行性视力丧失并伴有眼痛和头痛。

（八）由 Valsalva 动作诱发的头痛

用力、咳嗽、用力解大便、弯腰或上举重物都会升高颅内压。如果头痛是由这些动作促发的，就要考虑构造上的突起累及颅后窝，比如 Chiari 畸形。进行性颅内压增高的患者也会有视盘水肿、恶心 / 呕吐以及仰卧位头痛加重。伴有颅内压增高的疾病，如中枢神经系统（CNS）感染、颅内肿瘤和血肿也可因这些动作而使头痛加重。CVT 由于静脉高压也可伴有进行性颅内高压。特发性颅内压增高（假性脑瘤）可有相似的表现，虽然这是一个排除性诊断。注意有良性头痛，如咳嗽性头痛，可由咳嗽或解大便触发，这很重要。此外，偏头痛患者常描述他们的头痛在活动时会加重，Valsalva 动作常使头痛加重。

（九）瞳孔异常

急诊室头痛患者应常规检查 Horner 征（在暗室中也不扩大的小瞳孔伴有轻度眼睑下垂），虽然 Horner 征可发生于原发性头痛，比如三叉神经自主神经性头痛（TAC）及极少数偏头痛，Horner 征的存在会使临床医生对颈动脉或椎动脉夹层提高警惕。肺 / 颈部恶性肿瘤也可引起 Horner 征，在脑转移的情况下也可伴有头痛。对光反应缓慢的一侧大瞳孔可见于急性闭角性青光眼或瞳孔传导径路上的病变（包括视神经病变、动眼神经麻痹或脑干病变）。

（十）危险信号

在评价头痛时有助于记住临床危险信号的记忆方法是由 David Dodick 博士提出来的。他建议应用 SNOOP，它们代表：

（1）S——全身性疾病 / 症状 / 体征（发热、肌痛、体重减轻、恶性肿瘤病史或 AIDS）。

（2）N——神经系统症状和体征（精神改变、痫性发作、视盘水肿、局灶性神经科体征）。

（3）O——突然发作（霹雳性头痛）。

（4）O——老年（50 岁以上新发头痛）。

（5）P——头痛模式发生改变（特别是在发生频率和严重程度上快速恶化）。

当存在任何上述这些情况时，应考虑进行实验室检查、影像学检查和（或）脑脊液分析，以找出继发性头痛的病因。

四、诊断方法

临床医生要在急诊室快速准确地诊断处理头痛患者，临床病史是最有价值的工具。突然发作以及患者是否患有与过去相似的头痛会有助于鉴别诊断和处理。严重的和突然的在几秒钟内达到高峰的头痛常常提示"霹雳性头痛"，应去神经科急诊，并需要进行全身性检查。假定有慢性头痛病史的患者只是为了治疗而来急诊室是有风险的。然而，如果头痛性质有明显改变，应进行更全面的诊断评价。请解答下列问题。

（1）以前头痛的病史 / 模式是什么？这次头痛与以前的头痛感觉相比如何？

（2）这次头痛发作和进展情况是怎样的？

（3）疼痛部位和性质是什么？

（4）接受放射检查了吗？

（5）严重程度如何？

（6）持续时间如何？

（7）在程度上有波动吗？如果有，使病情变好或加重的因素是什么？特别是某一特定的体位、一天中某一时间、咳嗽、Valsalva 动作或睡眠会影响头痛的严重程度吗？

（8）伴随症状，如：①恶心 / 呕吐。②畏光 / 声响恐怖。③视觉改变（视物不清、复视、闪光 / 色彩）。④无力、麻木或行走困难。⑤自主神经表现（流泪、结膜充血、鼻液溢、面色潮红 / 大汗）。⑥痫性发作。⑦嗖嗖声 / 轰鸣声耳鸣。

（9）当前处于怀孕、感染 / 发热、免疫受损状态吗？

（10）当前用药情况（抗凝剂、硝酸酯类）以及最近用药有什么变化？

（11）过去用药史、新近外伤、癌症、以前血栓 / 流产或多囊肾或结缔组织病（后两种会增加动脉瘤的机会并因此发生蛛网膜下腔出血）的情况如何？

（12）有无偏头痛、血栓、出血家族史？

（13）任何家庭成员、朋友或同事也有新发头痛吗？

全面检查，特别是注意生命体征，同时还要对任何局灶性神经科体征再做详细检查。这些检查包括：

（1）详细的眼科检查（视盘水肿、瞳孔异常和视野异常）。

（2）颈、眼眶部位杂音的听诊。

（3）双侧颞部的触诊以查看非常表浅的颞动脉搏动减弱。

（4）确认加重或引起疼痛的区域，如在三叉神经痛中的"扳机点"。

（5）脑神经、肌力和感觉检查，尤其注意对称性。

（6）腱反射和跖反射。

（7）除非不可能，否则应观察步态以发现轻微的共济失调 / 无力。这也有助于引出体位改变对头痛严重程度的影响。

（一）实验室和影像学检查

继发性头痛表现变化很大，常常很难确定哪个患者除了病史和体格检查外还需要更进一步的评价，如前面提到的，如果有任何伴随的危险信号，如免疫受损状态、老年患者或头痛模式发生改变，应考虑更进一步的全面检查。突然发作、非常严重、"一生中最严重的头痛"表现应按急诊对待，并进行全面评价以除外蛛网膜下腔出血或其他病因。

（二）血清学检查

对头痛患者的首次血液检查应包括 CBC（全血细胞计数）以查看白细胞增多，或进行葡萄糖 / 电解质检查以查看代谢紊乱以及任何提示脱水的证据（特别是如果有呕吐）。对 50 岁以上新发头痛患者应进行血沉检查，以筛查巨细胞动脉炎（颞动脉炎）。如果考虑出血，比如有霹雳性头痛表现或如果患者正在应用抗凝剂，应进行凝血因素（PT 和

PTT）检查。如果头痛伴有精神改变，应进行肝功能和药物／毒物学筛查，如果怀疑一氧化碳中毒，检查碳氧血红蛋白也很有价值。

（三）ECG

虽然罕见，但心脏缺血可表现为孤立的头痛，称为"心源性头痛"。如果患者有心脏病危险因素，伴有呼吸短促或用力促发的新发头痛，应进行 ECG 和（或）负荷测试以查看缺血。

（四）头部 CT

在急诊室 CT 是广泛应用的影像学检查，在大多数患者中适于排除占位效应（由于肿瘤、脓肿、卒中或其他病变）以及急性出血（蛛网膜下腔出血、硬膜外出血、硬膜下出血或脑实质内出血），然而，了解 CT 的局限性是很重要的。头部 CT 也会漏掉轻的、早期的或小的梗死，也可能漏掉小的蛛网膜下腔出血和硬膜下出血。在高水平仔细认真阅读头部 CT 的情况下，对蛛网膜下腔出血的敏感性在最初 12 h 内是 90% ～ 98%。头痛发作后时间越长头部 CT 的敏感性就会越差，5 d 时敏感性约 58%，而 1 周时约 50%。如果红细胞和血浆的容积比小于 30%，CT 对任何类型出血的敏感性都会降低。颅后窝病变和占位效应也很难被发现，尤其是低档 CT，骨结构周围会有伪影。

在急诊室不常规进行头部 CT 强化。然而，如果怀疑 CVT 或肿瘤转移应加做强化。

（五）腰 穿

当怀疑感染时，有必要进行脑脊液分析以查看炎症细胞计数、蛋白和葡萄糖浓度以及革兰染色和培养。做腰穿时要求患者侧卧位，要测开放压，正常开放压为 0.49 ～ 2.1 kPa。在测开放压时，务必小心让患者双腿伸开且放松，以避免测得假性颅内压升高。

许多病理过程会使开放压升高，包括感染或脑膜炎。占位性病变、脑静脉压升高（比如由于 CVT）、原发性颅内压升高或代谢性疾病引起的脑水肿（缺氧、高血压性脑病、肝性脑病）也应评估。如果考虑占位性病变，由于有诱发脑疝的风险应推迟腰穿，如果下列情况不存在可不做头部 CT：年龄大于 50 岁、免疫受损状态、以前有过脑损伤（卒中、感染、占位）、癫痫、精神状态改变或局灶性神经科体征。

如果考虑蛛网膜下腔出血而头部 CT 未发现出血，则需要进行腰穿以查看黄变症，CSF 外观发黄。在蛛网膜下腔出血中，黄变是由血液降解产物如氧合血红蛋和胆红素引起的。如果 CSF 蛋白浓度高于 150 mg/dL，红细胞数（RBC）超过 400 或有高胆红素血症也可出现黄变症。如果检查做得太早（出血后 12 h 内）或太晚（出血 2 周后）可能查不出黄变症。如果能做光谱测定，其会比肉眼观测黄变更敏感，虽然特异性可能低。

如果"误穿"，则 CSF 中 RBC 会升高。要鉴别 RBC 是来自腰穿还是急性出血，应比较第一管和最后一管 CSF 中的 FIBC 数。通常，如果红细胞是由误穿造成的，血液会逐渐变淡，在最后留取的一管 CSF 中 RBC 几乎没有，然而，要记住，如果在最后一管脑脊液中 RBC 不是 0，不一定能排除蛛网膜下腔出血。

（六）MRI

在急诊室对头痛进行评价时不常进行 MRI 检查。此外，有些少见的情况有必要紧急进行 MRI 检查。一种情况是在患者持续性霹雳性头痛而头部 CT 和腰穿均无阳性发现时，临床医生会考虑行 MRI 检查。如果病史没有为诊断提供其他线索，MRI 可很好地显示颅后窝，并可显示头部 CT 未能显示的脑梗死和后部白质脑病（PRES）。在头部 CT 显示不明显的垂体肿瘤和胶样囊肿可在 MRI 更清楚地显示。硬膜下积液和脑膜强化可见于自发性颅内压升高。肾功能正常的患者进行 MRI 检查的同时，应做弥散成像和强化以增强敏感性。如果患者肾功能减退，特别是在血液透析或进行过肾移植的情况下，行 MRI 强化要慎重，可引起肾源性系统性纤维化（NSF），虽然罕见，但有时却是致命性的。

（七）血管成像

如果怀疑夹层，患者应该进行颈动脉超声、MRA 或 CTA（包括头和颈）检查。如果急诊室可进行 MRI 检查，MRI 脂肪抑制序列常可确认壁间血肿（动脉中层出血所致）。MRA 或 CTA 有助于勾画夹层的范围。MRA 也有助于确认未破裂的动脉瘤或弥散性血管痉挛。如果患者做 MR 有禁忌，如有起搏器，可进行 CTA 检查。MRV 或 CTV 有助于确认 CT 或 MRI 未发现的脑静脉系统血栓。

五、鉴别诊断

（一）原发性头痛

如前所述，大多来急诊室的头痛患者为原发性头痛。因此，临床医生必须对各种原发性头痛有一个基本了解，了解它们的临床表现和治疗措施。下面所列不甚全面，但涵盖了最常见的原发性头痛。同时也列举了某些少见的类型，但仅表现为头痛可能更像更严重的疾病。

（二）偏头痛

根据 ICHD-Ⅱ诊断标准，没有视觉先兆的偏头痛诊断至少需要 5 次发作，每次持续 4～72 h，且伴有恶心、呕吐或畏光／声响恐怖。也必须至少存在下面两项：单侧、搏动性、中到重度或活动后头痛加重。伴有先兆的偏头痛类似，但伴有的局灶性神经科症状常常持续 5～60 min。先兆（如果有）常先于头痛出现，但也可发生在头痛过程当中。视觉先兆最常见，常发生于偏侧，表现为暗点（视觉模糊或视野区发灰）和阳性现象（闪光或色彩），感觉先兆也表现为阴性症状（麻木）和阳性症状（刺痛），常发生于手和面部。这些症状常缓慢进展 5～30 min。单侧无力见于偏瘫性偏头痛；脑干症状，如构音障碍、眩晕和复视（有或没有视野缺损）可见于基底型偏头痛；意识水平下降或短暂性意识丧失也可见于基底动脉型偏头痛。

在急诊室，神经科功能缺失不要轻易认为与偏头痛相关，除非患者有过伴视觉先兆同样症状的明确病史。在急诊室对偏头痛患者的诊断常常不是最难的，难的是治疗。偏头痛持续状态，持续时间超过 72 h，令患者虚弱的典型偏头痛发作尤其如此，参见急诊室偏头痛治疗部分。

（三）紧张性头痛

紧张性头痛常常为双侧，呈非搏动性压或紧的感觉，轻至中等程度，不会因体力活动而加重。头痛可持续几分钟至几天，并可伴有肌肉痉挛，尤其是颈部，可有畏光、声响恐怖，但通常没有恶心或伴随的先兆。

（四）丛集性头痛和其他三叉神经自主性头痛

三叉神经自主性头痛是一组伴有自主神经症状，包括结膜充血、流泪、鼻塞、鼻溢液、出汗、眼睑下垂、眼睑水肿和瞳孔缩小。根据持续时间分为几个亚组。

（五）丛集性头痛

在这组疾病中，丛集性头痛发作时间最长。患者表现为单侧眼眶部、眶上或颞部疼痛。丛集性头痛通常逐渐加重，持续 15 min 至 3 h，一天最多可反复发作 8 次。发作期间，疼痛非常严重，患者会躁动不安，来回走动，不想躺下。这些症状可每天发作次数相近，也可反复发作几周或几个月，有一个症状缓解期，丛集性头痛男性患病率是女性的 3 倍，5% 的病例为遗传性。

（六）阵发性偏头痛

阵发性头痛发作与丛集性头痛相似，表现为一段时间反复发作，间隔一个症状缓解期可再次发作，时间常常比丛集性头痛短，持续 2 ～ 30 min，常被描述为单侧眼眶、眶上或颞部疼痛，伴有前面描述的自主神经症状。这些症状每天可发作 5 次以上，病程 7 d 至 1 年，有 1 个月或更长一段时间的无痛期。在某些患者，弯腰或颈部活动可诱发发作。如果患者发作持续超过 1 年无缓解，称之为慢性阵发性头痛。吲哚美辛的治疗剂量可完全控制发作。

（七）短暂性单侧神经痛样头痛发作伴有结膜充血和流泪/脑神经自主症状（SUNCT）

与其他 TAC 相似，SUNCT 头痛被描述为单侧眼眶、眶上或颞部刀割样或搏动性疼痛伴有同侧自主神经症状。症如其名，这组患者头痛非常短暂。头痛持续 5 s ～ 4 min，每天可发作 3 ～ 200 次，与三叉神经痛相似，这些阵发性疼痛可由咀嚼、微笑、轻触或冷风吹所触发。

（八）良性咳嗽性头痛

良性咳嗽性头痛通常是双侧的、持续时间较短（1 s ～ 30 min），只在咳嗽或用力大便时发生，40 岁以上的男性多见。症状性咳嗽性头痛可由 Arnold-Chiari 畸形、颅后窝占位性病变、脑动脉瘤或其他颈动脉/椎动脉病引起。

（九）良性性交或性高潮性头痛

这两种类型的头痛发生在性活动当中。一种是位于头部和颈部的钝痛（与紧张性头痛相似），并随着性活动的兴奋性增强而加剧。另一种是在性高潮时出现的爆炸性（或霹雳性）头痛。对性高潮性头痛重要的是要排除蛛网膜下腔出血、可逆性脑血管痉挛综合征和其他原因引起的霹雳性头痛。

（十）良性用力性头痛

在头痛，尤其是偏头痛中，这是一种常见的类型，用力会使头痛加重。虽然表现为一种搏动性头痛，持续 5 min 至 48 h，但只发生于用力时，这些可能代表良性用力性头痛。在急诊室，对这种患者也应仔细排查，除外用力性心脏缺血，因为头痛有时可能是唯一表现出来的症状。

（十一）继发性头痛

原发性头痛更常见的同时，急诊室要做的事情不应是诊断是哪一种类型的原发性头痛，而是应去排除继发性头痛的原因。在继发性头痛中，最应关注的是那些表现为爆炸性、使患者衰弱的或"霹雳性"头痛。当患者以这种方式发病时，第一要排除蛛网膜下腔出血。有许多被患者描述为"一生中最严重的头痛"的其他头痛呈急性发作。

（十二）蛛网膜下腔出血

虽然典型的霹雳性头痛不会被漏诊，但某些蛛网膜下腔出血患者表现为更轻的症状。对患者来讲，任何不同寻常的头痛，特别是伴有颈部疼痛或项强，应高度怀疑蛛网膜下腔出血的可能。评价应包括头部 CT，如果 CT 阴性，应进行腰穿检查（见诊断方法）。

（十三）其他颅内出血

脑实质内出血可与蛛网膜下腔出血表现相似。如果血液进入脑脊液，可引起脑膜刺激和项强。局灶性神经科体征，包括痫性发作和精神改变，可根据血肿的大小和部位表现出来，硬膜外和硬膜下血肿可表现为头痛，常发生在脑外伤后一定要详细询问病史，因为相关外伤可能发生在硬膜下血肿发生很久以前。应用抗凝治疗的患者新发头痛，尤其是老年患者，要注意出血。

（十四）脑静脉系统血栓

临床表现取决于血栓的大小和位置。最常见的症状是头痛，可以是经历几天的急性头痛或更突然的"霹雳性头痛"。大的深静脉血栓会引起高颅压，导致视力模糊、恶心、呕吐、体位性头痛和偶尔第 6 对脑神经麻痹。病情进展会出现亚急性精神状态改变和昏迷。小的皮层静脉血栓可表现为局灶性神经科体征或痫性发作。CVT 的危险因素与其他静脉血栓相似，包括感染、恶性肿瘤、口服避孕药、怀孕 / 产后和高凝状态病史。

在头部强化 CT 上，CVT 的典型表现是"空三角征"，即当窦汇不能充满造影剂时，呈现的是一个空三角影像。该征象阳性率为 25% ～ 30%，但更常见的是 CT 表现为非特异性局灶性或广泛性水肿、脑回强化或大脑镰 / 小脑幕强化。诊断依靠 MRV 或 CTV（如果 MR 有禁忌或无设备）上脑静脉系统的影像学表现。对这些病例抗凝是安全的，并可改善预后。使用抗凝剂的情况下，死亡率为 5% ～ 10%。

（十五）脑膜炎

有发热、项强、脑膜刺激征或意识改变伴有头痛，应考虑脑膜感染或脑膜炎。遗憾的是，这些表现可能会很轻。在一项细菌性脑膜炎的研究中，仅 44% 的患者表现为典型的发热、项强和意识改变三联征。然而，95% 的患者至少有下列体征和症状中的两项：头痛、发热、项强和意识改变。某些患者表现为孤立的头痛。

在急诊室，应首先排除脑膜炎的感染性病因，包括细菌、病毒、真菌和分枝杆菌。这可通过血培养和腰穿查 CSF 实现。脑膜炎也可由非感染性病因引起，表现为头痛、伴有或不伴有发热。非感染性脑膜炎的病因包括软脑膜恶性肿瘤转移、全身自身免疫性疾病或药物治疗（NSAID、IVIG、鞘内注射化疗药物）。

（十六）头颈部动脉夹层

颈动脉和椎动脉夹层常伴有头部和颈部疼痛。在一项研究中，245 例患有颈部动脉夹层的患者中仅 8% 表现为头痛和（或）颈部疼痛。在这组病例中，所有患者的疼痛均不同于其以往的头痛。虽然对每一个新发头痛都进行广泛检查排除夹层有一定困难，但至少应将其放在鉴别诊断中。对于一个在其他方面难以解释的急性或霹雳性头痛，或新发的进行性头痛伴有颈部疼痛、Horner 征、脑神经麻痹、单眼视力丧失（一过性黑矇）或其他神经局灶性体征的患者应进行动脉夹层方面的检查。之前颈部的外伤史，甚至非常小的外伤，如颈部脊柱按摩推拿或玩过山车造成的颈椎过屈伸损伤，都会增加对动脉夹层的怀疑。

（十七）缺血性卒中

缺血性卒中后，也可能出现头痛，尤其是大范围卒中。如果患者有偏头痛病史，缺血性卒中可能会触发一次典型的偏头痛发作，这会使诊断具有很大的挑战性，因为偏头痛患者可有神经科症状作为偏头痛先兆（见偏头痛部分）。如果偏头痛患者在急诊室表现为典型的偏头痛，但有一个新的或改变的神经科先兆，要考虑缺血或其他局灶性神经科损伤的可能性。

（十八）可逆性脑血管收缩综合征

可逆性脑血管收缩综合征（RCVS）是以突然严重霹雳性头痛伴有 Willis 动脉环及其分支血管狭窄为特征。本术语代表一组疾病，包括 Call-Fleming 综合征（可逆性脑血管收缩综合征）、良性中枢神经系统血管病、产后血管病、药物诱导的血管痉挛、偏头痛性血管痉挛和偏头痛性血管炎。头痛常常持续数分钟到几小时，几天至几周后可复发。由于血管收缩，大多数患者有神经科局灶性功能缺失，1/3 患者有痫性发作。CSF 正常或接近正常（蛋白＜ 80 mg/dL，WBC ＜ 10 个 /mm³），可有轻度血沉增快。诊断的黄金指标是常规血管造影，可显示多灶性节段性血管收缩，发作 12 周内可逆。MRA 或 CTA 是一线影像学检查，然而，MRI 和 CT 是正常的，可显示与后部可逆性脑病综合征（PRES）相似的表现，或显示颅内出血的证据，特别是皮层蛛网膜下腔出血。即使未经治疗患者常常也无大碍，虽然可发生脑梗死。有一些病例报道提示钙通道阻滞剂，如尼莫地平可能会对患者有益，但还没有良好设计的试验来进一步探索。

（十九）低颅压头痛

当 CSF 减少时，患者会出现直立性头痛，在直立时加重，在平卧时减轻。低颅压头痛常为双侧或全头搏动性（也不总是这样）头痛。患者也可表现为霹雳性头痛并且偶尔只在用力时出现。可有一系列伴随症状，其中许多也与体位有关的直立时加重。这些症状包括头晕、听力改变伴有声音被蒙住的感觉（由于第 8 对脑神经受牵拉或外淋巴压力改变）、视力模糊、意识水平下降（由于间脑受压）、共济失调或其他步态异常（由于后颅窝和脊髓受压）。

脑脊液减少可由于血容量减少、脑脊液过度分流或脑脊液漏。近期腰穿史、硬脊膜外和（或）脊髓手术或交通肇事提示持续性外伤性脑脊液漏。自发性脑脊液漏可通过薄弱的脑膜憩室或薄弱的硬膜，并可伴有结缔组织病。头部 CT 通常没有显著改变，虽然有时会发现硬膜下积液。在 MRI 上，典型的表现包括硬脑膜强化、小脑扁桃体下移（很像 Chiari I 畸形）、颅后窝饱满、脑室变小和硬膜下积液（常常为双侧）。腰穿对诊断不一定是必需的，但当进行腰穿时，开放压是正常或低的，脑脊液蛋白浓度是正常或高的，可发生脑脊液细胞增多（WBC10 ～ 50 个 /mm³，很少高至 220 个 /mm³）。大多数是自限性的，卧床休息会好转。咖啡因会增加脑脊液的摄取进而缓解头痛（咖啡因可阻断腺苷受体，使颅内血管收缩，增加脑脊液压力和缓解头痛。可用安钠咖 500 mg，皮下或肌内注射，或加入 500 ～ 1 000 mL 乳化林格液缓慢静脉滴注）。然而，持续性头痛需要通过麻醉进行硬膜外血贴疗法（用自体血 15 ～ 20 mL 缓慢注入腰或胸段硬膜外间隙，血液从注射点上下扩展数个椎间隙，可压迫硬膜囊和阻塞脑脊液漏出口，迅速缓解头痛，适于腰穿后头痛和自发性低颅压头痛，有效率达 97%）。严重或持续性头痛的病例需要 CT 脊髓造影进行进一步评价，以确定可行外科修补术的漏出点。

（二十）高血压危象和 PRES

在一项 50 例高血压危急情况（血压高于 24.0/14.7 kPa）患者的研究中，两个最常见的主诉是头痛（42%）和头晕（30%）。高血压危象时，也有终末器官受损的证据，如卒中、高血压性脑病或急性肺水肿。一名头痛并有血压明显增高的患者会给诊断带来困难。严重的高血压可能会造成头痛，但严重的头痛也可导致继发性血压升高。此外，患者可能有潜在疾病，如出血或缺血性卒中，可伴有头痛和血压升高。如果是缺血性卒中可能会更麻烦，因为降压会使脑缺血加重，在试图降血压之前，应仔细进行神经科检查，以查找缺血性卒中的证据。

后部可逆性白质脑病，也称为后部可逆性脑病综合征（PRES），该病为优先累及后脑白质（包括枕叶和小脑）的血管源性水肿症状，包括头痛、恶心/呕吐、痫性发作、意识状态改变，有时会有另外一些局灶性神经科体征，如双侧视力丧失。这个名字有点误导，因为 PKES 不一定必须是后部、可逆或局限于白质。

PRES 可由高血压性脑病引起，也可由产前子痫/子痫、某些免疫抑制剂，如环孢素 A、他克莫司（从土壤真菌中提取的一种大环内酯类抗生素，具有较强的免疫抑制性，其药物强度是环孢素 A 的 10～100 倍，用于预防器官移植出现的排斥反应）、静脉注射人体丙种球蛋白（IVIG）引起。诊断 PRES 时，MRI 比 CT 更敏感，在 T_2 加权像上显示异常信号增高影。后部可逆性蛋白质脑病有时在头部 CT 上表现为低密度区。

（二十一）垂体卒中

垂体卒中发生于垂体肿瘤（常常是良性肿瘤）自发出血或肿瘤长得太快供血不足时（引起垂体梗死），患者表现为突发严重头痛，很像蛛网膜下腔出血，患者会伴有恶心、视力丧失或视物双影，患者偶尔会有意识改变或肾上腺功能衰竭，头部 CTS 示与急性出血一致的改变，但会漏掉非常小的出血或梗死。如果怀疑垂体卒中而 CT 阴性，应考虑行 MRI 检查。

除神经外科以外（可能的经蝶骨入路切除术），在急性期和恢复期；常请内分泌专家会诊，帮助处理大剂量皮质类固醇和其他激素的替代治疗。

（二十二）特发性颅内高压

典型的患者为肥胖女性，每天严重的搏动性头痛，每次持续几小时并可使患者从睡眠中痛醒，患者可伴有恶心/呕吐、短暂的视觉模糊或视觉丧失（由于视盘水肿），视野中出现闪光和亮点或水平复视，患者可伴有耳鸣，这种耳鸣与患者的脉搏节律一致。大多数特发性颅内高压是作为门诊患者症状进行全面检查的，然而，如果患者来急诊室就诊，应进行头部 CT 检查以除外占位性病变。腰穿应显示正常而 CSF 压力升高（非肥胖患者＞2.0 kPa，肥胖患者＞2.5 kPa）。因为这是一个排除性诊断，有时患者应进一步查 MRI 和 MRV 除外静脉高压（由于硬膜静脉血栓、AVM 或 AV 漏）。在一项研究中，106 例确定为特发性颅内高压的患者有 9.4% 为 CVT。

一般性治疗自减肥开始并停用任何颅内压升高的药物，比如呋喃妥因、维 A 酸、过量维生素 A、合成类固醇、四环素等。可试用乙酰唑胺、呋塞米治疗。如果患者治疗失败或视力进行性丧失，应进行外科手术，如视神经鞘开窗术或分流术。

（二十三）脑震荡后头痛

继发闭合性颅脑损伤，脑震荡后的头痛很像偏头痛或紧张性头痛。此外，外伤会触发偏头痛患者典型的偏头痛发作，有时脑震荡后头痛是一组症状的一部分，包括颈部疼痛、头晕、认知障碍和精神/躯体症状，比如易激惹、焦虑、抑郁、疲劳或睡眠紊乱。外伤后出现头痛的患者进行影像学检查主要是为了排除外伤性损害，如颅内血肿虽然后来 MRI 可能会有轻微的改变，但没有特异性影像学表现有助于诊断脑震荡后头痛。如前所述，夹层动脉瘤、脑静脉血栓形成和脑脊液漏导致的颅内低压在闭合性颅脑损伤后头痛的鉴别诊断中都应考虑到。

（二十四）第三脑室胶样囊肿

胶样囊肿是起自第三脑室前部的良性先天性囊肿，它们通常没有症状，在成人进行影像学检查时偶然发现。然而，如果囊肿阻塞了 Monro 孔可中断 CSF 循环并导致脑积水。如果双侧 Monro 孔阻塞，可导致晕厥、昏迷或死亡。肿瘤可形成一个活瓣，只间歇性阻断 CSF 循环，当出现这种情况时，患者会主诉严重的位置性头痛，于平卧位时缓解，有时伴有恶心和呕吐。

（二十五）三叉神经痛

经典的三叉神经痛表现为沿三叉神经一支或更多分支突发剧烈、尖锐、戳刺性疼痛。这些发作持续 1 s 至 2 min，常常由刺激某些"扳机点"而触发，咀嚼、谈话、刷牙、冷风或非常轻的碰触都可触发突发的疼痛。三叉神经痛最常是由于三叉神经于其在脑干穿出部位受到邻近血管的压迫所致。三叉神经背根进入区的脱髓鞘或梗死也可引起三叉神经痛，在表现出这些症状的较为年轻患者应怀疑是这种情况。不太常见的一种三叉神经痛是由于肿瘤，比如脑膜瘤或神经鞘瘤压迫所致，或是特发性的。影像学检查常常用来排除继发性病因，但通常是在门诊进行，而不是在急诊室。

（二十六）青光眼

急性青光眼可表现为头痛伴有眼部不适，也有报道亚急性闭角性青光眼以头痛为主诉，如果未被认识和正确处理，会导致累及眼视力永久性丧失。如果在黑暗环境中患者突发头痛，应考虑青光眼。当从明亮的环境进入到黑暗环境，瞳孔突然扩张可能会阻塞前房的流出道，导致突然的眼内压增高。患者会主诉突然单侧严重头痛和眼部不适，伴有累及眼视力模糊和"青光眼晕轮"。累及眼常常发红伴有瞳孔（形态可能不规则）中度扩大、对光反射缓慢，并可有角膜雾蒙蒙。有恶心和呕吐者，最好请眼科会诊。

六、急诊室处理原发性头痛的一般方法

一旦排除继发性头痛，施治医生的主要目标就是缓解头痛及其伴随症状，如恶心和呕吐。大多数来急诊室的头痛患者被诊断为严重的和（或）持续很久的偏头痛发作，偶尔有其他诊断，如紧张性头痛或丛集性头痛的患者来急诊室就诊。通常患者服用常规治疗头痛的药物而症状得不到缓解。如果发作持续几小时或更长时间并伴有不能进水（呕吐或没有呕吐），患者很可能出现脱水。如果患者处于脱水状态，在给予头痛及其伴随症状药物治疗的同时给予静脉补液。由于疼痛持续时间过长和（或）严重，患者常常非

常痛苦、烦闷和焦虑。下面是一些处理的基本原则：

（1）让患者处于一个安静、遮光的房间。

（2）给患者以安慰。

（3）静脉补水。

（4）迅速处理恶心和呕吐。

（5）尽快实施非口服药物治疗。

（6）对有呕吐的患者不要限制止吐药，因为这类药物中很多为多巴胺能拮抗剂，除了止吐作用外还有抗偏头痛作用。

（7）可能的话，避免使用易产生依赖的药物（避免用布他比妥和限制使用阿片类药物或慎用阿片类药物）。

（8）不是给予最小剂量，而是给予最有效的剂量。

（9）可能的话，给予偏头痛特异性治疗。

（10）就患者的病情向患者宣教。

（11）当考虑治疗门诊患者头痛最佳方法时，应与患者协商制订随访计划。

七、紧急处理偏头痛的方案

有几种包括多种药物的治疗方案可用于急诊对原发性头痛的处理。大多数患者是偏头痛并且大多数治疗方案是针对偏头痛开发出来的。在小规模的前瞻、对照研究中，这些方案中有几个业已显示了其有效性。针对患者来急诊时的严重头痛，许多方案集中在肠外注射药物，然而，患者往往会选择应用口服制剂治疗，患者可自己用药。

治疗药物分为以下几组：

（1）偏头痛特异性药物（双氢麦角胺和舒马曲坦）。

（2）多巴胺（D_2）受体拮抗剂，比如安定神经的药物和甲氧氯普胺。

（3）其他非依赖性药物。

（4）阿片类药物。

不同种类药物经常合用是很重要的，这样做是为了取得最佳效果，处理疼痛和疼痛以外的其他症状（例如恶心和呕吐），在某些病例中是为了减少其他药物的不良反应。例如，D_2受体拮抗剂常与静脉注射双氢麦角胺同用，以最大减少恶心和呕吐等不良反应。

八、治疗偏头痛的特异性药物

（一）舒马曲坦（5-HT$_1$B/D 受体拮抗剂）

舒马曲坦，4 mg 或 6 mg 皮下注射，显示对急性偏头痛和伴随症状均有效。1 h 后可再次重复这个剂量。用单次剂量 6 mg，1 h 后有效率达 70%。不良反应包括胸部发紧、麻刺感、面色潮红、头晕和肢体沉重感。舒马曲坦是在急诊室选择的曲坦类药物，因为它是唯一可以皮下注射的曲坦类药物，可快速达到血清浓度并可规避恶心、呕吐和胃轻瘫。

舒马曲坦是唯一被认为与美国儿科学会关于用母乳喂养一致的曲坦类药物。

舒马曲坦的禁忌证包括：

（1）怀孕（相对禁忌证）。

（2）怀疑缺血性心脏病史。

（3）冠心病或变异型心绞痛病史。

（4）严重的周围血管病。

（5）24 h 内应用一种麦角生物碱（如 DHE、麦角胺）或其他 5-HT$_1$ 受体拮抗剂（如另一种曲坦类药物）。

（6）未能控制的高血压。

（7）以前有过不良反应。

（8）基底型或偏瘫型偏头痛。

（9）缺血性脑血管病。

（二）双氢麦角胺（DHE）

双氢麦角胺（DHE）是一种非常有效的治疗偏头痛发作的注射药物。DHE 的疗效首先归因于它的血管收缩作用，但与神经源性炎症和中枢内血清素激活系统直接有关的其他机制提供了一个更好的解释。特别指出的是，已有报道继发于病毒感染或癌性脑膜炎患者在用静脉注射 DHE 和甲氧氯普胺治疗后头痛可缓解，因此，治疗有效并不提示原发性头痛的诊断，如偏头痛或丛集性头痛。DHE 常见的不良反应是恶心、呕吐、腹泻、腹部绞痛和下肢疼痛。

DHE 可皮下注射、肌内注射或静脉注射。静脉途径用药起效最快，但静脉用药恶心和呕吐的不良反应会更明显。

皮下注射或肌内注射的常规剂量是 1.0 mg。为了防止恶心，在静脉给予 DHE 前约 10 min 给予止吐药，比如甲氧氯普胺 10 mg 或丙氯拉嗪 10 mg 静脉注射。这些 D$_2$ 阻滞剂的不良反应和功效可参见本章其他部分。DHE 0.5 mg 缓慢给药历时几分钟。几分钟后如果没有出现明显的恶心或胸痛再给予 0.5 mg。1 h 后可经皮下注射、肌内注射或静脉注射途径重复给药。运用已出版的治疗方案如 Raskin 或 Ford 制订的方案，就偏头痛持续状态或难治性偏头痛来说，患者需要住院治疗，可反复或持续给予 DHE。例如如果患者能耐受药物治疗，可用 0.5 mg、0.75 mg 或 1.0 mg 剂量，每 8 h 静脉注射一次 DHE，连用 2～5 d，同时给予止吐药，如甲氧氯普胺 10mg 静脉注射，每 8 h 一次。如果由甲氧氯普胺引起锥体外系症状，比如肌张力障碍、静坐不能或眼球转动危象，要肠外给予甲磺酸苯扎托品或苯海拉明进行治疗。肠外给予甲磺酸苯扎托品或苯海拉明二者选一，可在给予每剂 DHE/ 甲氧氯普胺治疗之前用药防止这些锥体外系不良反应。

应用 DHE 的禁忌证包括：

（1）未控制的高血压。

（2）缺血性心脏病。

（3）血管痉挛性心绞痛。

（4）严重周围性血管病。

（5）近 2 周内用过 MAO 抑制剂。

（6）近 24 h 内用过曲坦类药物。

（7）严重肝脏疾病。

（8）怀孕。

（9）偏瘫或基底动脉型偏头痛。

（三）抗多巴胺药物

抗多巴胺药物已被充分认识有止吐和镇静作用，这些作用对急性头痛的治疗很有实用价值。另外，有明确的临床和实验室数据提示，至少在某些偏头痛患者中存在多巴胺神经传递系统的相对高活性。这些药物通过阻滞 D_2 多巴胺受体发挥特异性抗偏头痛作用。

这些药物常见的不良反应有静坐不能、急性肌张力障碍、头晕和嗜睡。长期用药（在急诊室不会发生这样的问题）会导致药物诱导的迟发性肌张力障碍、帕金森病和迟发性运动障碍。头晕可能由低血压引起，因此，仔细监测生命体征，包括出院前要测量站立位血压，应作为应用这些药物后的常规。

急性锥体外系不良反应可通过应用苯海拉明 25 mg（静脉注射或肌内注射）或苯扎托品 1 mg（静脉注射或肌内注射）得以缓解。

这些药物罕见但可能致死的并发症包括 QT 延长综合征和扭转型（室性）心动过速。某些个别病例对这些疾病具有潜在的先天易感性，但这种易感性也可在用了一些药物之后出现。要查找可导致 QT 间期延长的药物列表，可参阅美国亚利桑那州教育和研究中心关于治疗方面的网上信息。如果患者应用了这类药物之一，用 D_2 治疗时应加倍小心。在肠外给予这类药物之前，应做 ECG 并仔细评价 QT 间期。如果有 QT 间期延长的证据，这类制剂就不能使用了。

对照试验显示许多这类药物在偏头痛的紧急处理中是有效的。

1. 丙氯拉嗪

丙氯拉嗪可明显缓解疼痛，可在医院或急诊室反复静脉给药。丙氯拉嗪，每毫升 10 mg，可用 4 mL 生理盐水稀释为每毫升 2 mg 的浓度。将配好的药物以 1 mg/min 速度注射，直至头痛缓解，或给予最大剂量 10 mg。最常用的是，在 2～5 min 内静脉给予丙氯拉嗪 10 mg，并可每 20 min 重复一次，直至最大剂量 30 mg。丙氯拉嗪以 25 mg 直肠栓剂给药，对急性偏头痛的治疗也很有效。直肠给药比静脉给药发挥作用要慢一些。

2. 氯丙嗪

大量研究显示，氯丙嗪肠外用药在偏头痛发作的紧急处理时有效。在静脉给予氯丙嗪之前，常先给予患者生理盐水 500 mL，以减少低血压的不良反应；如果患者一直呕吐或已脱水，可给予更多的液体。

最有效和最容易应用的治疗方案之一是氯丙嗪 12.5 mg 静脉注射，间隔 20 min 可重复注射至最大剂量 37.5 mg。另一治疗方案是氯丙嗪 0.1 mg/kg，静脉注射，根据需要可每 15 min 重复一次，最高至 3 次剂量的总和。或氯丙嗪 25 mg/mL，用 4 mL 生理盐水稀释达到 5 mg/mL 的浓度。为减少直立性低血压的危险，氯丙嗪可以每 5 min 5 mg 的速度给药直至头痛缓解，或 25 mg 全部给予。另外 10 mg（因为总量为 35 mg）可给其他患者。氯丙嗪 1 mg/kg 肌内注射也可有效地缓解头痛，但比静脉给药起效慢、效果差。

3. 氟哌啶醇

5 mg 氟哌啶醇溶于 500 mL 生理盐水 20 ～ 30 min 一次性静点，会使 16/20（80%）的患者在用药后 1 ～ 3 h 内疼痛得到明显缓解，不良反应包括 53% 的运动激惹（静坐不能）和 53% 的镇静作用。在应用氟哌啶醇治疗的 20 例患者中，有 3 例在 2 ～ 3 d 内因头痛复发再次来急诊室。氟哌啶醇较氯丙嗪或丙氯拉嗪较少引起镇静作用和直立性低血压。

4. 氟哌利多

氟哌利多以 2.5 mg 1 min 内静脉注射，可每 30 min 重复一次，最大总剂量为氟哌利多 2.75 ～ 8.25 mg 肌内注射也是有效的。有个 "黑匣子" 在应用氟哌利多时要注意，氟哌利多可诱发 QT 间期延长、尖端扭转型室性心动过速或心脏停搏。在用药前、用药中及用药后 2 ～ 4 h 都要进行 ECG 监护，尤其是对患有充血性心力衰竭、心动过缓、心脏肥大、低血钾、低血镁的患者，或应用利尿剂或其他已知可引起 QT 间期延长药物的患者。如前面提到的，QT 间期延长是所有这类药物的风险。

5. 甲氧氯普胺

甲氧氯普胺不是一种精神抑制药，具有 D_2 多巴胺受体阻滞特性。用药方法为 10 mg 在几分钟内静脉注射。甲氧氯普胺远不如上面提到的精神抑制剂效果好，但当与其他治疗偏头痛的药物合用时，疗效会大大增强。

（四）丙戊酸钠

静脉注射丙戊酸钠是急诊非常有效的、耐受性好的、快速终止偏头痛发作的药物。丙戊酸钠 300 ～ 500 mg 溶于 100 mL 生理盐水，以 20 mg/min 的速度注射。静脉应用的丙戊酸有几个优势，包括心血管不良反应少（不需要心电遥测），与曲坦类或麦角碱类药物无相互作用，无镇静作用，无依赖性或成瘾性。试验采用了各种剂量方案。半衰期为 9 ～ 16 h，生物利用率 100%，几乎能立即达到治疗血药浓度。

对 61 名偏头痛患者给予丙戊酸钠 300 mg 静脉注射，结果发现，73% 的发作在 30 min 内得到改善。将静脉应用丙戊酸钠 500 mg 和肌内注射 DHE 1.0 mg 后肌内注射甲氧氯普胺 10 mg 做了对比，结果发现，两种治疗都取得了很好的疗效，而丙戊酸钠不良反应更少。

该药对孕妇禁忌，因此，孕龄妇女在用药前应做早孕试验，阴性方可应用，尚需进行对照试验以确定该药的效果。

（五）硫酸镁

硫酸镁有效性的证据还非常少，但它可安全地用于孕妇。硫酸镁 1 g 静脉内给药可终止或改善急性偏头痛（以及丛集性头痛）。如果基础血清镁离子水平低（低于 0.70 mmol/L），更可能出现改善。这些结果还没有在安慰剂－对照研究中得到证实。

将甲氧氯普胺 10 mg 静脉内给药、硫酸镁 2 g 静脉内给药和安慰剂做了对比，衡量在 30 min 时头痛减轻情况，发现无论是硫酸镁还是甲氧氯普胺与安慰剂比较均无差异。另外发现，硫酸镁有些作用，但不如丙氯拉嗪效果好。当对所有偏头痛患者进行分析时，硫酸镁（1 g 静脉内给药）在头痛缓解方面还不及安慰剂。

（六）非甾体止痛药

止痛药广泛用于头痛的治疗。酮咯酸，一种可注射的非甾类抗感染药物，对治疗某些偏头痛发作有效。用药方法是 30 ~ 60 mg 肌内注射。静脉内给予酮咯酸（0.4 mg/kg）在用药后 1 h 可使高达 68% 的患者终止头痛和偏头痛伴随的刺激诱发痛，甚至对那些对舒马曲坦无效的患者都有用。酮咯酸 30 mg 静脉内给药有疗效，但在减轻疼痛方面不如丙氯拉嗪 10 mg 静脉内给药。大多数患者也用止吐剂治疗。嗜睡、消化不良及恶心是可能的不良反应。罕见的不良反应是突发急性肾衰竭和胃肠道出血。

（七）皮质类固醇

皮质类固醇常常与其他治疗偏头痛的药物联合应用，以增强治疗效果。地塞米松可静脉内给药或肌内注射。剂量 10 ~ 20 mg 于 10 min 内静脉内给药，根据需要每 6 h 可再给 4 mg，非常有效。还可以 8 mg 一次性肌内注射。

根据不同标准抗偏头痛治疗基础上加用地塞米松会取得更加满意的疗效分析，加用地塞米松会减少随访 24 ~ 72 h 中度或严重头痛患者的比率（RR 为 0.87，95%CI 为 0.80 ~ 0.95；绝对风险降低 9.7%）。对 1 000 例急性偏头痛患者除标准抗偏头痛治疗外给予地塞米松治疗，预计在 24 ~ 72 h 会阻止 97 例患者出现中度或严重偏头痛发作。

（八）阿片类药物

尽管有多种有效的非阿片类药物治疗方案，阿片类药物仍然是急诊室治疗急性偏头痛的常用药物。在一项全国范围内关于 811 419 例在急诊接受治疗的成人偏头痛患者的调查中，51% 给予了阿片类药物治疗，令人担忧的是，其中 77% 的患者没有接受任何非阿片类药物作为一线治疗。加拿大一项关于 500 例在急诊室就诊的头痛患者的调查中，59.6% 的患者接受了麻醉药物作为一线治疗。阿片类药物并不具有"偏头痛特异性"，并且一般来讲不如其他药物有效。此外，在急诊或门诊频繁使用阿片类药物很担心造成反弹和耐受。然而，有些患者阿片类药物对他们的急性、严重的头痛非常有效且有最好的耐受性，阿片类药物作为治疗急性头痛的药物仍然发挥作用。哌替啶是急诊最常使用的药物，该药可静脉注射也可肌内注射，最常用的剂量是 75 ~ 150 mg；它常与异丙嗪 25 ~ 50 mg 或羟嗪 25 ~ 100 mg 肌内注射，治疗恶心和呕吐；这些药物也有镇静和抗焦虑作用。

因为到目前为止所进行的评价哌替啶临床疗效和不良反应的临床试验规模较小，也没有得出一致性结论。学者进行了 Meta 分析，以确定阿片类与非阿片类药物相比在治疗急性偏头痛方面的相对效果和不良反应。4 项试验（涉及 254 例患者）比较了哌替啶与 DHE，4 项试验（涉及 248 例患者）比较了哌替啶和止吐药，3 项试验（涉及 123 例患者）比较了哌替啶与酮咯酸。哌替啶在缓解头痛方面疗效不如 DHE（OR 为 0.30；95%CI 为 0.09 ～ 0.97），并且疗效也不及止吐药（OR 为 0.46；95%CI 为 0.19 ～ 1.11）；然而，哌替啶的疗效与酮咯酸相似（OR 为 1.75；95%CI 为 0.84 ～ 3.61）。与 DHE 相比，哌替啶有更强的镇静作用（OR 为 3.52；95%CI 为 0.87 ～ 14.19），并有更明显的头晕（OR ～ 8.67；95%CI 为 2.66 ～ 28.22）。与止吐药相比，哌替啶很少引起静坐不能（OR 为 0.10；95%CI 为 0.02 ～ 0.57）。哌替啶和酮咯酸引起胃肠道出血的不良反应的概率相似（OR 为 1.27；95%CI 为 0.31 ～ 5.15），并且镇静作用相似（OR 为 1.70；95%CI 为 0.23 ～ 12.72）。作者的结论是急诊科医生应考虑交替使用注射药物治疗偏头痛。

哌替啶作为止痛剂在疼痛专家中仍在使用，并且许多权威争论其他阿片类药物是否应该用于急性头痛的治疗。这是由于哌替啶疗效差、毒性以及多种药物间的相互作用。对是否需要注射阿片类药物，选择一种阿片类药物而不是哌替啶以对等的剂量给药应进行讨论。

九、丛集性头痛

丛集性头痛的治疗与其他原发性头痛的治疗有所不同，所以要单独讨论。有效治疗包括以下几方面。

（一）氧　气

如果患者一发病即给予 8 ～ 12 L/min 纯氧通过面罩吸入，可终止大多数丛集性头痛发作。有时当低流量达不到效果时，15 L/min 会有效。

（二）舒马曲坦（英明格）

舒马曲坦 6 mg 皮下注射（SC）可使 96% 的丛集性头痛患者在 15 min 内疼痛得到缓解。最大推荐剂量为每 24 h 12 mg。由于皮下注射剂量为 4 mg，丛集性头痛最大剂量一日可给予 3 次。有些可打破皮下注射的策略改为小剂量给药，以使药物持续更长时间，控制更多次的发作。

（三）双氢麦角胺

在静脉注射 1 mg 双氢麦角胺前 10 min 给予甲氧氯普胺 10 mg 会在不足 15 min 内快速控制丛集性头痛发作。皮下或肌内注射双氢麦角胺 1 mg，一天最多 2 ～ 3 次，可在院外或急诊室外应用，但头痛发作的缓解会慢一些。鼻内给予双氢麦角胺有困难并且终止一次发作起效太慢，但可减轻发作的强度。

（四）皮质类固醇

皮质类固醇可使许多丛集性头痛患者得到几天至几周的缓解。皮质类固醇用于丛集性头痛的治疗已有 50 年了，也已显示该药比安慰剂明显有效。

13 例丛集性头痛患者在丛集阶段的第 8 天给予甲基泼尼松龙 30 mg/kg 溶于生理盐水中静脉滴注 3 h。13 例中仅 3 例头痛得到完全缓解，到下次发作的平均间隔时间是 2 ～ 7 d，未显示比泼尼松疗效更好。

十、特殊情况：怀孕患者头痛的治疗

因为家庭治疗受到限制，怀孕的偏头痛患者会被迫来急诊室治疗。有一个共识即泰诺（Tylenol，一种非处方类感冒药）可能联合咖啡因是控制偏头痛急性发作较好的一线选择，因为这两种药物被认为在怀孕期间使用是安全的。停用泰诺是因为它是短效止痛药，如果频繁应用，可能会出现反弹。而且当患者来急诊室就诊时，很有可能已经应用了这个药物。

如在本章前面关于头痛处理中提到的，最初的处理方法为保守治疗，比如保证患者被充分水化。硫酸镁被认为对胎儿是安全的并且可缓解偏头痛。布洛芬和萘普生（甲氧萘丙酸）一般被认为在怀孕第 2 ～ 3 个月是安全的，但在第 3 个 3 个月应避免使用，因为它们可引起动脉导管过早闭合。某些研究显示当这些 NSAID 在第 1 个 3 个月内应用有导致自然流产和先天畸形的风险，所以在怀孕早期也应小心谨慎。

甲氧氯普胺用于怀孕期间任何阶段都没有对胚胎、胎儿或新生儿有害的证据，为 FDA 的 B 级证据（没有人类出现危险的证据，但没有对照研究）。其他止吐药，如丙氯拉嗪由于信息较少，为 C 级证据，因此，当认为益处大于可能的风险时可以保留。

如前面提到的，尽可能避免使用麻醉药，麻醉药可造成药物依赖且有头痛反弹。怀孕期间过长使用，尤其在第 3 个 3 个月，可造成新生儿药物成瘾和呼吸窘迫。在阿片类药物中，可待因已有很多报道可引起唇裂和腭裂，心脏、呼吸系统畸形，因此，应尽可能避免使用，特别是在第 1 个 3 个月。吗啡、羟考酮和哌替啶可能不会致畸，但数据尚少。怀孕期间可选择的药物较少，在偏头痛持续状态时，如果有必要，这些药物可考虑短期应用。

舒马曲坦（英明格）大剂量静脉用药时可致兔子胎儿死亡，大剂量口服时会造成血管和骨骼畸形。有关人类胎儿的数据还很少。在怀孕期间应用舒马曲坦的登记中，舒马曲坦的应用与早产和出生低体重风险增加有关，也有少部分出生缺陷的记录，与偏头痛孕妇出生缺陷的患病数（3.4%）相比，怀孕任何阶段服用舒马曲坦药物导致出生缺陷的发生率为 4.4%（95%CI 为 0.028 ～ 0.068）。在其他回顾性和根据观察的断代研究中，风险更小。

最终，尚没有关于舒马曲坦致人类胎儿可发现的最轻微异常的足够数据。而且某些现存的研究缺乏可发现晚期不良反应的长期随访。因为没有足够数据排除对胎儿的危害，故所有曲坦类药物包括舒马曲坦在孕妇中应用被 FDA 定为 C 级证据。

皮质类固醇业已显示在怀孕第 1 个 3 个月应用时会使主要畸形发生率增高。因此，在怀孕第 1 个 3 个月，皮质类固醇被 FDA 定位为 D 级证据显示对人类有明确的风险，这些风险之一是有可能导致口面畸形。在怀孕的其他阶段，动物实验显示对胎儿有明确的危险，但人类研究尚不清楚。因为信息有限，在怀孕第 2 和第 3 个 3 个月其被 FDA 定为 C 级证据，在皮质类固醇中，口服泼尼松似乎比泼尼松龙风险会小一些，因此，被某些人选作偏头痛持续状态短期处理的一个选择。

麦角胺 / 二氢麦角胺在怀孕期间应避免使用（FDA 定为 X 级证据），因为对治疗有特质反应，出现胎儿毒性和致畸，这可能是由于阻断了母 - 胎血液供应。丙戊酸（FDA 定为 D 级证据，人类数据提示危险）也是已知的致畸剂，在怀孕期间要避免使用。

怀孕期间偏头痛急性发作处理小结如下。

1. 在急性背景下可能是安全的（FDA 定为 B 级证据）

泰诺、咖啡因、硫酸镁，在怀孕第 2 个 3 个月期间应用 NSAID、甲氧氯普胺、吗啡、羟考酮和哌替啶。

2. 如果益处大于风险可以应用（FDA 定为 C 级证据）

在怀孕第 1 个 3 个月应用 NSA1D、曲坦类药物、丙氯拉嗪、口服泼尼松和可待因。

3. 尽可能避免使用（FDA 定为 C 级证据，但在第 1 和第 3 个 3 个月显示有风险）

阿司匹林。

4. 避免使用（FDA 定为 D 或 X 级证据）

在第 3 个 3 个月应用 NSAID 或阿司匹林、丙戊酸钠和麦角胺 / 二双氢麦角碱。

因为在处理上有困难，怀孕的患者应进行咨询，以减少进一步头痛发作的频率。这应包括避免头痛触发因素、保持规律饮食和睡眠模式。理疗、体育锻炼、放松和生物反馈是可尝试的非药物治疗选择。特别是热生物反馈，会使怀孕期间头痛减轻。

第二节 晕 厥

晕厥是指与姿势性猝倒相关的由于大脑供血减少所导致的意识短暂丧失且可自然恢复。晕厥可突然发生，没有警告，或之前有昏厥（"晕厥前期"）。晕厥前症状和体征包括面色苍白、出汗、发热感、恶心和黑矇前偶尔有视觉模糊。这些症状的持续时间和严重程度在意识丧失之前会有变化，如果脑缺血得到纠正的话，这些症状在没有发生晕厥之前就消失了。晕厥和癫痫鉴别很重要，但有时很困难。正常的心血管反射影响到心率和血管张力产生的晕厥一般是良性的，而当晕厥是由危及生命的心律失常引起的时就很严重了。晕厥可单独一次发作也可反复发作。复发性、病因不明的晕厥，尤其是存在心脏结构异常的患者有很高的死亡风险（2 年内致死率是 40%）。

一、病　因

脑血流量短暂减少一般是由以下三个机制引起的：血管张力或血容量异常、心血管疾病（包括心律失常）、脑血管疾病。晕厥的病因通常是多方面的。

（一）血管张力或血容量异常

心脏和循环系统的自主控制性疾病有共同的病理生理机制：有心脏抑制性成分（由于迷走神经活动增加导致的心动过缓），有血管减压性成分（由于交感神经兴奋性消失导致血管不适当扩张），或同时存在这两种成分。

（二）神经心源性晕厥（血管迷走性和血管减压性）

神经心源性晕厥包括血管迷走性和血管减压性晕厥。血管迷走性晕厥既与交感神经兴奋性消失（血管舒张）有关，又与副交感神经活动加强相关（心动过缓），而血管减压性晕厥一般只与交感神经兴奋性消失有关。这些类型的晕厥可解释一半的晕厥发作包括常见的没有基础疾病的昏厥。神经心源性晕厥经常复发，常在热和拥挤的环境、极其疲劳、严重疼痛、饥饿、酒精摄入、长久站立、情绪激动及紧张的情况下突然发生。此综合征通常在患者站立时发生，很少发生在平卧位。尽管晕厥前常有虚弱、恶心、大汗、头重脚轻或视力模糊，但在某些患者，晕厥可在没有警示的情况下突然发生。

意识丧失的患者通常静静地躺着，骨骼肌松弛，但肢体和脸可能会发生阵挛性抽搐。与癫痫相反，晕厥的患者很少有括约肌失控。脉搏和血压可能测不到，呼吸也几乎觉察不到。如果诱发发作的情况被纠正，意识丧失持续时间很少超过几分钟。当置于仰卧位时，大部分患者能很快恢复。尽管一般是良性的，但神经心源性晕厥可能伴有长时间心脏停搏和低血压，造成损害。

晕厥经常发生于外周交感神经活性增强和静脉淤血的情况下。在这些情况下，相对空的左心室有力的心肌收缩激活心肌机械感受器和迷走神经传入神经纤维，从而抑制交感神经活动并增加副交感神经活动。血管扩张和心动过缓的结果是导致低血压和晕厥。

尽管通常认为这种反射是神经心源性晕厥的原因，但其他反射也可能起作用。心脏移植（去神经的）的患者经历过与神经心源性晕厥发作时一样的心血管反应，除非心脏的神经支配恢复，否则用上述反射机制是无法解释的。再者，神经心源性晕厥常常在刺激（害怕、精神紧张或疼痛）下发生，这些刺激与下肢静脉淤血无关，仅提示皮层参与了反射。因此，多种传入和传出反应可引起神经心源性晕厥。

尽管中枢神经系统（CNS）机制在神经心源性晕厥中的作用还不确定，但是中枢血清素水平的骤增促进了交感神经兴奋性消失。内源性阿片类（内啡肽）和腺苷也被普遍认为参与了发病。

二、姿势性（直立位）低血压

姿势性低血压一般发生于有慢性或暂时血管舒缩反射不稳定的患者。采取直立姿势时，系统动脉血压下降是因为下肢阻力和容量血管的血管收缩反射作用消失所致。尽管直立性低血压与血管减压性晕厥没什么不同，但体位的作用是关键因素。由卧位猛然坐起或快速站立可能会诱发发作。直立性低血压可能是超过30%的老年患者晕厥的原因；在这些患者中抗高血压和抗抑郁药物促使了晕厥的发生。姿势性晕厥也可发生于姿势反射有缺陷的正常人。特发性直立性低血压患者可通过对直立倾斜的特征性反应识别。最初，血压轻度下降直至稳定在较低水平。然后，机体代偿反射失败和动脉血压急剧下降。直立性低血压经常伴有出汗、阳痿、括约肌功能障碍，也可见于有自主神经系统疾病的患者。神经源性直立性低血压最常见的原因是周围神经系统的慢性疾病累及神经节后无髓鞘神经纤维（例如糖尿病性、营养性和淀粉样多发神经病）。多系统萎缩是直立性低血压不太常见的原因；在CNS疾病中直立性低血压常与以下因素有关。

（1）帕金森病但自主神经功能障碍占主导地位。

（2）橄榄体脑桥小脑萎缩（当进行性小脑变性是主要表现时）。

（3）黑质纹状体变性且有帕金森病的表现，比如运动迟缓和强直占主导时。

一种罕见的急性神经节后自主神经功能障碍可能为吉兰-巴雷综合征的一个变异型。姿势性晕厥还有一些其他的病因。

（1）身体的适应功能下降之后（比如长期患病卧床之后，尤其是肌张力降低的老年人）或长期失重后，比如说在太空飞行。

（2）交感神经切除术后，血管收缩反射消除。

（3）应用降压药和血管扩张药的患者和那些因为利尿剂、大汗、腹泻、呕吐和肾上腺功能不全引起血容量不足的患者。

（一）颈动脉窦过敏

颈动脉窦过敏引起的晕厥是由位于颈总动脉分叉处头端的颈动脉窦压力感受器感受到压力所诱发。颈动脉窦过敏主要发生于50岁以上男性，常常发生在刮胡子、衣领过紧或转头时。颈动脉窦压力感受器激活发出冲动通过Hering神经（它是舌咽神经的一个分支）传导至延髓。这些传入冲动激活至心脏和血管的交感传出神经纤维、心脏迷走传出神经纤维或者二者同时激活。在颈动脉窦过敏的患者中，这些反应可能会引起窦性停搏或房室（AV）传导阻滞（一种心脏抑制反应）、血管舒张（一种血管减压反应）或者两者同时存在（一种混合性反应）。此综合征的机制还不十分清楚，诊断标准还没有出台。

（二）情境性晕厥

许多活动，诸如咳嗽、吞咽、排尿、排便在易感个体中都可能引起晕厥。这些典型表现，至少一部分，是自主神经控制异常所致，并可累及心脏抑制反应、血管舒张反应或二者共存。咳嗽、排尿和排便通常与一些动作（如Valsalva动作和用力）有关，这些动作会增加胸腔内压力和颅内压力，从而减少脑血流量。典型的咳嗽性晕厥见于有慢性支气管炎和慢性阻塞性肺疾病的男性患者，在长时间咳嗽过程中或之后发生。排尿性晕厥主要见于中年和老年男性，尤其是有前列腺肥大和膀胱颈梗阻的患者。意识丧失通常在夜间排尿时或尿排空后马上发生。吞咽和排便性晕厥男女发病均等。吞咽性晕厥可能与食管疾病有关，尤其是食管痉挛。在有些患者中，特定的食物如碳酸或冷饮刺激食管感觉感受器引发反射性窦性心动过缓或房室传导阻滞从而引起晕厥发作。排便性晕厥可能继发于便秘的老年人做 Valsalva 动作之后。

（三）舌咽神经痛

由舌咽神经痛引起的晕厥之前有口咽、扁桃体窝或舌的疼痛，意识丧失通常与心脏停搏有关而不是血管舒张。其机制被认为是舌咽神经的传入冲动激活后终止于延髓孤束核，并通过侧支激活迷走神经运动背核。

三、心血管急病

由于心排血量的突然减少导致的心源性晕厥，最常见的原因是心律失常，也可由心脏结构异常阻断血流所致。

（一）心律失常

在正常个体中，心率在 30 ～ 180 次/min 时不会降低脑血流，尤其是当患者平卧位时。当心率下降时，心室充盈时间和每搏输出量会增加以保证正常的心排血量。当心率低于 30 次/min 时，每搏输出量不再增加，不能充分代偿由于心率慢引起的脑血流量降低。当心率大于 180 次/min 时，左心室充盈时间通常不足以保持足够的每搏输出量。直立姿势、脑血管疾病、贫血、房室同步丧失和冠状动脉、心肌或瓣膜疾病都会降低对心率改变的耐受性，心动过缓可能由于搏动产生异常（如窦房停搏）或搏动传导异常（房室传导阻滞）所致。如果逸搏性起搏率不足以保持心排血量，两种情况均可引起晕厥，心动过缓引发的晕厥可突然发生，没有任何先兆，并且一天可复发多次。病态窦房结综合征的患者可能存在窦性停搏（大于 3 s），那些由于重度房室传导阻滞导致晕厥的患者，可有传导系统疾病（PR 间期的延长，束支传导阻滞）的证据。然而，心律失常一般是暂时的，常规的心电图或事后的持续动态心电监测可能都不能发现心脏异常。慢快综合征是窦房结功能障碍的常见形式，此病患者的晕厥常由明显的窦性停搏所致，有些是在房性心动过速终止后。药物是引起心动过缓的常见原因，尤其是对存在潜在心脏结构病变的患者。地高辛、肾上腺能受体拮抗剂、钙通道阻滞剂和许多抗心律失常药可抑制窦房结冲动的产生或减慢房室结的传导。

心动过速引起的晕厥通常之前有心悸或头重脚轻，但也可能突然发生而没有先兆。在没有心脏结构性疾病的患者，室上性心动过速不可能引起晕厥，但是如果患者存在下列情况就可引起晕厥：影响心脏输出的心脏病、脑血管疾病、血管张力或血容量异常或快速心室率。这些心动过速最常由阵发性心房扑动、心房颤动或累及房室结或绕过部分或全部房室传导系统的旁路折返引起。通过旁路房室联系折返引起心室率过快时，预激综合征患者可发生晕厥，有结构性心脏病、室性心动过速的患者，尤其是有陈旧性心肌梗死患者常发生晕厥,主动脉瓣狭窄和肥厚型梗阻性心肌病的患者也有室性心动过速的风险。心室复极异常的患者(QT 间期延长)有发生多形性室性心动过速(尖端扭转型室性心动过速)的风险。患有遗传性 QT 间期延长综合征的患者常常有青年个体猝死的家族史遗传标志物可确认家族性长 QT 综合征的患者,但这些标志物的临床应用仍未得到证实。药物(如某些抗心律失常药和红霉素)和电解质紊乱(如低钾血症、低钙血症、低镁血症)可延长 QT 间期和诱发尖端扭转型室性心动过速。抗心律失常药物可能促发室性心动过速,尤其是在心脏存在结构性病变的患者中。

(二)结构性心脏病

除了心律失常,晕厥可能也发生于多种心血管结构异常的患者。当心排血量的增加不能足以代偿外周血管舒张时,就会促发晕厥。外周血管可有适度扩张,比如运动之后,或由于左室机械感受器反射不适当的激活可发生外周血管扩张,在主动脉流出道梗阻(主动脉瓣狭窄或肥厚型梗阻性心肌病)时也可发生外周血管扩张。血流受阻是心排血量不能增加的最常见原因。10% 以上肺动脉大块栓塞的患者会发生晕厥,晕厥也发生在严重原发性肺动脉高压患者用力之后,原因是有梗阻或肺血管阻力增加时,右室不能提供足够的心排血量。意识丧失常合并其他症状,如胸痛和呼吸困难。心房黏液瘤、人工瓣膜栓子和罕见的二尖瓣狭窄可能影响左室充盈,减少心排血量,引起晕厥。心脏压塞是引起晕厥的罕见病因。

四、脑血管疾病

单独脑血管疾病很少引起晕厥,但可能会降低患有其他疾病患者发生晕厥的阈值。在这些病例中,椎基底动脉(供血负责维持意识的脑干)通常有病变。患有双侧颈动脉严重狭窄和反复晕厥的患者是一个罕见的例外,经常在站立或行走过程中发病。由于脑血管疾病有过头重脚轻或晕厥表现的患者大多数也有局灶性神经系统缺血的症状,如肢体无力、复视、共济失调、构音障碍或感觉障碍等。基底动脉型偏头痛是一种罕见的疾病,可引起青少年晕厥。

五、鉴别诊断

(一)焦虑发作和过度换气综合征

焦虑,比如发生在惊恐发作时,经常被描述为昏厥或头晕类似晕厥前状态的感觉。这些症状不伴有面色苍白且采取卧位也不能减轻症状。再根据相关症状作出诊断,比如濒死感、气短、心悸、手指和口周刺痛等。过度换气常常使焦虑再发,导致低碳酸血症、碱中毒,增加脑血管阻力及减少脑血流量。肾上腺素的释放也可促使症状发生。

(二)痫性发作

痫性发作与晕厥不同,发作前可能有先兆,可由局灶性癫痫放电引起,因此有定位意义。先兆之后或快速恢复正常或出现意识丧失。跌倒损伤常见于痫性发作,罕见于晕厥,因为全面痫性发作时保护性反射会瞬间丧失。持续性强直阵挛是惊厥性痫性发作的特征，但短暂阵挛或者强直阵挛、癫痫样动作可能会在晕厥发作时出现。痫性发作意识丧失比晕厥患者持续时间长。尿失禁常见于痫性发作，晕厥很少发生。晕厥患者意识恢复很快，而痫性发作后意识恢复较慢。意识模糊、头痛和嗜睡是痫性发作过后常见的后遗表现，而晕厥后状态主要是身体虚弱但意识清楚。如果年轻患者意识丧失反复发作一天或1个月几次提示痫性发作而不是晕厥。

（三）低血糖症

严重的低血糖症通常是由严重疾病引起的，比如说胰岛细胞瘤，进展性肾上腺、垂体或肝脏疾病，或者胰岛素应用过量。

（四）急性出血

出血，通常为胃肠道出血，是引起晕厥的偶见病因。如果没有疼痛和吐血，引起虚弱、昏厥甚至意识丧失的原因会一直不清楚，直至黑便排出。

（五）癔症性晕厥

该病发作通常是由不引起注意的焦虑引起的。脉搏、血压和皮肤黏膜颜色无改变可与血管减压性晕厥相鉴别。

六、晕厥患者的临诊应对

晕厥的诊断常常是很难的。病因可能只在发病当时很明显，当后来医生见到患者时留下的线索即便有的话也很少。医生应该首先想到那些需要紧急治疗的病因，这些病因包括大量内出血或无痛性心肌梗死和心律失常。在老年患者，没有明显病因的突然晕厥，应该首先怀疑完全性心脏传导阻滞或心动过速，即便见到患者时所有检查都呈阴性。详细的病史是最重要的诊断工具，既能提示准确的病因又能排除重要的潜在原因。在晕厥发生之前、之中或之后事件的性质和持续时间经常会为病因提供有价值的线索。特殊情况下的意识丧失，比如静脉穿刺中、排尿时或存在血容量不足，提示血管张力的异常。晕厥发生时患者的体位很重要；仰卧位时晕厥不可能是血管迷走神经性的，提示心律失常或痫性发作。颈动脉窦综合征引起的晕厥可发生在患者穿着领子比较紧的衬衣时，扭头（在驾车转弯时转过头来看）时，或颈部活动时（如剃胡子时）。一定要注意患者的用药情况，包括非处方药或健康保健品，尤其是要注意近期有什么变化。应该测量仰卧位、坐位和站立位时的心率和血压。对病因不明反复发生的晕厥患者，尝试诱发其发作有助于诊断。

过度换气引起的焦虑发作可通过让患者快速深呼吸 2 ～ 3 min 很容易再现。咳嗽性晕厥可在做 Valsalva 动作时诱发。一般应避免颈动脉窦按摩，甚至对怀疑颈动脉窦过敏的患者，它可引起颈动脉粥样硬化患者短暂性脑缺血发作（TIA）或卒中。

七、诊断性检查

根据病史和体格检查选择诊断性检查。尽管不可能提供一个明确的诊断，12 导联心电图可能会为晕厥的病因提供线索，并且每一个晕厥的患者都应该做此检查。传导异常的表现（PR 间期延长和束支传导阻滞）提示心动过缓，而病理性 Q 波或 QT 间期延长提示室性快速性心律失常。住院患者应行持续心电监测；门诊患者应该做 24 ～ 48 h 动态心电监测。新的监测仪可显示累计 10 d 的心电图表现。症状应该与心电图心律失常相关。心电监测对发作不频繁的患者有价值，尤其是对先兆晕厥的患者。

血清电解质、葡萄糖和血细胞比容测定应常规检验，如果怀疑心肌缺血应检查心肌酶。血和尿的毒理学筛查可发现酒精或其他药物。对可能有肾上腺功能不全的患者，应该检测血浆醛固酮和盐皮质激素水平。

有创性心脏电生理检查提供关于窦房结功能、房室传导、室上性和室性心律失常诊断和预后的信息。持续心电监测对于诊断窦房结疾病更有效。然而，有创性心脏电生理检查对发现希氏－浦肯野病，以及对曾患有可能导致晕厥的心肌梗死、室性心律失常的患者有价值。

直立倾斜试验适用于复发性晕厥或只有一次发作但如果复发可能引起损伤的患者，尤其是如果患者可能处于"高危"环境下（飞行员、商用车司机等）。对易感患者，以 60° ～ 80° 角直立位倾斜维持 30 ～ 60 min 会诱发血管迷走性晕厥发作，尤其是当同时服用引起静脉淤滞或增加肾上腺素刺激的药物时（异丙肾上腺素、硝酸甘油、依酚氯铵、腺苷）。倾斜试验的敏感性和特异性很难确定，因为缺乏验证标准。另外，给予的适当刺激，大多数人都可引出引起血管迷走性晕厥的反射。报道的此试验的准确率为 30% ～ 80%，取决于研究的人群和所采用的技术。尽管阴性结果的重复率是 85% ～ 100%，但阳性结果的重复率只有 62% ～ 88%。很多其他试验对发现引起晕厥的心脏结构性疾病很有价值。超声心动图和多普勒检查可发现瓣膜、心肌和心包疾病。超声心动图是诊断肥厚型心肌病和心房黏液瘤的"金标准"。心脏磁共振检查提供了另一个无创性诊断方法，它对超声心动图无法提供诊断质量的患者有用。这项检查也用于怀疑有致心律失常性右室发育不良或右室流出道室性心动过速的诊断。两者都与右室结构异常有关，此种异常在 MRI 影像比超声心动图更直观。运动试验可发现缺血或运动诱发的心律失常。对某些患者可能必须行心导管检查才能诊断冠心病的存在或其严重程度或瓣膜异常。高度怀疑晕厥是由肺动脉栓塞引起的患者应该做超快 CT 扫描、通气灌注成像、肺血管造影。

对可能为脑血管性晕厥患者，应该做神经影像学检查，包括颈内动脉和椎基底动脉系统的多普勒超声检查、MRI、MRA 和脑血管的 CTA。如果怀疑癫痫应该做脑电图。

八、治　疗

晕厥的治疗取决于引起晕厥的病因。关于自主神经控制障碍，不管晕厥的具体病因是什么都应该采取一些预防措施。晕厥频繁发作的患者或经历过没有警示症状晕厥的患者，应该避免意识突然丧失可能会导致伤害的情况（比如爬梯、单独游泳、操纵重型机械、开车等）。在开始出现症状时，患者就应该采取措施，避免一旦失去意识时受伤，要将头放低，最好平卧。弯腰低头应该避免，因为这样做会进一步影响血液回流到心脏。为了确保恰当的治疗和避免不适当的治疗（心脏按压和心肺复苏）可能造成的伤害，应告知患者家属或密切接触者这个问题。意识丧失的患者应该被放置在一个能使大脑血流量最大、减少损伤和确保呼吸通畅的体位。如果可能，使患者卧位，头转向一侧防止误吸和防止舌阻塞气道。脉搏和心脏听诊有助于明确晕厥是否伴有心动过缓或心动过速。紧的衣领或腰部紧的衣服应该松开。患者不应该经口进食或扶起来直至意识完全恢复。

应指导血管迷走性晕厥的患者避免引起他们意识丧失的情境或刺激，且当出现晕厥先兆时要采取卧位。单独这一点就可能足以治疗发作不频繁和相对良性的血管迷走性晕厥，尤其是在特定刺激下发生的晕厥。倾斜训练（直立和靠墙倾斜，每天时间逐渐延长）已被应用但成效甚微，尤其是对那些直立严重不能耐受的患者。与血容量不足有关的晕厥可在刺激事件发生之前补充盐和液体进行预防。

当以上措施对血管迷走性晕厥无效、晕厥频繁发作或有损伤高风险时就需要用处方药物治疗。肾上腺素受体拮抗剂（美托洛尔，25～50 mg，每日 2 次；阿替洛尔，25～50 mg，每日 1 次；纳多洛尔，10～20 mg，每日 2 次；都是初始剂量）是应用最广泛的药物，减弱刺激左室机械刺激感受器心肌收缩性增加，也可阻断中枢 5-HT 受体。5-HT 再摄取抑制剂（帕罗西汀，20～40 mg，每日 1 次；舍曲林，25～50 mg，每日 1 次等），对部分患者有效。安非他酮缓释片（150 mg，每日 1 次）是另一种抗抑郁药，已被成功应用于临床。肾上腺素受体抑制剂和 5-HT 再摄取抑制剂有很好的耐受性，经常作为一线用药用于年轻患者。氟氢可的松（0.1～0.2 mg，每日 1 次），一种盐皮质激素，可增加内源性儿茶酚胺受体的敏感性，促进钠潴留、增加血容量和周围血管收缩。氟氢可的松可用于血容量减少和直立性低血压的患者。米多君片剂，一种 α- 受体激动剂，在一些患者中已经作为一线用药。在一项随机对照试验中，米多君片剂在站立倾斜试验中，预防晕厥比安慰剂更有效。然而，在一些患者中，米多君片剂和氟氢可的松可能增加平卧休息时的全身血压，这个特性对那些高血压患者可能是个问题。

丙吡胺（150 mg，每日 2 次）是一种阻断迷走神经冲动的（迷走神经松弛的）抗心律失常药物，具有负性肌力作用；东莨菪碱经皮贴剂是另一种阻断迷走神经冲动的药物，已用于治疗血管迷走性晕厥；还有茶碱和麻黄碱也用于治疗血管迷走性晕厥。当然，这些药物的不良反应也限制了它们的使用。丙吡胺是 Ⅰa 类抗心律失常药物，对有室性心律失常风险的患者，如果真的要用，应该特别小心。虽然有临床试验提示药物治疗血管迷走性晕厥有效，但长时间的前瞻性随机对照试验还没有完成。

永久性双腔心脏起搏器对血管迷走性晕厥频繁发作的患者有效，对那些长时间心脏停搏伴血管迷走抑制性发作的患者也应考虑安装永久性双腔心脏起搏器。血管扩张导致意识丧失的患者也会在症状上从永久起搏器中获益。可以编程以在患者内源性心率明显下降后瞬时以高速度（90～100 次 /min）起搏的起搏器是最有效的。应告知直立性低血压患者起床或从椅子上站起要缓慢和有条不紊（由仰卧位坐起，再由坐位站起）。站起前活动下肢，促进下肢的静脉血液回流。只要是有可能加重此问题的药物（比如血管扩张剂、利尿剂等）都应停用。床头抬高（20～30 cm）以及应用弹力袜可能会有帮助。其他治疗方式还包括抗重力或重力防护服或弹力袜，防止下肢静脉血流淤滞，高盐负荷和多种药物包括拟交感胺、单胺氧化酶抑制剂受体阻滞剂和左旋多巴等。

卡马西平可治疗舌咽神经痛，治疗晕厥同样有效。应告知颈动脉窦综合征的患者避免穿紧领衣服和刺激颈动脉窦压力感受器的情况。当向一侧看时，应转动整个身体而不是仅转头部。颈动脉窦受刺激引起心脏抑制反应导致晕厥的患者应该植入永久起搏器。

对心血管源性（心律失常和心脏结构病变）晕厥的治疗常集中在潜在病因（心肌缺血及瓣膜病等）上。心动过缓的患者应安装永久性心脏起搏器。有明确室上性心律失常的患者会获益于导管消融。植入型心律转复除颤器适用于患有或具有危及生命室性心律失常高风险的患者。患有严重主动脉瓣狭窄的患者应该考虑换瓣手术。

不论什么病因，当晕厥是由危及生命的异常情况所致或如果复发可能造成严重损伤时，患者都应住院并给予持续心电监测。心脏正常或病史强烈提示为血管迷走性或情境性晕厥且发作不频繁也不严重的患者可以门诊治疗。

第三节　颅内出血

颅内出血（ICH）是常见的神经系统急症。其定义为血液进入脑实质，与蛛网膜下腔出血（SAH）和孤立的脑室内出血（IVH）截然不同。预计随着人口的老龄化，ICH 的发病率会增加，因此，关于颅内出血的详尽知识对急诊室以及重症监护病房（ICU）的各位医护人员都很重要。神经科医生在处理这些患者中发挥着关键作用，也常常是唯一能全程理解 ICH 治疗范围的从业者，包括急诊室、ICU 和长期转归。除了参与日常医疗，神经科医生常常需要对急诊干预的效用、预后的判定以及针对 ICH 急性治疗新疗法的基础和临床试验更新的设计与实施作出重大决定。

一、流行病学

在美国，每年发生卒中大约有 70 万人，ICH 占 10%～15%。ICH 的发病率在美国为 12/10 万～15/10 万。原发性 ICH 是由于小动脉破裂。大多数病例是由于长期高血压对小血管产生的作用，占所有 ICH 的 60%～70%。脑淀粉样血管病（CAA）是正逐渐被认识的原发性 ICH 的原因，尤其在老年人。如果存在载脂蛋白 E 的 ε2 和 ε4 等位基因，淀粉样沉积所致反复出血的风险就会增至 3 倍。继发性 ICH 发生在潜在病变的背景下，这些潜在疾病使患者易于发生出血（如血管畸形或肿瘤）其他原发性和继发性颅内出血的重要原因包括凝血病、拟交感类药物的滥用、血管炎和烟雾病。ICH 的病因常常要综合考虑临床表现、患者的危险因素和出血的影像学特征。高血压脑出血的常见部位包括基底节、丘脑、小脑、脑桥被盖和脑叶深部白质。由淀粉样脑血管病（CAA）引起的出血常位于脑叶周边白质，接近灰质和白质交界区。

最近的荟萃分析和汇总的前瞻性数据研究使我们对颅内出血危险因素的认识逐步提高。曾报道过高血压、年龄、人种、大量饮酒和低 LDL-C 水平都有导致 ICH 的风险，结果不一致。高血压引起脑出血的相对风险是 3.68～5.55，并随着高血压程度的增高明显增加。过量饮酒也会增加 ICH 的风险，与其易引起高血压无关（如果酒精摄入 > 36 g/d，OR 值为 2.12；如果 > 100 g/d，OR 值为 4.86）。多项回顾性和前瞻性队列研究证明，高水平的 LDL-C 和三酰甘油对 ICH 风险有保护作用。在最近一项回顾性研究中，低 LDL-C 水平（小于 100 mg/dL 相对于大于 100 mg/dL）与 ICH 患者死亡率风险增加相关。SPARCL 试验也证实对近期卒中患者给予大剂量阿托伐他汀可能增加 ICH 的风险。相反，一项前瞻性观察性研究发现，在发生 ICH 前应用他汀类药物，最初血肿体积较小，但对死亡率和功能转归无独立作用。病前他汀类药物的应用，与功能转归较好有关。非白人种族 ICH 发病率更高，这可能大部分是由于接受治疗的机会和后来高血压控制较差，但黑人和白人间 ICH 发生率的悬殊（黑人相对风险为 1.89）不能完全用社会经济因素来解释。西班牙裔和亚洲人群 ICH 发生率也很高，这可用脑血管畸形，比如海绵状血管畸形和烟雾病的高发率部分解释。ICH 不可控的危险因素包括年龄（每 10 年相对风险增加 1.97）、男性（已被确定为 ICH 的危险因素），男性由于高血压发病率高，更倾向于发生深部 ICH 而不是脑叶出血。

虽然 ICH 占美国卒中的比例不大，但总致残率、致死率和经济负担很高；患 ICH 后不到 1/3 的患者能恢复到功能独立。大多数系列研究中，ICH 近期死亡率大约为 40%，近年也没有明显改善，尽管有神经重症监护的发展，这是 ICH 缺乏有效治疗的直接反应，但也与护理的不一致性和早期护理的缺陷导致不良预后有关。在 ICH 的幸存者中，90 d 时健康相关生活质量比普通人群也明显下降，许多原始因素 [年龄、最初神经功能缺损的严重程度、收缩压（SBP）、ICH 的量、深部出血还是脑叶出血以及神经功能的早期恶化] 都左右着这种关系。抑郁症在 ICH 幸存者中也很常见，会导致生活质量的下降。ICH 的经济负担也是惊人的，美国每年达 60 亿美元，大约每个患者每年花费 16.5 万美元。

二、病理生理学

高血压性 ICH 易引起小动脉（直径 < 100 μm）破裂的潜在病理过程，被称为脂透明变性。这个过程的特点是内膜下成纤维细胞增生，充满脂质的吞噬细胞沉积和较大血管壁中层平滑肌细胞被胶原替代。这导致血管弹性下降并容易自发破裂。

颅内出血引起的神经功能丧失过去一直归因于出血引起的组织破坏，这是由首次出血血液切断白质纤维束并损伤神经元所致。新近研究的兴趣点从血肿机械效应引起再损伤的重要性转换至对继发脑损伤机制的研究。观察到许多患者没有出血但临床恶化，在同一时间背景下水肿出现并逐渐发展，而血凝块发生吸收和破坏，正是这些观察结果激发了这方面的研究，越来越多的证据表明，在血管源性水肿时，大量的随着血凝块消融而增多的血浆蛋白对脑组织是有害的。

研究显示，相对水肿体积所占比例比较高的患者预后差。也已证明凝血酶和血红蛋白以及其降解产物通过谷氨酸介导的兴奋性毒性作用发挥神经毒性作用，加剧急性血肿周围的水肿，促进血脑屏障的破坏而且在血肿周围区域神经元和星形细胞内白介素-1（IL-1）和基质金属蛋白酶（MMP）表达上调。在敲掉 MMP-9 基因并给予 IL-1 受体拮抗剂的 ICH 小鼠试验模型中，血肿周围水肿减轻。总的来说，铁的潜在毒性作用以及一系列炎性介质导致"神经化学炎症"这一概念来描述可能导致 ICH 继发脑损伤的许多不同途径。这些小分子及其生物化学信号通路，或甚至铁螯合剂，如去铁胺，代表着未来急性 ICH 治疗中有前途的靶点，这正在进行动物和转化医学研究。一项关于寻找安全剂量的一期试验正在进行，以评价在急性 ICH 患者中使用甲磺酸去铁胺，并有可能成为特异性针对"神经化学炎症"的首个治疗干预方法。

血肿周围缺血是关于 ICH 时其相关脑继发损伤机制研究的另一热点领域。应用 SPECT 和 MRI 灌注与弥散成像进行的脑血流研究，试图证明血肿周围半暗带，由于低灌注可造成额外损伤和神经元缺失，导致这些结果受到质疑。新近 CT 灌注研究并未显示有半暗带，PET 研究发现，这些"半暗带"区域可能实际上是在代谢活动减低背景下的正常灌注区，动物实验研究提示低灌注区域没有氧代谢异常。最近的 PET 研究显示，部分 ICH 患者于发病后 3 d 左右而不是第 1 天或第 7 天糖代谢一过性局灶性增加。这更增加了急性血肿周围出现代谢性（而不是缺血性）半暗带这一假说的可信度。

在过去，ICH 被认为是单相事件，最初的出血瞬间达到最大体积，再出血或血肿扩大少见，如果出现再出血或血肿扩大提示凝血障碍病或潜在的血管畸形。然而，现在许多研究业已证明血肿扩大在急性 ICH 早期很常见，即使没有潜在的病变或凝血功能障碍。在一项单中心前瞻性研究中，血肿扩大被定义为比基线血肿体积扩大 33% 以上，第 1 天于首次事件发生 3 h 进行 CT 扫描 38% 的患者会出现血肿扩大，首次 CT 扫描后 1 h 发生血肿扩大的占 26%。回顾性研究显示，近似的再出血发生率为 18%～36%，6 h 后晚发再出血比率较低，值得注意的是，在重组因子Ⅶa（rFⅦa）治疗急性 ICH 的二期研究中，发现安慰剂组有 73% 的患者在第 1 天出现某种程度的血肿扩大。由于血肿扩大是总体预后的重要独立决定因素，应用止血剂治疗或积极的血压调控以限制血肿增大被强烈推崇为有潜力的治疗靶点。

三、临床表现和诊断

ICH 的临床特点为突发局灶性神经功能障碍，常伴有严重的头痛。在 CT 和 MRI 神经影像学检查技术出现之前，突发症状伴有头痛常被引用为出血性卒中的明确特征。然而，发病时头痛不能可靠地区分出 ICH，因为缺血性卒中患者头痛发生率高达

30%。如果患者出血量较大，ICH 出现占位效应或继发于明显的 IVH（脑室内出血）阻塞了脑脊液循环，可出现明显的颅内压增高（ICP），除了局灶性神经功能缺损外常伴有恶心和呕吐，并可快速进展至脑疝和昏迷。昏迷伴有针尖样瞳孔的独特表现应该马上提醒医生脑桥被盖出血的可能性。各种基线临床表现和神经影像学特征都可预测 ICH 的预后，包括血肿体积、格拉斯哥昏迷评分（GCS）、IVH、老年、幕下 ICH 部位和病前的认知功能障碍。

CT 扫描的广泛应用使得 ICH 的诊断相对直接，CT 仍是应用最广的神经影像学技术。急性卒中时 MRI 磁敏感加权成像利用血红蛋白的顺磁特性可准确诊断 ICH，与 CT 相比有很高的敏感性和特异性。如果 ICH 发生在年轻患者（年龄＜ 45 岁）、非高血压脑出血的典型部位，或者无高血压病史患者，常规脑血管造影在确定血管畸形方面会有很大收获。对出血可能起源于脑室的患者，我们也提倡进行血管影像学检查，因为这类人群血管造影阳性率很高。有人提出在血管畸形不确定提出行前述常规血管造影检查时，多层 CT 血管成像可代替常规血管造影作为神经血管疾病的辅助检查，但敏感性不够。此外，在急性 ICH 患者中，CT 血管造影的早期和延迟图像采集有助于确定有造影剂外渗的患者，这是血肿扩大和预后不佳的预测因素。这种成像理论上能帮助启动对最可能正在经历血肿扩大患者的干预治疗，但还未得到证实。

四、ICH 的治疗

（一）血　压

急性 ICH 时血压（BP）增高很常见。在这种情况下，血压的处理仍是存在争议的，因为在平衡限制血肿扩大或再出血，同时又要避免理论上的血肿周围脑实质低灌注引起继发缺血性脑损伤两者利害关系上存在担忧。急性 ICH 后血压增高是否容易导致血肿扩大研究结果间有抵触。然而，新近研究业已提出，大多数情况下血肿周围的缺血不太可能是 ICH 相关脑损伤的主要因素。即便这样，仍缺乏相关数据为具体的血压目标推荐提供证据，最近，美国心脏病协会 / 美国卒中协会的 ICH 治疗指南仍推荐基于每个患者特点的个体化血压控制目标，比如推测的出血病因（高血压还是潜在的血管畸形）、慢性高血压史和基础血压，已知或怀疑有大血管狭窄血压明显降低可能会引起继发器官损伤。指南有如下建议：①如果 SBP ＞ 26.7 kPa 或平均动脉压（MAP）＞ 20.0 kPa，要考虑积极的降压，给予持续静脉滴注并经常监测血压和神经系统体征。②如果 SBP ＞ 24.0 kPa 或 MAP ＞ 17.3 kPa，有证据或怀疑 ICP 增高，要监测 ICP 并间断给予或持续静脉给药来降低血压，保证脑灌注压（CPP）在 8.0 ～ 10.7 kPa 之间。③如果 SBP ＞ 24.0 kPa 或 MAP ＞ 17.3 kPa，没有证据或不考虑 ICP 增高时，可给予持续或间断静脉内给药适度降压，要常监测血压和神经系统查体。降压药的选择应依据诸如心率和内科并存病（例如肾衰竭或心力衰竭）个体化，我们通常首选影响心排血量的药物或动脉扩张剂，如静脉推注拉贝洛尔或静脉持续静点尼卡地平。尽量不用可能引起明显静脉扩张的药物，如肼屈嗪或硝普钠。目前有几个临床试验正在进行，探讨积极控制 BP 是否能限制血肿扩大并改善 ICH 后的临床转归。最近发表的一项多中心随机前瞻性研究表明，强效降低 SBP 至目标值 < 18.7 kPa 与目标值 < 24.0 kPa 相比，降低明显，血肿扩大（较基线血肿体积扩大 33% 以上）绝对风险 8%，但不增加不良反应事件的发生率。基于这些结果，更大的临床试验正在进行以验证更低的血压目标是否能改善临床预后。另一项剂量级研究在 2009 年国际卒中会议上被提出，这项研究调查了通过尼卡地平静脉滴注将三个不同的血压目标（SBP 22.7 ~ 26.7 kPa，SBP 18.7 ~ 22.7 kPa，SBP4.7 ~ 18.7 kPa）作为目标的耐受性和安全性，结果发现，SBP 急剧降低到这三个等级患者均可耐受，而这三组在神经系统功能恶化方面没有统计学差异。

（二）凝血病

ICH 更常见于接受抗凝剂和纤溶药物治疗的患者，华法林相关性 ICH 的风险随着国际标准化比值（INR）的增加而增加。华法林相关性 ICH 比没有凝血障碍的 ICH 患者死亡率更高，华法林相关性 ICH 正在进行的出血会继续更长的一段时间。明确的目标就是尽快紧急逆转凝血障碍。过去曾用过维生素 K 和新鲜冻血浆（FFP），现在认识到这种方法不是最理想的，其纠正速度非常缓慢或不能完全纠正凝血障碍。现行指南推荐维生素 K 静脉内缓慢推注同时给予更快速起效的逆转凝血障碍药物，因为给予维生素 K 后常需要数小时才能逆转华法林诱导的凝血障碍。彻底纠正华法林造成的凝血障碍通常需要给予大剂量的 FFP，有效安排交叉配血、融化冻干血浆和输注速度，使之成为较缓慢的纠正方法。因此，最近开始关注应用浓缩因子制剂，譬如凝血酶原复合物浓缩剂（PCC）或止血剂，譬如重组因子Ⅶa。给予 PCC 通常可比 FFP 更快地逆转增高的值，因此，对控制正在进行的华法林相关凝血障碍所致的血肿扩大更有益。然而，在一项比较 PCC 和 FFP 的研究中，患者的 INR 值在 2 h 内得到纠正，FFP 和 PCC 对于血肿扩大的影响无差异，这强烈提示是凝血病逆转的时间，而不是特殊药物造成的不同。当今很多关于华法林在危及生命的出血时逆转凝血疾病的应用指南强调，除了维生素 K 外要应用快速逆转药物，如 PCC 或 rFⅦa。

（三）止血药

血肿增大使预后恶化，甚至在没有凝血病时也很常见，这种认识引发了应用止血药可能会控制血肿扩大的猜想。rFⅦa 是一种作为治疗血友病而发展起来的药物，目前正在研究其在治疗许多凝血功能正常的出血性疾病包括 ICH 的效果。在一项二期临床试验中，纳入 399 名急性 ICH 患者，在症状发生 3 h 内作出最初的 CT 诊断，在 CT 扫描后 1 h 内或者给予安慰剂或者给予 rFⅦa 三种剂量中的一种（40，80 或 160 μg/kg）。总体上，接受 rFⅦa 治疗的患者血肿轻微扩大，换句话说，引起致死的可能性降低并使功能预后得到改善，尽管会少量增加血栓事件，如心肌梗死，鉴于取得的这些令人鼓舞的结果，进行了包括 821 名患者的更大的三期临床试验，采用了基本上相同的人选标准，但比较的是安慰剂组和两种剂量组（20 和 80 μg/kg）。在这关键性的三期试验中，应用 rFⅦa 治疗再次明显地降低了血肿扩大，但死亡或严重功能残疾患者的比例没有统计学差异，总的血栓栓塞事件数三组间类似，但和安慰剂组比较，用 80 μg/kg 治疗组动脉血栓栓塞事件数更高。针对二期临床试验结果的主要评论是安慰剂组明显比历史对照差，针对二期临床试验结果的主要批评是与安慰剂组相比，20 和 80 μg/kg 组 IVH 患者的比例高。三期临床试验的析因分析确定了一个亚组，这组患者在影像和临床上显示可从 rFⅦa 治疗中明显获益（年龄≤ 70 岁，ICH 量＜ 60 mL，IVH 量＜ 5 mL，起病到治疗时间间隔≤ 2.5 h）；此亚组的效果在二期队列研究中也得到证实。正在考虑用这些临床或其他神经影像学指标进行研究（如 CTA 造影剂外渗）。然而，到目前为止，止血药还不能推荐作为没有凝血障碍 ICH 患者的常规治疗方法。

（四）抗血小板药物和 ICH

关于颅内出血前应用抗血小板药物对血肿扩大和转归的作用的报道意见并不一致，2007 年 AHA/ASA 指南没有对这个问题发表意见。因此，在临床实践中差异很大，有的执业医师提倡对服用抗血小板药物，如阿司匹林或氯吡格雷的 ICH 患者输血小板，有的提倡实验室检查血小板功能，甚至有些医生选择不去治疗。对来自神经保护的 ICH 研究的安慰剂组进行检查未发现应用抗血小板药物和血肿扩大或预后间有相关性，相反，最近发表的关于抗血小板应用和血小板功能的文献指出，血小板活性分析的结果（不仅仅是阿司匹林应用史）与 IVH 的发生、更高的 ICH 发生率，血肿扩大和 ICH 较差预后相关。鉴于广泛应用抗血小板药物，进一步澄清应用抗血小板药物和血小板功能障碍对 ICH 发生、扩大和预后的影响是将来重大的研究方向。

（五）重症监护管理：颅内压

中等量或大量 ICH 或 IVH 患者常存在 ICP 增高或需要治疗的脑积水。AHA/ASA 指南提倡在开始有创治疗前先常规应用无创治疗这一阶梯式治疗方案。无创治疗方法包括床头抬高 30°，保持颈部位于中立位置以促进颈静脉回流，足量的镇痛剂和镇静剂。有创治疗包括通过直接放置在脑室内的脑室外引流器（EVD）引流脑脊液。EVD 可持续测量 ICP 以及引流脑脊液来治疗 ICP 增高，但有出血或感染的些许风险。等渗透剂诸如甘露醇和高张盐水可用于降低 ICP，但甘露醇的过量应用可引起低血容量、肾衰竭和脑血管收缩，神经肌肉阻滞在难治性 ICP 增高的患者中也可考虑应用，但可能使感染和严重神经肌肉病的风险增加。尽管过度通气可通过引起脑动脉血管收缩而快速降低增高的 ICP，但这种作用一般持续短暂（数小时）并降低脑血流量，产生继发脑损伤，因此，我们倾向于保留过度通气作为准备应用其他更确切内科或外科治疗时的姑息治疗方法，最后，应用其他疗法失败的患者也可考虑巴比妥昏迷治疗，但有低血压的重大风险并要求持续脑电监测来指导有效的剂量，32 ～ 34℃的低温麻醉也可短时间试用。巴比妥昏迷治疗和低温麻醉方法在 ICH 中还没进行过系统研究，目前可作为抢救的二线治疗方法。

（六）重症监护管理：发热、血糖、DVT 预防及癫痫预防

ICH 患者常有发热并且发热持续时间延长与预后不良相关。因此，应积极治疗发热，甚至正在对全身感染进行相应的检测时，入院时的高血糖可预测 ICH 患者 14 d 和 28 d 的死亡率。病情严重时对高血糖的强化胰岛素治疗会降低发病率和死亡率，同时也可减少严重疾病多神经病变和癫痫的发生。所以，对 ICH 患者警觉地避免高血糖并开始积极治疗以达到正常血糖是明智的。即使这样，专门在 ICH 患者中进行的随机试验尚未进行，而关于低血糖发作的可能性及其对脑损伤患者的特别损害作用已经得到高度重视。

深静脉血栓（DVT）和肺栓塞在 ICH 患者中常见，在急性住院期间，大约 2% 的患者被诊断为 DVT。联合应用弹力袜和间断充气的压力装置使 ICH 患者第 10 天可检测到的无症状 DVT 发生率从 15.9% 降至 4.7%。应用低剂量皮下肝素对 DVT 具有预防作用。在 ICH 发病第 2、第 4 或第 10 天开始给予普通肝素 5 000 IU，每日 3 次。从第 2 天开始，服用肝素的患者与其他组患者相比，肺栓塞发病率明显降低，重要的是并没有增加颅内再出血。低剂量的皮下注射肝素可早在 ICH 患者发病第 2 天开始应用，可降低肺栓塞的发生率，没有明显增加血肿扩大的风险或住院期间的新发 ICH。在另一个医疗中心进行的 ICH 患者回顾性分析中，在卒中发生后开始给予小剂量（20 mg）低分子肝素（LMWH）依诺肝素，没有出现血肿扩大也没有降低静脉血栓栓塞性并发症的数量。随访了 97 例 ICH 患者，对这些患者于入院后 36 h 内给予 LMWH（依诺肝素或达肝素，剂量适于预防 DVT），发现没有增加血肿扩大的风险。皮下普通肝素还是 LMWH 对 ICH 患者更好还没有专门研究。

ICH 急性期有癫痫发作（尤其是非惊厥性）的风险，严重 ICH 患者持续脑电监测（cEEG）发现，63 例患者中有 18 例（29%）有脑电图上的发作。在此研究中，中线移位愈明显，癫痫发作的概率愈高且预后愈差。早期用苯巴比妥预防性治疗可使脑叶出血患者头 30 d 内发生癫痫的风险降低。然而，最近的两项研究提高了对 ICH 患者预防性应用抗癫痫药效用和安全性的关注，尤其是苯妥英钠。一项前瞻性队列研究中，苯妥英钠的应用与不良预后相关。在对一项 ICH 神经保护临床试验中安慰剂组的回顾性分析中，预防性抗癫痫药与预后不良相关而没有降低早发或晚发癫痫的发生率。因此，我们不提倡对 ICH 患者使用预防性抗癫痫药（尤其是苯妥英钠），但对无法解释的意识水平下降的 ICH 患者常常进行 cEEG。

（七）手　术

对自发性 ICH 采取手术清除血肿的决定仍存在争议并充满临床不确定性，这在很大程度上受执业医师和患者会诊医生偏好的影响。直至最近，仅有一些小样本几乎全部是单中心试验，其中绝大多数不支持必须开颅清除 ICH 血肿。以前的这些研究为一项称作国际颅内出血外科手术试验的标志性研究做好了准备。这项国际性的多中心试验随机入选 1 033 例发病 72 h 内入院的自发性幕上 ICH 患者，试验中由当地神经外科医生判定患

者是否会从手术中获益。患者被随机分到早期手术干预组（在 24 h 内随机）或初始内科治疗组。疗效判定的主要指标是 6 个月时死亡或扩展格拉斯哥转归评分（GOS）评定的残障；根据最初出血预期的预后选取不同转归的节点。血肿清除方法和内科治疗方法由当地治疗医师辨别决定，转归由发给患者或家属的调查问卷来评价；506 例患者被随机分到早期手术干预；530 例被随机分到最初内科治疗组，但其中 26% 的患者最终接受了血肿清除术（大多是因为神经功能恶化）。在一项意向治疗分析（一种分析随机化分组试验结果的方法，该试验中所有接受随机化分配治疗的患者都进入分析，将违反研究方案的病例依然纳入分析，以避免结果的误导）中，早期手术既没获益也没危害，因为无论死亡率还是功能转归都没有统计学差异。鉴于设计局限性，STICH 的结果不能用于得出手术清除血肿对幕上 ICH 不起作用这样的结论。然而，此研究的确表明大规模的外科 ICH 试验可成功地完成，早期手术对大多数患者来说不可能是包治百病的药方。值得注意的是，事先设定的亚组分析确定血肿距皮层表面距离＜1 cm 的患者和经过开颅术而早期手术效果不明显的患者。根据亚组分析的结果，目前正在进行第二个国际多中心试验（STICH Ⅱ）验证对于脑叶血肿距离皮层表面＜1 cm 的患者早期进行血肿清除与初始保守治疗两种方法。

有很多病例系列研究报道称自发性小脑出血血肿大（直径＞3 cm）或有脑干受压或脑积水的患者，手术干预治疗仍然可有满意的结局。

然而，还没有与 STICH 类似的针对小脑 ICH 前瞻性随机的外科手术试验。即使如此，大多数神经病学专家和神经外科医生普遍认为，小脑 ICH 是可通过外科手术解决的病变，尤其是对有梗阻性脑积水或临床恶化的患者。2007 年，AHA/ASA 关于 ICH 治疗指南中推荐对于小脑出血＞3 cm 神经系统体征恶化或有脑干受压和（或）脑室梗阻引起脑积水的患者应尽早进行手术清除血肿。

也考虑到许多微创开颅手术并有一些小样本的病例系列研究或试点临床试验。这些技术包括单纯血肿抽吸、机械抽吸、血肿内注入溶栓剂，如尿激酶或重组纤溶酶原激活物并溶解物抽吸和内镜抽吸血肿并血肿腔灌洗以及光凝出血血管。NIH 资助的多中心试验目前正在开展，试验对象为 ICH 和 IVH 患者，比较导管指引下 tPA 血肿抽吸与传统内科治疗。

五、预测和自证预言的难题

近期工作业已提示在 ICH 早期不予实施心肺复苏术（DNR）或限制其他治疗方法（比如停止内科支持治疗）会独立影响患者的结局。而且研究发现，医院之间和医师之间对这些医疗限制的使用有很大的差别。这引发了对那些 ICH 后很早觉察到预后不佳而导致治疗限制和死亡或残障患者的关注，如果这些患者在开始时得到积极的治疗可能会得到恢复。在一项单中心回顾性队列研究中，Becker 及其同事发现唯一预示 ICH 患者转归的重要因素是所提供的护理水平，撤除生命支持使所有其他预测转归的备选变量价值为零。

他们也发现，培训水平和专业能力不同的医生之间治疗每个个体患者的预后差异很大。利用来自加利福尼亚州 200 多个医院治疗的 8 000 多名 ICH 患者的出院记录得出，入院 24 h 内使用 DNR 的早晚是影响 ICH 患者死亡的独立危险因素，这提示一所医院内总的护理背景（积极的 / 消极的）对预后有重要的影响，即使没有被证实有效的治疗方法。近期 AHA/ASA 的 ICH 指南推荐初始积极的全面的护理并避免在 ICH 后第一个 24 h 内使用新的 DNR。

第四节　急性卒中的评价和处理

卒中是一种综合征，表现为快速出现局灶性或完全性脑功能丧失的症状和（或）体征，除血管源性病因外无其他明显病因。患者取得良好预后方面是非常重要的。近 20 年，急性卒中影像学和改变病情的疗法，比如急性缺血性卒中（AIS）的溶栓治疗取得了令人振奋的进步。本节主要介绍卒中的现代流行病学、病理生理学以及建立在循证医学上的急性卒中的临床和影像学评价和治疗。

一、卒中的流行病学

（一）急性缺血性卒中

经过年龄校正的首次缺血性卒中发生率，白人为 88/10 万，西班牙人为 149/10 万，黑人为 191/10 万。55 岁以后每 10 年发生卒中的危险加倍，60 ～ 70 岁的个体卒中发生率近 13%，80 岁以上的人发生率为 27%。在年轻人中，卒中发生率男性高于女性，但在老年人却不是这样，在对年龄做了校正之后，男女发病率比为 1.55。缺血性卒中的总体死亡率为 8.1%。

（二）短暂性脑缺血发作

短暂性脑缺血发作（TIA）是由于脑、脊髓或视网膜血流减少所致的短暂性神经功能障碍，而没有脑组织永久死亡或急性梗死。在美国，TIA 的发病率人数为每年 20 万～ 50 万。15% 完全性卒中患者先有 TIA 发作。1/3 表现为 TIA 的发作弥散加权磁共振成像（DWI）会有阳性发现。发生 TIA 后，90 d 内发生卒中的风险为 3% ～ 17.3%，在最初 30 d 内最高，半数发生在 TIA 后最初 48 h 之内。因此，在 TIA 发作时或发作后，紧急评价和开始适当的预防性治疗是非常重要的。

（三）颅内出血

颅内出血（ICH）占所有卒中的 10% ～ 15%。ICH 第 1 个月的死亡率据报道为 35% ～ 52%，病死率是 45%。死亡半数发生在 ICH 后最初 2 d 内。仅 20% 的 ICH 患者于 6 个月后能生活自理。

（四）蛛网膜下腔出血

蛛网膜下腔出血（SAH）是致死性卒中亚型，占所有卒中的 3%～5%，大约 85%SAH 是由脑动脉瘤破裂引起的，10% 的患者为中脑周围非动脉瘤性 SAH，原因不清。在美国，每年 SAH 的发病率是（10～20）/10 万或每年 3 万例。SAH 发病率随着年龄增加而升高，女性比男性更常见，美国黑人比美国白人更常见，SAH 的死亡率高达 40%～50%。绝大多数患者死于 SAH 发病的第一天。

（五）脑静脉血栓

脑静脉血栓（CVT）是卒中的一种不常见的类型，为脑静脉、硬膜窦或皮层静脉血液凝块。CVT 少见，占所有卒中不足 1%。在过去，由于缺乏精确的诊断技术，它的发病率可能被低估了，CVT 在年轻患者且女性更常见，在怀孕期间，CVT 的发病率是 0.6/10 万。

二、病 因

（一）AIS 和 TIA

AIS 的危险因素见表 1-1 和表 1-2。AIS 是由局限性脑区域供血减少造成脑组织坏死和功能障碍所致。缺血性卒中的常见机制是心源性栓塞、动脉至动脉的栓塞、小血管阻塞和低灌注。一种以上的机制相互作用引起脑梗死，比如低灌注和栓塞，低灌注压是不能冲刷掉栓子的。

表 1-1　缺血性卒中可控危险因素和相对危险度

因　素	相对危险度
心血管疾病	男性 1.73
	女性 1.55
高血压	1～4
吸烟	1.8
糖尿病	1.8～6
无症状颈动脉狭窄	2
血脂异常血症	1.5～2.5
肥胖	2.7
心房颤动	2.6～4.5
缺乏体育活动	2.7
绝经后激素替代治疗	1.4

表 1-2　不可控的卒中危险因素

年　龄	老　年
人种	黑人＞白人
性别	男＞女
遗传	例如 CADASIL、镰状红细胞疾病、法布里病

动脉粥样硬化是大血管病变的最常见病理表现，夹层、动脉炎和其他血管病，比如 Moya-Moya 和镰状红细胞相关血管病，是不太常见的累及颅外和颅内大血管的病理疾病，动脉粥样硬化是脂质沉积，平滑肌细胞、成纤维细胞和钙质对导致动脉硬化的刺激起反应的结果。动脉硬化斑块可经历诸如溃疡、血栓和斑块内出血等病理改变。这些病变过程可导致在斑块上形成血栓，这些血栓可造成栓塞，伴有或不伴有其上有血栓形成的斑块扩张，导致血管的闭塞。除了动脉粥样硬化，其他病理疾病也可引起血管的血栓性闭塞。

栓塞是卒中的最常见机制。栓子可是心源性的或源于动脉的（包括主动脉弓、颈动脉和椎动脉）。最常引起心源性栓塞的疾病是心房颤动、风湿热疾病、心肌梗死后、修复的心脏瓣膜、心脏瓣膜赘生物。反常栓塞发生于卵圆孔未闭，栓子常常是血栓位，也可能是在血管中流动的粒子，包括脂肪或碎片、空气、细菌和肿瘤细胞。

血管供血区的低灌注或低血流是另一个重要的卒中机制。低灌注可有全身血压下降或发生于狭窄或闭塞动脉远端。由于心脏骤停引起的全脑缺血会引起主要的大脑和脑动脉供血区间称作"分水岭区"的最大损害。位于大脑前、中和后动脉联结处的顶－颞－枕三角是全脑缺血最常累及的分水岭区。

（二）颅内出血

高血压、年龄增长、吸烟、美国非洲裔、低密度脂蛋白胆固醇水平和低三酰甘油水平是颅内出血最重要的危险因素。引起 ICH 的首要病理改变是由高血压引起的小动脉脂质玻璃样变，在老年人，脑淀粉样血管病是脑叶出血的常见原因。其他引起 ICH 的少见原因包括血管畸形、动脉瘤破裂、凝血疾病、抗凝和抗血栓药物引起的凝血障碍。ICH 更常见于男性，黑人比白人发病率要高，在亚洲比美国和欧洲更常见。

（三）蛛网膜下腔出血

高血压、吸烟、酗酒和可卡因滥用是动脉瘤性蛛网膜下腔出血的危险因素。在其他情况中也存在蛛网膜下腔出血（SAH）的基因易感性，比如多囊肾和第Ⅳ型 Ehlers-Danlos 综合征。SAH 也可由非动脉瘤性疾病引起，比如外伤和颅内动脉夹层（主要发生在后循环）。

（四）脑静脉血栓

CVT 的危险因素包括口服避孕药、遗传性高凝状态（凝血因子 V Leiden 突变、蛋白 S 和蛋白 C 缺乏）、感染、恶性肿瘤和外伤。然而，在世界范围内，产后阶段是 CVT 最常见的原因。大约 20% 的病例尽管进行了广泛的检查，仍不能确定病因。

三、病理生理学

（一）急性缺血性卒中

脑组织对氧气和葡萄糖消耗相对较高，因此特别容易受到缺血事件的损伤。数学模型估计，在缺血性卒中时，每分钟大约有 190 万神经元死亡。缺血级联的最后结局是梗死。依据缺血损伤发生的时间和侧支循环而定，称作半暗带的可挽救的组织区域围绕在不可逆损伤组织或梗死核心周围。正常的脑血流（CBF）为 50 ～ 60 mL/100 g 脑组织 /min。针对缺血，脑部会自动发挥调节机制，通过局部血管扩张、侧支开放和从血中增加氧气及葡萄糖的摄取，以代偿血流量的减少。当 CBF 降至 20 mL/100 g 脑组织 /min 时，就会发生电静息和突触活动减少。这与神经症状相关。只有当 CBF 下降至 10 ～ 12 mL/100 g 脑组织 /min 时，才发生神经元不可逆损伤。

在分子和细胞水平，由缺血触动的损伤级联受多种因素的影响并可导致凋亡和坏死。缺血级联是一个复杂的过程，以细胞能量耗竭导致兴奋毒性、氧化应激、ATP 耗竭、离子传递系统障碍、膜去极化和血脑屏障功能障碍。兴奋毒性是由细胞能量贮存耗竭触发的。谷氨酸盐贮存在突出终端，正常情况下是通过能量依赖的过程从细胞外间隙清除。细胞外谷氨酸盐大量增加，导致钙离子通过 N- 甲基 -D- 天冬氨酸盐（NMDA）和 α- 氨基 -3- 羟基 -5- 甲基 -4 异噁唑丙酸受体（AMPA）开放发生内流。细胞内钙离子浓度升高会激发与细胞死亡通道相关的酶和自由基的产生，最终导致坏死和凋亡。

脑动脉的突然闭塞会产生一个梗死核心和周围的缺血半暗带。在梗死的核心，脑血流量明显减少，细胞快速死亡。这个区域被认为是不可逆损伤。半暗带现象首次由 Astrup 及其同事描述。在半暗带脑组织中，损伤被认为是可逆的。在这里，脑血流降到了一个可造成神经功能障碍的危急值，但尚有足够的能量供应维持细胞膜电位。因此，如果脑血流适时恢复缺血半暗带中的脑组织是可挽救的。据估计，AIS 患者可挽救的脑组织开始会高达 80%，而在症状出现后第一个 6 ～ 12 h 会下降。在梗死核心和半暗带周围是良性血流减少区，其血流量比正常减少，但尚未低到随着时间的过去出现不可逆损伤的程度。良性血流减少区不会发展为梗死。

（二）颅内出血

大约 50% 的颅内出血（ICH）位置较深，35% 位于脑叶、10% 在小脑、6% 位于脑干。与发病率和死亡率有关的因素包括最初 ICH 的量、脑积水造成的脑室扩张、出血后最初几个小时 ICH 体积的扩大、最初的临床状态和幕下的位置。ICH 体积增大出现在发病不久以后。大约 72% 的 ICH 在最初的 24 h 内有血肿扩大。其中，1/3 的患者血肿扩大明显。血肿扩大大多数发生在发病 4h 内，所有部位的颅内出血都是这样。虽然仍存争议，但越来越多的证据表明在血肿周围不存在半暗带。脑影像上所示的血肿周围的低密度区是由液体和蛋白质弥散所致。

（三）蛛网膜下腔出血

蛛网膜下腔出血的血液进入到颅内室腔间隙引起明显的颅内压（ICP）升高，并导致化学性脑膜刺激。ICP 升高会导致脑血流减少和脑自动调节功能障碍，最终导致脑灌注压下降和脑缺血。动脉瘤性蛛网膜下腔出血的复发率在 SAH 后第 1 天最高（4%），在随后 4 d 每天下降 1% ～ 2%。在动脉瘤性蛛网膜下腔出血后第一个 2 周内，尚不稳固的动脉瘤再出血的危险高达 20%。再出血的结果是非常严重的，死亡率高达 70%。延迟入院和治疗、初始血压较高和较差的初始神经科情况与高再出血率有关。

迟发性脑缺血与蛛网膜下腔血液产物刺激所致的颅内动脉痉挛有关。脑血流减少、内皮细胞功能障碍、炎症和遗传易感性都参与 SAH 伴发的迟发性缺血。随着动脉瘤的早期处理（栓塞或夹闭），迟发性脑缺血现在是造成动脉瘤性 SAH 功能障碍的主要原因。

四、临床表现

（一）急性缺血性卒中

缺血性卒中临床综合征典型地以局灶性神经功能缺损为特征。少部分患者表现为意识改变而不伴有明显的局灶性神经功能缺损，尤其是基底动脉闭塞。卒中的症状反映出局灶性缺血累及的脑组织区域。

在 AIS 中，脑损伤的临床定位是患者评价的重要步骤，但不应延迟 AIS 静脉给予 tPA 或优先给予血管内血管再通治疗（ERT）。

大血管卒中累及大脑中动脉、大脑前动脉和基底动脉及其主要分支。小血管卒中（腔隙性脑梗死）一般归于累及血管的脂质玻璃样变和（或）血栓性闭塞。哪一支血管闭塞可通过面部、上肢和下肢无力的定位和程度来判定。MCA 病变常造成面部和上肢无力，下肢幸免。与之形成对照，ACA 供血区梗死，出现下肢无力，而面部和上肢幸免。在小血管综合征中，患者会表现为面部、上肢和下肢均无力。运动和感觉累及情况也帮助定位累及血管。大血管供血区梗死常常表现为无力，伴有感觉丧失。小血管中分，与之形成对照，通常导致无力或感觉丧失。失语、忽视、视野缺损和向脑缺血侧共同偏视是见于大血管闭塞时脑皮层损伤的 4 个典型体征。然而，这些体征并不是大血管闭塞所致皮层损伤所独有的，失语可见于皮层下丘脑梗死，共同偏视可见于脑干梗死。

当小动脉闭塞表现为腔隙综合征时，临床上是可以识别的。已有近 20 种被描述的腔隙综合征，其中 4 种有明确的临床综合征精确提示它们的定位。纯运动性腔隙性梗死通常定位于内囊后肢、脑桥基底部和放射冠。纯感觉性卒中通常见于丘脑或丘脑皮层投射。共济失调性轻偏瘫是由脑桥或放射冠腔隙性脑梗死累及脑桥小脑纤维所致。共济失调轻偏瘫的一种类型是口吃手笨综合征。脑干梗死患者通常表现为"交叉瘫体征":一侧脑神经麻痹,对侧肢体瘫痪。

颈动脉夹层常常导致不完全 Horner 综合征,是由于交感通路第三级神经元发出的沿颈动脉丛上升的神经纤维受压引起的。不完全 Horner 综合征包括眼睑下垂和瞳孔缩小,无汗。

(二)颅内出血

根据临床症状、体征很难鉴别颅内出血和缺血性卒中。颅内出血的典型表现为突然发作的局灶性神经功能缺损伴随头痛、意识水平下降和血压升高。高血压性颅内出血最常见的部位是壳核。与急性缺血性卒中和蛛网膜下腔出血相比较,更多的颅内出血患者症状呈逐渐进展,这通常是因为进行性出血和血肿扩大。颅内出血比急性缺血性卒中意识水平下降、头痛更多见,深部血肿患者癫痫并不多见。

(三)蛛网膜下腔出血

典型的蛛网膜下腔出血的临床表现为"有生以来最严重的头痛"。约 60% 的患者将其描述为雷击样头痛。一些患者在蛛网膜下腔出血几天或几周前有轻微的头痛,认为是小量渗血(前哨出血)或动脉瘤囊扩张。其他伴随症状有恶心、呕吐、精神状态改变、颈项强直。意识水平从嗜睡到昏迷不等,约 20% 的患者有痫性发作。

(四)脑静脉血栓

头痛是脑静脉血栓最常见的临床症状(75%),据报道,50% 的脑静脉血栓患者有癫痫。围生期妇女癫痫的发生率会更高。其他神经科症状,如恶心、视力障碍、视神经盘水肿和精神状态改变与颅内压增高相伴随。头痛、癫痫和视神经盘水肿是脑静脉血栓的典型三主征。昏迷和昏睡提示预后不良,死亡率高。

五、紧急的诊断方法和治疗

突然出现的神经科症状提示血管性病因。待患者气道、呼吸、循环(ABC)稳定后,专业医务人员可着手进行系统性检查,以确定症状的血管性原因,除外类似卒中的疾病,选择符合条件的患者进行治疗。路径包括明确症状出现的时间、进行针对性的神经科评估、解释神经影像学结果。如果症状发生的时间不能确定,应该努力确认最晚是什么时候患者神经功能正常。

(一)急性缺血性卒中

美国食品药品管理局(FDA)批准急性缺血性卒中静脉溶栓治疗导致了急性缺血性卒中主要治疗模式的转变。近来,美国心脏病协会(AHS)已经认可静脉应用 tPA 进行溶栓治疗的时间窗延长至 4.5 h。启动急性缺血性卒中的初始评价以确定患者是否符合急性血管再通的条件。溶栓的禁忌证包括：①经查问患者或目击者，缺血性卒中发作的时间超过 4.5 h 的时间窗。②通过针对性的病史询问得知先前有手术或出血病史或通过实验室检查确认有凝血障碍。③通过脑的影像学除外颅内出血或大范围细胞毒性水肿。

采用静脉溶栓或血管内治疗急性缺血性卒中取决于明确症状开始的时间。患者、亲属、目击者及护理人员均为有帮助的信息来源。超过有效时间窗给予溶栓治疗是无效的并可能导致颅内出血，醒来发现神经功能障碍患者必须假定症状发作时间为睡前或他们最后一次被观察到是正常的那一刻。

神经科查体主要是确认单侧大脑半球的体征或脑干功能障碍或与局灶性脑缺血相一致的局灶性功能障碍。应快速进行患者的 NIHSS 评分。NIHSS 评分是很有效的量化神经科检查的工具，用来测量脑卒中严重程度。表现为局灶性神经功能缺失类似 AIS 的其他疾病应进行鉴别。这些疾病包括 Todd 麻痹、复杂性偏头痛、高血压脑病、先前功能障碍再加重、躯体转化型反应（见于癔症）、周围性前庭病变。在接受静脉途径 tPA 溶栓治疗的患者中，3.5% ～ 14% 为貌似卒中发作的患者，最常见的貌似卒中的疾病是癫痫、复杂性偏头痛和躯体转化型反应。貌似卒中的患者通常比较年轻且极少有急性缺血性卒中的危险因素。在最近的一组病例中，当给予貌似卒中的患者静脉 tPA 治疗时，未发现无症状性 ICH 发生。

疑似 AIS 患者的实验室检查包括血常规、血电解质和血糖、凝血酶原时间、活化的部分凝血活酶时间、INR 和肾功能指标，通过这些化验来确定是否存在溶栓禁忌证。对所有卒中患者推荐进行心肌酶和 12 导联心电图检查。

AIS 的急诊评价在大多数急救中心选择 CT 平扫。CT 可帮助查明颅内出血和早期缺血性改变，包括灰白质界限不清，特别是在岛叶皮层和豆状核区域，脑沟消失和动脉高密度征。然而，早期缺血改变本身并不是静脉应用 tPA 溶栓的禁忌证。可用来评价血管开放和缺血半暗带范围的先进大脑成像（CT 血管造影和 CT 灌注成像或磁共振弥散加权成像和血管成像）对选择适合做血管内治疗的患者有价值，即那些有大血管闭塞并有可挽救脑组织的患者。然而，这些方法的使用在急性缺血性脑卒中的急诊评价中是一个不断发展的领域。先进的影像学检查在选择适用于静脉 tPA 溶栓的患者方面没有提示作用，且会延误治疗时机，对患者造成伤害时间窗超过 3 h（或 4.5 h）或当血管内治疗是唯一选择时，先进的影像学检查对选择接受急性 ERT（血管内再通治疗）可能获益大于风险的患者有很大价值。不可逆受损脑组织和缺血半暗带 "不匹配" 常用作选择接受血管内再通治疗患者的标准，更好的选择标准将最有可能来自正在进行的研究，比如 MRRESCUE 研究。

（二）紧急治疗

急性缺血性卒中治疗的目标是挽救缺血半暗带组织。

（三）静脉注射化学溶栓

对精心选择的 AIS 患者进行溶栓治疗是 AIS 治疗的基石。一旦怀疑 AIS，符合条件的患者应尽早给予静脉 tPA。溶栓治疗主要依据 NLNDS（国家神经疾病和卒中中心－组织型纤溶酶原激活剂试验）研究。关于 tPA 试验研究结果，FDA（食品药品管理局）已经批准 AIS 在症状发生 3 h 内可给予静脉 tPA 溶栓治疗，这项以美国为基础的研究在 624 名患者中比较了静脉 rtPA 和安慰剂的治疗效果。在 3 个月后，静脉应用 rtPA 治疗的患者 30% 更可能有一个良好的结果，没有或伴有极轻微的残疾。AHA（美国心脏病协会）给予这种治疗 I A 级推荐，静脉 IPA 治疗对于任何缺血性卒中亚型均有益，包括心源性脑栓死、动脉粥样硬化性血栓和腔隙性脑梗死。在 3 h 内应用 IPA 治疗的每 100 位患者中，有 32 例受益、3 例恶化。尽管缺血性卒中特别是脑栓塞后渗血比较常见，但绝大多数是无临床症状的。由梗死后出血转化所致的症状恶化与血肿引起的占位效应有关，与安慰剂组相比，静脉 tPA 治疗者概率更高。在 NINDS 研究中，在 3 h 内静脉应用 tPA 治疗者出血率为 6.4%。

根据 ECASS（欧洲急性卒中协作研究）III 期试验，最近 AHA 的指南推荐将静脉 tPA 治疗的时间窗延长至 4.5 h。在这个延长的时间窗中，每 100 例患者中 16 例获益、3 例恶化。静脉 tPA 治疗更可能获得生活自理（52.4% 对比 45.7%），症状性颅内出血发生率为 7.9%，与 ≤ 3 h 时间窗的发生率相似，在写这本书时，FDA 尚未批准在此时间窗内静脉 tPA 治疗，延长的时间窗也尚未在美国执行。ECASS III 期试验增加了排除标准：年龄＞80，NIHSS＞25，卒中史和糖尿病史。未来指南可能会修订这些附加排除标准。超过 4.5 h，无现有资料证明静脉 tPA 治疗可能使患者受益。

急性缺血性卒中患者受益于在发病后 4.5 h 内静脉 tPA 治疗。静脉 tPA 治疗通常在急诊开始实施。静脉 tPA 治疗的给药剂量为 0.9 mg/kg，最大剂量 90 mg。总量的 10% 静脉推注，其余量在 1 h 内输注完。接下来的 24 h 内必须避免抗血小板药、抗凝药和侵入性操作。须密切监测血压，确保收缩压低于 24.0 kPa 或舒张压保持低于 14.0 kPa。

在指南推荐的时间内开始静脉溶栓治疗是非常关键的。初始的体格和神经系统检查应在患者抵达 10 min 内完成。25 min 内，患者要完成无强化头部 CT 扫描。无论在何种情况下，患者必须在到达急诊 60 min 之内接受静脉 tPA 治疗，因为卒中发作至治疗开始间隔越长，静脉 tPA 治疗效果越差。

（四）血管内方法治疗急性缺血性卒中

血管内再通治疗（ERT）作为 AIS 一种很有前途的治疗方法在不断进步。血管内治疗方法相比于静脉途径溶栓治疗具有很多优势。优势之一就是可将治疗时间窗延长至 8 h。另一个优势是在大血块堵塞近端大血管（比如颈内动脉、基底动脉、大脑中动脉近端）时更有效。血管内治疗也可以做到对闭塞血管的可视性，可视性有助于实施机械溶解术来加速血管再通，并能避免对血管自行再通的患者进行不必要的溶栓治疗。另外，对于不适合静脉途径溶栓的患者，如近期手术史或凝血异常的患者，单独使用机械溶解术或联合应用小剂量血块内溶栓会更安全。然而，血管内治疗要求有专门的中心和术者，这限制了它的广泛应用，也会造成治疗的延迟。那些在卒中发生 4.5 ～ 8 h 开始接受治疗者可使用此方法，对某些精心选择的病例，时间窗可更长一些，如基底动脉闭塞。

支持血管内治疗方法的数据来自许多单中心研究和一个多中心研究。PROACT Ⅱ 研究中，3 期临床试验是关于大脑中动脉 M1 或 M2 段闭塞的患者在自症状发生至 6 h 内接受动脉内药物溶栓治疗，结果显示血管再通（治疗组 66%，而对照组 18%）和功能改善（3 个月后改良的 Rankin 评分在 2 的治疗组为 40%，而对照组为 25%）。

只要在卒中发生后 6 h 内能开始治疗，由大脑中动脉闭塞导致的大范围梗死患者应推荐选择动脉内溶栓治疗。这是 AHA 给予的 Ⅰ 级推荐，具有 B 级证据。这项治疗需要具备资质的介入医师在具备必要医疗设备、有治疗经验的卒中中心完成。另有一些多中心临床试验正在进行，以确定半暗带影像学检查在优先选择患者进行血管内治疗方面的功效，以及评价是否静脉途径联合动脉内溶栓治疗会优于单独静脉途径 tPA 溶栓治疗。

（五）急性缺血性卒中的早期支持治疗

卒中的早期支持治疗包括避免血氧饱和度下降、高热、高血糖和脱水。应密切监测血压，避免低血压。缺血性卒中后，脑的自我调节功能丧失。因此，血压的变化可导致缺血组织高或低灌注，血压的突然降低可能导致不能建立有效侧支循环而引起梗死核心范围扩大。目前推荐除非收缩压高于 29.3 kPa 或平均动脉压高于 17.3 kPa，否则不应用抗高血压药物治疗。如果给予溶栓治疗，收缩压应保持在 24.0 kPa 以下，舒张压应低于 14.0 kPa，如果血压增高需要使用降压药，短效制剂如尼卡地平或拉贝洛尔为首选，血管扩张药，特别是硝苯地平，因可引起血压急剧下降而导致缺血半暗带区域血流减少，应避免使用。在存在明显心功能衰竭、冠状动脉缺血、主动脉夹层情况下，降压应更积极。抗血栓治疗可能防止血栓扩大或再次栓塞，抗血小板药（阿司匹林、阿司匹林 + 双嘧达莫和氯吡格雷），在卒中发病 48 h 内开始应用是有益的，在缺血性卒中急性阶段不推荐使用全量普通肝素或低分子肝素，因为出血风险大于可能的利益（预防缺血事件复发）。在接受溶栓治疗的患者中，抗血栓药包括抗血小板药和预防下肢深静脉血栓皮下注射的肝素需要停止 24 h，之后如果影像学检查未显示梗死组织出血转化，可继续应用。此期间可使用机械性 DVT 预防措施。

（六）短暂性脑缺血发作

典型的 TIA 持续少于 1 或 2 h，但可能持续 24 h。对 TIA 患者应根据风险分层进行评估。加利福尼亚评分、ABCD 评分以及较新的 ABCD2 评分。在临床对 TIA 风险分层中都曾经用过。随着 ABCD2 评分增加，2 d 内卒中风险也增加。0 ～ 1 分风险为 0，但 6 ～ 7 分风险就增加到 8.1%。ABCD2 评分高的患者应该收住院密切观察并予以一个住院卒中患者的全面检查。

（七）颅内出血

CT 扫描是评价疑似颅内出血最常用的影像学检查技术。AHA 指南推荐 CT 和 MRI 扫描作为疑似 ICH 患者首选的影像学检查。几项前瞻性研究业已证实，MRI 扫描对确认急性 ICH 和 CT 扫描效果相当，但对发现陈旧性出血（含铁血黄素）会更好。CT 和 MRI 血管造影对识别 ICH 的原因，比如动静脉畸形，以及发现继续出血是非常有价值的，但不是常规推荐。

在 ICH 后最初几小时内，最关键的步骤是阻止或减慢出血。等出血稳定后，对于观察中体征恶化或皮层出血的一小部分患者，可能会考虑去除血肿。最后，关注并发症，如颅内压升高、占位效应以及癫痫是非常重要的。

急性 ICH 时，血压管理作为阻止或减慢出血的一种方法正在进行研究，但到目前为止，临床试验尚未得出关于血压管理参数的明确结果。目前 AHA 指南对急性自发性 ICH 的血压管理包括以下内容：如果 SBP（收缩压）> 26.7 kPa 或者 MAP（平均动脉压）> 20.0 kPa，应给予短效降压药持续静脉滴注积极降压，且要每隔 5 min 监测 BP 一次，如果 SBP > 24.0 kPa 或者 MAP > 17.3 kPa，并有证据或怀疑 ICP（颅内压）升高时，应在监测颅内压的同时，考虑降低血压，保持脑灌注 > 8.0 ～ 10.7 kPa。如果收缩压 > 180 mmHg 或者 MAP > 17.3 kPa，但没有证据或不怀疑 ICP 升高，可考虑适当降低血压，维持血压 < 21.3/12.0 kPa 或 MAP < 14.7 kPa，并每隔 15 min 进行一次临床查体。

最近，试验提示早期强化降压治疗在临床中是可行的。降压治疗有很好的耐受性且可减少血肿扩大。但是在病后 3 个月结果没有差别，研究结果确实证明积极降压治疗不会使临床结果变坏，这与血肿周围不存在缺血区域的认识是一致的。这些试验结果提示，在急性 ICH 期间积极降低血压是安全的。

没有其他的药物治疗（如应用类固醇或因子Ⅶa）能明确改善颅内出血的预后。Ⅱ期试验有证据显示急性 ICH 在病后 4 h 内应用Ⅶa 因子治疗可减少血肿扩大，并改善 3 个月时的临床结果。然而，Ⅲ期 FAST 试验未能证实明确的临床效果，尽管它再现了Ⅱ期试验减少血肿扩大的结果。

总的来说，对于 ICH 患者，外科去除血肿并非有效的治疗。然而，对某些病例，如小量颅内出血、小量脑室内出血或者年轻患者能在病后 2 h 内实施治疗，外科去除血肿可能有益。

对于华法林引起的 ICH，推荐使用凝血酶原复合物浓缩物、rFⅦa 或者新鲜冰冻血浆进行治疗。

（八）蛛网膜下腔出血

非强化 CT 扫描对发现蛛网膜下腔血液非常敏感。在最初 12 h 内敏感度是 95%。24 h 后下降至 90%。如果怀疑蛛网膜下腔出血而 CT 扫描阴性，需要行腰椎穿刺术发现 CSF 黄变，CSF 黄变出现在出血后 6 ～ 12 h。未查出引起 SAH 的脑动脉瘤，CT 血管成像（CTA）相对于脑血管造影来说是创伤更小的另一种选择。CTA 的敏感度则依赖于动脉瘤的位置和大小。总地来说，据报道，CTA 的敏感性和特异性分别为 77% ～ 100% 和 79% ～ 100%。MRI 很少用于诊断 SAH，但是 GRE 序列对于任何形式的颅内出血均敏感。FLAIR 序列在 SAH 亚急性期对诊断很有价值，此时 CT 和腰穿发现 SAH 的敏感度较低。

Fisher 等级评分可用来评估出血量及血管痉挛的风险。现在认为不仅脑池，脑室内血液也能增加血管痉挛的风险。Hunt-Hess 分级用来评估 SAH 的严重程度以及预后。

一旦发生 SAH 首先要保证动脉瘤不再破裂和防止再出血。用于阻止再出血的两项技术是动脉瘤弹簧圈栓塞和动脉瘤夹闭。急性脑积水应予脑室引流术治疗，对脑积水患者在脑室引流术前不应行 Hunt-Hess 临床等级评分。应密切监测血压。严重高血压应予以治疗，但血压突然下降会导致脑组织低灌注，应该避免。然而，关于保持什么样的血压水平是合适的没有明确的指标，有些证据提示收缩压应保持低于 21.3 kPa。

对于 SAH 患者不推荐预防性应用抗惊厥药，但有临床记录或者脑电图提示癫痫的患者应保留使用。支持此项推荐的依据是发现苯妥英钠的预防性应用与 SAH 较差的预后相关。

破裂的动脉瘤应尽快行血管内弹簧圈栓塞术或动脉瘤夹闭术，防止再出血。这应该在出血后 4 d 内血管痉挛风险升高前予以实施。外科夹闭或血管内弹簧圈栓塞都是保证破裂动脉瘤安全的有效方法。ISAT 试验显示血管内弹簧圈栓塞和外科夹闭动脉瘤相比较，1 年之内死亡或残疾的风险要低。在美国，大多数大型治疗中心，这两项技术是互补的。后交通动脉瘤的 SAH 患者，Hunt-Hess 分级很低（=3 或＞ 3），或者年龄＞ 60 岁通常予以血管内栓塞方法治疗。年龄小于 60 岁、动脉瘤颈宽或者 Hunt-Hess 分级的患者，如果中心有经验丰富的神经血管外科医生，经常予以外科动脉瘤夹闭治疗。

超过 60% 的动脉瘤性蛛网膜下腔出血（aSAH）患者出现脑血管痉挛（cVSP），且这些患者中半数有症状。cVSP 可引起延迟性脑缺血和显著的致残率和致死率。在 aSAH 之后的第 3 ～ 7 天，cVSP 的风险会增加。血流动力学增强和血管内治疗，球囊血管成形术和动脉内注射血管扩张药已成为治疗 cVSP 的主要方法。脑血管痉挛逐渐被认为是由于血管内皮功能紊乱。初步的临床研究报道他汀类药物、硫酸镁、克拉生坦（一种内皮素受体拮抗剂）可作为治疗 cVSP 的药物，但是结果不是结论性的。尚且需要多中心研究来明确什么治疗对于对抗 cVSP 是有效的。

（九）脑静脉血栓

当头部 CT 强化扫描发现水肿、出血性梗死、索样征（高密度形成血栓的皮层静脉）、浓密的三角征（上矢状窦后方血栓）时常常怀疑 CVT。在 CT 强化扫描上，空三角征（上矢状窦和横窦的不充盈）是典型的表现。MRI 和 MRV 对评估 CVT 是最好的影像学技术。在亚急性至急性期，14% ～ 41% 的 CVT 患者可通过静脉闭塞部位 DWI 呈现高强度信号来识别 MRT 的 DWI 对于预测 3 个月时仍持续存在静脉闭塞的风险可能有价值。

抗凝是 CVT 的主要治疗方法。但是对出血性梗死的患者应用抗凝剂时应谨慎。大多数神经科医生推荐静脉肝素治疗。

第五节　癫痫发作和癫痫持续状态

痫性发作是具戏剧性引人注目的事件之一，见于所有内科疾病，会立即被非专业人员认为是急症。然而，不是所有的痫性发作都是急症，只有当患者有可能伤害到自己或痫性发作持续很长时间时才应作为急症，需要马上处理。

据统计，急诊室就诊的患者中，痫性发作估计占 1% ~ 2%，多为婴幼儿、男性和非洲裔美国人，尽管痫性发作很常见，有 11% 的人在人生某个阶段会发生，但癫痫在人群中的发生率仅为 3%。因此，大多数痫性发作的患者并没有癫痫，相反仅是症状性痫性发作，症状性痫性发作是由明确的急性损伤引起的，例如脑肿瘤、头部外伤和颅内出血。明确的短暂性功能异常，如电解质紊乱（如低钙血症）可诱发痫性发作。

急诊科医师会遇到许多临床情况，包括痫性发作：新发的痫性发作、癫痫患者的痫性发作，还有类痫性发作的情况。没有任何体征、症状或检查能清楚地区分痫性发作和非痫性发作事件（如晕厥、假性痫性发作）。临床病史依然是区分痫性发作和类痫性发作的最重要工具。

一、痫性发作

医生在评估一位刚经历了痫性发作的患者时，应首先确定患者生命体征正常和没有缺氧以及没有进一步的痫性发作。目前没有标准的工作步骤来评估每一个首次痫性发作的患者。采集病史应首先集中在确定是否真的有痫性发作，并评估发作的环境和特征。应该确定是否有先兆或发作后状态。应尽一切努力询问目击者和急救服务人员，以获取对痫性发作的清晰描述，避免误诊非癫痫事件。对癫痫潜在的病因进行彻底的医学回顾也很重要，询问有无睡眠不足、饮酒、违禁药品的应用、内科疾病、处方药和非处方药（包括兴奋剂和中药）等。体格检查应该包括全面的神经系统和精神状态评估。

（一）诊断性检查

诊断性检查对于证实诊断和确立病因很有帮助。实验室检查很有必要，对于首次痫性发作应包括毒物筛查，寻找可能引起痫性发作的药物，如可卡因和其他兴奋剂。全血细胞计数、尿液分析、胸部 X 射线片检查对确定感染很重要。电解质也需要检查，应包括葡萄糖、钠、钾、钙和镁。在有痫性发作和发热时，应该行腰椎穿刺以排除中枢神经系统感染，神经影像学检查也是癫痫诊疗常规的一部分，CT 强化或 MRI 检查都应进行。

对痫性发作的患者，非强化 CT 不是足够彻底的影像学检查。如果患者已知有癫痫病史和正在服用抗癫痫药物（AED），检测此药的血药浓度有助于评估患者的依从性，因为抗癫痫药物在低浓度下常可突发痫性发作。最后，首次痫性发作的脑电图检查也很重要。脑电图的目的是如果癫痫已经停止发作，则评估癫痫潜在复发的风险，如果患者没有恢复到发病前水平，脑电图可排除癫痫持续状态。

（二）治　疗

如果患者仅有一次痫性发作，常不需要用抗癫痫药，除非有明显结构性病灶或脑电图有明显的癫痫波，例如局部或广泛的发作间期尖／棘波。如果患者不止一次发作癫痫，那么应该开始应用药物治疗。在急诊科或住院情况下，用苯二氮䓬类药物，如劳拉西泮和地西泮就足以达到短期控制。如果想让患者应用抗癫痫药一段时间，静脉给予抗癫痫药可能更适合，例如磷苯妥英钠、苯巴比妥、丙戊酸、左乙拉西坦和拉科酰胺。本节还将进一步讨论痫性发作的急诊治疗。

二、癫痫持续状态

1824 年首次使用"癫痫持续状态（SE）"这个术语来描述癫痫大发作快速接连发生，痫性发作间期没有完全恢复。从那以后对癫痫持续状态的研究将我们的认识从旧的概念"只是严重癫痫的丛集发作"转变为自我维持的独特的病理生理状况，预后可能较差。

（一）定　义

不同的专家对癫痫持续状态的定义不同。意识到这里面的一些差异很重要，因为与治疗和流行病学研究有关联。癫痫基金会美国工作组给癫痫持续状态的定义是连续的痫性发作活动（部分的或全面的，惊厥性或非惊厥性）持续 30 min 或更长时间，或间断痫性发作持续 30 min 或更长但发作期间意识丧失未恢复。当符合上述标准时，癫痫持续状态诊断成立。30 min 的截止时间来自不同来源的科学证据。

（1）动物实验表明癫痫持续状态在 15～30 min 内变成自我维持的状态。

（2）癫痫持续状态引起的损害在痫性发作后 30 min 变得明显。

（3）当癫痫持续发作时会出现时间依赖性耐药。

因为延迟治疗可影响癫痫持续状态的预后，故已有人建议为了治疗的目的采用更窄的时间窗。因此，提出一个新的专用名词——早期或即将发生的癫痫持续状态——用来强调对所有还没有处于癫痫持续状态的患者开始治疗的紧迫性。"即将发生的癫痫持续状态"定义是指连续的或间断的痫性发作持续超过 5 min，发作间期意识没有完全恢复。5 min 的理论基础是病理生理学，已被应用于其他（以治疗为目的）操作定义中。

难治性癫痫持续状态这一术语是 Treiman 提出的，主要是为了强调在此持续很久的癫痫持续状态过程中运动和脑电图上的痫性表现变得不那么明显，但此期的预后和治疗与痉挛性癫痫持续状态是一样的。有时难治性癫痫持续状态在对脑部造成严重损伤后出现新的发作。脑病表现得严重程度越大，惊厥发作越难治。

Lowenstein 等提议将癫痫持续状态定义为当连续的全身的惊厥性痫性发作持续超过 5 min 和当有 2 次或更多次痫性发作而发作间期患者未恢复到基线水平意识时。全身惊厥性癫痫持续状态（GCSE）被分成三个明确的阶段，以便掌握从孤立痫性发作到癫痫持续状态的转化并在时间依赖性耐药的发展阶段中。

根据痫性发作的症状学、癫痫综合征或治疗方案以多种方法将癫痫持续状态分类。世界卫生组织和国际抗癫痫协会根据临床症候学和脑电图表现将 SE 进行分类，明显的 GCSE 在反复发生的全身性惊厥发作而发作间期神经系统功能没有完全恢复时很容易识别。

部分控制的癫痫持续状态是指临床发作停止或仅有轻微的症状，但脑电图上仍有持续的癫痫表现。流行病学研究表明，10% 的癫痫持续状态的患者经过治疗后仍属此类型。试验性研究表明，未控制的放电可致神经元死亡。

难治性癫痫持续状态是指尽管用传统抗癫痫药物（AED）治疗，痫性发作持续超过 2 h 或每个小时发作 2 次或多次，发作间期没有恢复到基线水平。然而，在临床实践中，对于应用一线 AED 没有反应的癫痫持续状态患者常被认为是难治的。首次 AED 治疗失败的再给予其他 AED 治疗很可能会疗效下降。

三、流行病学

癫痫持续状态的流行病学研究很难评估，因为它不仅发生于癫痫患者，也见于急性全身性和神经系统疾病患者。虽然如此，仍有很多在不同人群中进行的回顾性和前瞻性流行病学研究促进了我们对癫痫持续状态的认识。估计在英国、美国和全世界每年 SE 发病分别为 1.4 万、15 万和 300 万例。癫痫持续状态的年龄发病率曲线为 U 形，癫痫持续状态的复发率曲线也呈 U 形。发病率最高的是幼儿（1 岁以下接近 160/10 万人）和老年人（大于 85 岁，接近 111/10 万）。一些研究表明，癫痫持续状态好发于男性，男女比例为（1.5 ~ 2）：1，老年人中 SE 的高发病率令人担忧，因为同时并存的内科疾病更常见，治疗通常复杂，因此预后较差。在美国，癫痫持续状态花费估计每年达 40 亿美元，而全世界要超过 900 亿美元。

已经经历过癫痫持续状态的患者较有癫痫病但没有经历过癫痫持续状态的患者癫痫持续状态复发的风险更高。在一项系列研究中，1 岁以内复发更常见。在小儿、成人和老年人群中，SE 复发率分别是 35%、7% 和 10%。经历癫痫持续状态复发的患者总共约 13%。SE 在进展性症状性癫痫持续状态的患者中复发率最高（大约为 80%）。

据报道，有 1/5 ~ 1/3 的癫痫持续状态患者成为难治性癫痫持续状态，这意味着仅在美国，每年就有 5 万 ~ 6 万人成为难治性 SE。难治性癫痫持续状态增加了住院时间和功能残障程度。非惊厥性癫痫持续状态（NCSE）和以局灶性运动性癫痫起病的是难治性癫痫持续状态的危险因素。

部分性癫痫持续状态继发全面性癫痫持续状态，是儿童和成人中最常见的癫痫类型，而全面的强直－阵挛性癫痫持续状态作为最终的癫痫类型是癫痫持续状态的主要表现形式。近 69% 的 SE 的成人和 64% 的 SE 的儿童最初的癫痫类型是部分性癫痫持续状态，当癫痫没有继发全身性大发作时，单纯部分性癫痫持续状态比复杂部分性发作更常见，无论是在儿童还是在成人。

四、病　因

病因学危险因素在儿童和成人之间是不同的。在成人 SE 最常见的病因是癫痫患者的抗癫痫药血药浓度低（占 34%），远隔症状性原因（占 24%）和急性或既往的脑血管疾病（占 22%）。在儿童最常见的 SE 病因是感染伴发热（占 52%），远隔症状性原因（占 39%）和癫痫患者抗癫痫药物浓度低（占 21%）。不同年龄段的病因详见表 1-3。

表 1-3　不同年龄组癫痫持续状态的病因

小儿组病因	成人组病因
感染伴发热（52%）	癫痫药血药浓度低（占 34%）
远隔症状性原因（占 39%）	远隔症状性原因（占 24%）
癫痫患者抗癫痫药物浓度低（占 21%）	急性或既往的脑血管疾病（占 22%）
脑血管意外	代谢性
代谢性	低氧
特发性	酒精相关性
低氧	肿瘤
缺氧症	全身感染伴发热
CNS 感染	缺氧症
药物过量	肿瘤
创伤	药物过量
肿瘤	CNS 感染
出血	自发性
	出血

关于病因值得注意的一点是，相当数量的患者没有癫痫病史，但表现为癫痫持续状态。弗吉尼亚州立大学进行的基于双胞胎登记的研究表明，遗传学在癫痫持续状态中发挥作用。

五、病理生理学

当终止单次痫性发作的机制出现障碍，从而导致时间延长的或多发的自我维系的痫性发作时，就发生了癫痫持续状态。理解从孤立发作到自我维系的癫痫持续状态转换的机制有助于防止难治性癫痫持续状态和癫痫持续状态的后果（脑损伤和癫痫发生）。没有证据表明痫性发作在人类可转变为自我维系的，但有动物实验研究已创建了某种可能性的理论。目前有三个重要的基本机制与癫痫持续状态有关。

（一）从孤立的痫性发作到癫痫持续状态

解释从孤立痫性发作到癫痫持续状态转化的实验性假说，包括离子通道的明显变化（钠离子、氯离子、钙离子的转移）、腺苷的形成/释放、电同步化和GABA介导的抑制失灵。神经的损伤会降低痫性发作阈值和导致过度兴奋或抑制机制的失灵。使痫性发作终止的一些机制是由镁造成NMDA（N-甲基-D-天冬氨酸）通道的阻滞，钾离子电传导的激活，于是神经元和神经肽γ复极化，以及GABA受体改变。这些终止机制任何一个发生功能障碍都会导致癫痫持续状态。另外，癫痫活动的扩展可能需要由兴奋性神经递质谷氨酸激活NMDA受体。

一旦建立自我维系性癫痫持续状态，通过不依赖于连续痫性放电的基础改变，这种状态就会维持下去，仅几种药物可终止其发作，这些药物直接或间接抑制谷氨酸能神经传递。以惊厥前神经肽（P物质，神经激肽B）表达增加和提高兴奋性的抑制性神经肽（神经肽γ、甘丙肽、生长激素抑制剂）耗竭形式的适应不良变化已有过描述。

（二）时间依赖性耐药

动物实验中另一个重要发现是进行性时间依赖的耐药出现。这已归因于在海马齿状回颗粒细胞内GABA受体功能特性的改变。自我维系的癫痫持续状态30 min抗苯二氮䓬类药物的抗惊厥作用为原来的1/20。从不足的GABA能抑制性受体介导的传递向过多的NMDA兴奋性受体介导的传递机制转变。抗惊厥药物，如苯妥英钠也会失去作用，但更慢。钙调素从膜到胞质的移动已被认为与苯妥英钠耐药有关。尽管流行病学研究表明，早期治疗比晚期治疗更有效，但在人类还没有发现耐药性的证据。

（三）癫痫诱导的神经元损伤和死亡

连续的痫性发作，即使没有痉挛动作，也会引起神经元的缺失，这种细胞死亡是通过兴奋性毒性机制造成过度的神经元放电所致。另外，在癫痫持续状态过程中，凋亡很可能在细胞死亡中发挥重要作用。在实验中，全身因素被控制，仍然会有脑损伤，注意到这一点很重要。

已有报道死于癫痫持续状态的患者海马区的神经元数量减少。在动物实验中，已经显示30 min的痫性发作后在黑质网状部可见神经元损害，45～60 min的痫性发作后神经元损害可见于大脑皮质的第三、四层和海马CA-1、CA-4亚层。经历癫痫持续状态后患者血清中神经元坏死标志物——神经元特异性烯醇化酶增加。考虑到脑损伤的可能性，临床医师有必要迅速识别和治疗癫痫持续状态。

六、癫痫持续状态的全身变化及并发症

癫痫持续状态对全身的影响是大量儿茶酚胺释放的结果，其与过度肌肉活动一起发生。进行性改变过程分为两期：一期是开始痫性发作直至 30 min；痫性发作 30 min 后进入二期。作为交感驱使过度的结果，身体对 GCSE 的反应既有全身的又有脑的并发症。全身的并发症更多局限于 NCSE。提前考虑到癫痫持续状态可能的并发症很重要，因为它们是与癫痫持续状态相关的高患病率、高死亡率的基本原因。表 1-4 详细列举了许多继发于癫痫持续状态的并发症。

表 1-4 癫痫持续状态各系统的并发症

系　统	并发症
心血管系统	心律失常、心脏骤停、心动过速、心动过缓、充血性心力衰竭、高血压、低血压
呼吸系统	呼吸暂停、肺水肿、急性呼吸窘迫综合征、院内感染、误吸、喉痉挛、呼吸性酸中毒、肺栓塞
中枢神经系统	脑水肿、二氧化碳麻醉、脑缺氧、颅内出血
代谢性	代谢性酸中毒、高钾血症、低钠血症、低 / 高糖血症、脱水
肾脏	肾小管酸中毒、急性肾炎综合征、少尿或无尿、尿毒症、横纹肌溶解、肌红蛋白尿症
内分泌系统	垂体功能低下、泌乳素升高、高抗利尿激素、血浆皮质醇水平增高、体重减轻
其他	弥散性血管内凝血、肠动力丧失、全自主神经功能不全、多器官功能损害综合征、骨折

七、临床表现

从实用的目的考虑，根据痫性发作的临床表现将癫痫持续状态再分为惊厥性癫痫持续状态（局灶性或全身性）和非惊厥性癫痫持续状态（复杂部分性发作或失神发作）。

（一）惊厥性癫痫持续状态

GCSE 是癫痫持续状态最常见和最严重的形式。动物试验和临床研究都详细描述过这种形式的癫痫持续状态从明显的到难治性 GCSE 的演变过程。难治性 GCSE 的临床特征是重度昏迷伴惊厥发作，局限于眼球的眼震样运动或肢体或躯干的间歇性短暂阵挛，脑电图上双侧发作性放电全面性肌阵挛性癫痫持续状态主要见于儿童。惊厥性单纯部分性

癫痫持续状态（也就是部分性癫痫持续状态）典型特征是反复部分性运动性痫性发作，意识保留，自主神经系统的调节功能保留。反复的阵挛性抽动是主要的临床表现，抽动发生的部位取决于致痫灶在主要运动皮质层的位置。

（二）非惊厥性癫痫持续状态

非惊厥性癫痫持续状态（NCSE）的定义和临床特征多样且有争议。NCSE 的症状学表现范围从阴性症状（昏迷、紧张症、失语、意识混乱）到阳性症状（兴奋、自动症、谵妄、幻觉、精神错乱）。除了失神癫痫持续状态和复杂部分性癫痫持续状态（CPSE），NCSE 这一术语经常用于严重迟钝或昏睡有轻微的或没有运动动作的患者。因此，NCSE 定义包括：①明确的脑电图上的癫痫活动。②周期性的癫痫样放电或节律性放电伴有临床的痫性发作。③节律性放电，临床和脑电图对治疗有反应。

在一项对 570 例危重患者监测以发现亚临床癫痫或无法解释的意识水平下降的系列研究中，18% 的患者有非惊厥性痫性发作，10% 为 NCSE。典型的失神性癫痫持续状态包括持久的失神发作伴有持续的或不持续的 3 Hz 尖波和发生于原发性全面性癫痫患者的癫痫波。孤立的意识障碍，有时伴有眼睑细微抽动，是基本症状。复杂部分性癫痫持续状态是指持久的癫痫发作，局灶性波动的或频繁反复的脑电图痫性放电，起自颞叶或颞叶外区域，导致意识混乱状态伴有各种临床症状。临床表现包括意识不清、各种自动症（消化道自动症、手势动作等）和言语障碍。睡眠中脑电图的癫痫持续状态特征性的表现为 85% ～ 100% 的非快动眼（REM）睡眠期有多棘慢波放电，这常与某些癫痫综合征有关。

八、癫痫持续状态患者的辅助检查

癫痫持续状态的诊断常常是通过临床的表现。进行辅助检查是为了查找癫痫持续状态的病因，确定癫痫持续状态综合征的类型，以及与其他类似复杂部分性癫痫持续状态的急性神经科疾病（中毒、脑炎、代谢性疾病、假性癫痫持续状态）相鉴别。这些诊断性评价很重要，但不能延误治疗。

九、处　理

癫痫持续状态的处理分为三部分：院前处理、急性发作期处理（急诊部、重症监护病房）和长时间癫痫持续状态的处理，后者主要是在重症监护病房进行的。

（一）院前处理

在救护车内、家中或在护理机构，尽早治疗癫痫持续状态会更有效，且总的治疗费用会降低，预后会改善。院前频繁发作的癫痫患者无论是儿童还是成人，直肠给予地西泮是安全有效的，护理人员静脉给予劳拉西泮（2 mg）或地西泮（5 mg）相对安全，并且最好是院前有文献证明的治疗。在儿童，鼻腔给予咪达唑仑对于终止痫性发作有效肌内注射劳拉西泮似乎是安全的，且在成人是起效快速的，口服咪达唑仑对有功能障碍的成人（C 级证据）及儿童（C 级证据）患者有效。

（二）在急诊和 ICU 的治疗

在治疗过程中保证气道、动脉血气监测、心电图和血压的监测很重要。在大多数病例中，缺氧和呼吸性酸中毒为气管插管的指征。1/3 癫痫持续状态的成人动脉血 pH 低于 7，其主要原因是骨骼肌病性发作产生乳酸性酸中毒。呼吸性酸中毒如果给予氧气和控制痉挛痫性发作会很快改善。保持大脑灌注压（CPP）在 8.0 kPa 以上。收缩压应该尽量保持在 16.0 kPa 以上，不允许降至 12.0 kPa 以下，尽管这可能需要使用升压药物，注意脑组织的供氧及电解质平衡，尽可能地防止脑水肿。脑水肿的治疗可给予 10% ～ 20% 的甘露醇静脉输注（排除颅内出血之后，每次 0.5 ～ 1.5 g/kg，15 ～ 30 min 内输完）。如果这样做无效，可考虑辅助呼吸给予过度通气和静脉应用戊巴比妥。糖皮质激素治疗癫痫持续状态引起的脑水肿可能无效。在大多数病例中，由于儿茶酚胺的释放导致的高血糖无须处理，在癫痫持续状态过程中对脑的损害也不如在脑缺血时严重，因为血液循环可将乳酸运出大脑，有研究表明，轻度的酸中毒有抗惊厥和神经保护作用。在成人，低血糖的治疗是静脉给予 100 mg 维生素 B_1 后（防止可能发展为 Wernicke 脑病），静推 50% 葡萄糖 50 mL，在儿童，建议初始剂量为 25% 的葡萄糖 2 mL/kg。

（三）癫痫持续状态的药物治疗

静脉注射的苯二氮䓬类药物，是通过增强 GABA 对反复的神经元放电发挥抑制作用的药物，为首选的抗癫痫药物，终止痫性发作有效率至少达 79%。苯妥英钠和丙戊酸钠是二线用药，巴比妥和利多卡因归为三线药物。对癫痫持续状态的治疗有许多草案 / 药物方案。不仅仅是使用有特效的药物或特定的用药顺序，在终止癫痫持续状态中最重要的因素是根据估计的体重和 mg/kg 的要求以足够的剂量快速给药。

某些已被试用于癫痫持续状态，特别是难治性癫痫持续状态的不太常用的抗癫痫药如下。

1. 镁剂

对子痫和低镁血症引起的痫性发作镁剂有效，在子痫患者中，血清镁的目标浓度在 3.5 ～ 6.0 mEp/L，静注 5 g 硫酸镁需 5 ～ 30 min 以上，随后以 1 g/h 的速度持续静注可维持此血镁浓度。

2. 非麻醉制剂的麻醉药

异氟烷、甲苄咪酯、氯胺酮已被用于治疗难治性 SE。但这些药物的临床试验很有限。由于肾上腺急性出血，甲苄咪酯有引起肾上腺功能不全的高风险，而氯胺酮有相当大的呼吸抑制、呼吸暂停、喉痉挛的风险。

3. 维生素 B_6

此药物被用于治疗 3 岁以下有慢性癫痫病史儿童的难治性 SE，或治疗已确诊的新生儿癫痫持续状态或婴儿期难治性癫痫持续状态。

4. 新型抗癫痫药物

托吡酯和左乙拉西坦已用于治疗难治性癫痫持续状态。

一些用于癫痫持续状态特殊类型的抗癫痫药物总结如下。

1. 全面惊厥性癫痫持续状态

初始治疗可静脉注射劳拉西泮或苯巴比妥或苯二氮䓬类 - 苯妥英钠合剂 20% ～ 35% 的患者最初治疗无效；磷苯妥英钠或苯妥英钠是不错的第二选择，全身麻醉是第三选择。

2. 典型的失神性癫痫持续状态（NCSE）

静脉或口服苯二氮䓬类药物是最基本的治疗措施。

3. 复杂部分性癫痫持续状态（NCSE）

口服、直肠或静脉给予苯二氮䓬类药物作为初始治疗（方案与 GCSE 类似）。

4. 昏迷的 NCSE

静脉注射苯二氮䓬类药物和苯妥英钠（磷苯妥英钠）或苯巴比妥钠和麻醉剂一起应用。

5. 不典型的失神性癫痫持续状态（NCSE）

口服或静脉应用丙戊酸钠。

6. 睡眠中脑电异常的癫痫持续状态

口服氯巴占。

7. 肌阵挛性癫痫持续状态（缺氧、非进展性脑病后）

氯硝西泮、吡拉西坦。

8. 新生儿癫痫持续状态

苯巴比妥钠是新生儿痫性发作最常用的药物。

（四）难治性癫痫持续状态的治疗

难治性癫痫持续状态需要积极的治疗，但还没有确定最佳的治疗方法。难治性癫痫持续状态最好在重症监护病房由多学科的治疗小组治疗，同时持续监测血流动力学参数和脑电图。没有脑电图，很难证实抗癫痫药物治疗的疗效，因为 GCSE 患者临床症状停止后在高达 48% 的患者中可检出亚临床的脑电图痫性发作活动。然而，值得注意的是，脑电图结果的获得延迟不能延误治疗。也应尽早处理并发症。持续静脉麻醉剂（咪达唑仑、丙泊酚、硫喷妥钠、戊巴比妥）通常用于难治性 GCSE。在持续静脉注射麻醉剂的 Meta 分析中，总的起效速度与咪达唑仑组和丙泊酚治疗组相似，最终治疗失败，戊巴比妥组（3%）低于咪达唑仑（21%）和丙泊酚组（20%）。有文献报道过难治性癫痫持续状态的不同手术方法，包括病灶局部切除术、胼胝体切除术、大脑半球切除术和软膜下横纤维切断术，亦有报道迷走神经刺激在几例病例中是有效的硬膜下电极低频刺激在难治性癫痫持续状态中已被用于抑制痫性发作。

十、预　后

癫痫持续状态的死亡率波动在 11%～34%，成人（15%～49%）高于儿童（3%～15%）。癫痫持续状态的患者第 1 个月内死亡率是 21%，主要是合并有高死亡率疾病的急性症状性癫痫持续状态患者。

在成人，癫痫持续状态常继发于缺氧症、低氧症、卒中、代谢紊乱、脑瘤和头部外伤，这些都有较高的死亡率，在儿童，高死亡率通常与严重的急性脑病和进展性脑病相关，热性的及特发性癫痫持续状态死亡率最低。病因、癫痫持续状态从开始发作到接受内科治疗的时间、痫性发作的持续时间、年龄、对早期治疗的反应，这些都是预测癫痫持续状态预后的因素。癫痫持续状态患者后来癫痫再发的可能性和发生难治性癫痫的概率增加。其他严重的并发症包括认知功能障碍，如近期记忆力下降和 IQ 评分减低，急性症状性癫痫持续状态（41%）后发生无谓癫痫的风险要比单次痫性发作（13%）后高出 3×34 倍，癫痫持续状态后发生热性惊厥的风险比单纯热性惊厥后更高。

第六节　脑疝的认识与处理

脑组织穿过正常硬脑膜或颅骨边界会形成脑疝，此时会出现急性和致命性的颅内病理性并发症之一。这种情况通常是由于体积不断扩大的病损耗尽了大脑和脑脊液在颅内的空间，使得颅内容量不足，导致颅内压增高。脑疝也有可能由局部作用产生，如额叶或后颅窝，没有整体的颅内压增高；或出现解剖结构两侧脑脊液压力不同，如脊髓内脑脊液压力降低也可导致脑疝。脑疝通常能导致解剖学上特定的综合征，包括小脑幕切迹疝和小脑扁桃体疝，临床表现取决于脑疝发生的速度。部分体积增大缓慢的病损，如慢性硬膜下血肿或逐渐扩大的肿瘤，也可导致严重脑疝，但缺乏初步调查结果和神经系统直接的发病率。另一方面，部分病损体积或颅内压力梯度迅速扩大，如果不被快速识别和有效处理，通常会导致严重和致命的神经功能损伤，有较高的发病率和死亡率。本章着重介绍如何认知和处理快速进展的脑疝综合征。

发生脑疝的最常见原因是脑外伤导致的颅内出血或自发性出血。脑缺血或脑梗死导致的局部或广泛脑水肿也是脑疝发生的常见原因。每一个脑疝病例都包括小脑幕上和（或）后颅窝结构。另外，还有导致脑疝的大量其他原因，如急性脑积水、肝性脑病、肿瘤生长伴随的血管源性水肿、治疗性腰椎穿刺引流脑脊液等。发生脑疝的最常见部位是小脑幕上下和枕骨大孔区。在上述这些情况下，神经外科医生必须熟练认知和处理这些中枢神经系统的病理性并发症。

一、小脑幕切迹区解剖

小脑幕切迹是位于大脑半球和小脑之间的半月形硬脑膜，在中线上面向下倾斜，附着于岩骨侧面和枕骨后面的横沟；切迹中心是同心圆状的小凹陷，四周硬膜下凹，几乎不承受压力。小脑幕切迹保护了穿过其中的中脑，被认为是"使易受损伤的中脑避免伤害的完美机械设计方式"。该切迹从鞍结节延伸至直窦和大脑大静脉的交汇点。

小脑幕边缘与中脑侧面之间的间隙形成了环池。环池大小不同，在约43%的尸检中发现环池与中脑和硬脑膜直接接触，几乎没有间隙；而在其他57%中，环池与中脑和硬脑膜之间有约7 mm的间隙。颞叶脑回内侧缘通常悬吊于小脑幕切迹边缘上方且与其内侧结构紧密相连。AdLer和Milhorat按大小将小脑幕切迹分为8个类型，同时指出暴露于小脑幕切迹区的小脑组织数量总和、脑干与小脑幕边缘的关系以及脑干的位置因个体差异而各不相同，可能改变幕上或幕下的危险因素，从而导致小脑幕切迹疝发生。

小脑幕切迹的重要结构包括：第3对脑神经（动眼神经）、后交通及大脑后动脉和中脑。第3对脑神经由大脑脚中央部发出，穿过后床突上的蛛网膜下腔由前外侧进入海绵窦上缘的硬膜内。钩的内侧缘直接与第3对脑神经的蛛网膜下腔相邻。动眼神经的长度、走行及颅内解剖结构的毗邻因人而异，瞳孔括约肌纤维在动眼神经周围走行，对外部压力刺激异常敏感。因此作用于钩的压迫刺激，或来自下方使神经伸展或收缩的压力刺激，在大部分情况下的作用是导致抑制丧失，产生小脑幕切迹疝时的临床表现为瞳孔散大。

动眼神经上方及侧面是成对的后交通动脉，起于颈内动脉前部，绕后走行参与形成大脑后动脉（PCAs）。

PCAs起源于基底动脉远端末梢分叉。成对的PCAs在动眼神经侧面及小脑幕边缘走行，它们极其脆弱，易于被向下的作用力闭塞。在其下面，成对的小脑上动脉发起于BA，沿小脑幕下面一侧走行，这些容易被来自后颅窝脑疝的向上作用力闭塞。

小脑幕切迹里面是中脑，包括大脑脚前部、中部或被盖，其次还包括顶盖（包括上丘和下丘）。这个区域穿行所有连接大脑皮质、基底节、丘脑、高位脑干神经核团及低位脑干和脊髓的神经纤维。在这个区域同样有动眼神经核、滑车神经核、黑质、红核、导水管周围灰质以及脑干网状上行激动系统（RAS）的神经元。邻近的导水管从第三脑室的中央通行。第三脑室被认为是发生梗阻性脑积水最常见的部位。

中脑的血液供应包括发自BA远端和PCAs近端的脚间动脉，以及它们形成的更小的穿动脉。其次，起源于BA的小的周围动脉供应中脑外部实质。这些穿动脉都是功能性的"终末动脉"，与中脑实质内部少有联系。当外界机械压力导致这些小血管闭塞时，它们变得非常重要，因为其闭塞会导致局部脑缺血。

小脑幕切迹下方的蛛网膜下腔分为不同的脑池，是保护中脑的液态缓冲结构。脚间池位于大脑脚前内侧，在后颅窝脑桥前池正上方。这些脑池也被描述为大脑基底池。中脑周围是环池。X 射线影像环池消失可证实小脑幕切迹疝。最初 CT 扫描中显示的脑内环池缩小被证实对颅内血肿和颅脑损伤的预测有负面影响。在颅内血肿和颅脑损伤这两种情况下，保持脑池间相互联通正常比一个或两个脑池受压预后要好。中脑的后方是四叠体池，被认为是 "Galen 静脉池"。

二、小脑幕切迹疝的生物力学和病理学

1896 年，小脑幕切迹疝首次在解剖上被阐述。小脑幕切迹疝是脑组织通过小脑幕切迹从幕上向幕下内侧和尾侧移位。1920 年，Meyer 在传统病理学中记载，小脑幕切迹疝发生时，钩向内侧移位，环池消失，动眼神经及中脑被挤压和移位，在小脑幕坚固的边缘、同侧钩的下面形成一些深沟。动物模型证实，颅内损害因素的增加会导致颅内压增高，产生压力差。颅内压增高最严重的是在损伤侧幕上，其次是幕下，最轻的部位是脊髓蛛网膜下腔。颅内压增高导致颞叶的脑沟向中间移位至切迹周围的环池，挤压、扭曲、压迫动眼神经和中脑，闭塞导水管。垂体柄被拉伸穿越鞍膈，导致垂体梗死。严重的脑疝病例的 CT 显示，中脑旋转和扭曲，大脑脚被拉长和压扁。

在中脑对面存在一个切迹，后来这个切迹即被证实是在临床和病理中都存在的颞叶切迹现象。这也有可能是由于脑干下行移位而导致的。应用 MRI 检查，发生小脑幕切迹疝的患者中约一半并发脑干下行移位和枕骨大孔区小脑扁桃体下疝。但是 Ropper 指出，临床综合征可发展为脑干水平方向移位，不发生或很少发生向下移位。在更多应用 MRI 检查的慢性病例中，影像学证据可早于临床表现，有利于早期诊断并逆转临床症状；这种临床诊断同样也可以使影像学检查逆转。小脑幕切迹疝导致后循环动脉扭曲，供应脑干上部的小穿支动脉拉伸和闭塞，从而导致这些小穿支动脉破裂，最后出现脑干出血（Duret 出血）。血管向下移位导致血管闭塞，从而使局部缺血；接着这些梗阻的移位导致松弛组织再灌注，也可以出现出血。PCAs 通常穿行至切迹时发生梗阻，并导致并发症（一侧或双侧枕叶特异性梗死）。

组织学改变包括移位沟回内脂质空泡形成，神经元肿胀，细胞核向外周移位。随着时间的推移，幸存临床患者体内残存的神经元发生纤维化与神经胶质增生；同时，还会出现脑干内水肿，伴有神经元和白质的缺血。由于直接挤压和局部缺血，也会出现静脉、小静脉和毛细血管内血栓形成。

三、小脑幕切迹疝的临床症状

典型的小脑幕切迹疝的临床征象包括瞳孔大小不等三联征：最初同侧瞳孔散大（通常是形状不规则，光反射消失），意识水平变化和运动反应不对称（通常是对侧肢体运动障碍）。随着病情的进展，瞳孔散大变为双侧，斜视固定，光反射消失。意识水平的变化通常发展为昏迷，这主要是由于颅内压增高、大脑半球广泛功能障碍、中脑 RAS 受压所致。偏身运动障碍主要发生于对侧肢体，其原因主要是由于同侧大脑脚受压，程度最初较轻，但随着脑干压力的增加，会逐渐发展为偏瘫。约 25% 的病例偏瘫与瞳孔散大

为同侧，主要是由于中脑移位和对侧大脑脚受压所致（大脑脚所受压力主要来自与之相对的小脑幕）。这种现象被称为 Kemohari 切迹现象。

四、瞳孔功能

瞳孔大小取决于作用于瞳孔的交感和副交感神经之间的平衡。交感神经发自脑干和下丘脑，穿经颈髓到上胸段脊髓的中间外侧束。神经节前纤维穿越腹部起源于上胸段脊髓上行，经过下段及中段颈髓交感神经节与颈上神经节形成突触。节后神经元伴颈内动脉上行与鼻睫神经一起经眶上裂入眶，然后神经以长睫状神经纤维进入眼球。交感神经不仅仅发出分布于瞳孔扩大肌的神经纤维，还发出分布于眼睑提肌平滑肌（Müller 肌）的神经纤维。

副交感神经发自动眼神经副核，该核背对中脑的动眼神经核。副交感节前神经纤维与外周动眼神经伴行，从脚间窝向前走行进入小脑幕切迹和海绵窦的硬膜边缘。这些神经纤维对机械性拉伸和压力非常敏感。在动眼神经进入眶上裂以后，副交感神经纤维与睫状神经节形成突触。

节后神经纤维形成短的睫状神经纤维进入巩膜，分布于控制瞳孔缩小的平滑肌。

小脑幕切迹疝对同侧动眼神经产生直接的挤压、拉伸或扭曲，然后挤压动眼神经和中脑的动眼神经副核。这些情况导致副交感神经配合功能的进行性消失，持续的动眼神经改变导致的同侧瞳孔变化（最初不规则，然后瞳孔散大）。单独颅内压增高会导致同侧瞳孔不规则或散大；随着中脑受压和局部缺血的发展，交感及副交感神经的神经支配功能将同时丧失，这将导致瞳孔固定在中间位置（4～5 mm）。散大固定的瞳孔几乎不会出现在损害对侧形成"假定位"，很可能是因为拉伸对侧动眼神经（相对于大脑半球）的作用和中线移位。

增加对动眼神经及动眼神经核的压力，导致同侧眼球向外运动功能丧失，从而出现该眼球强直偏差。另一方面，这种强直偏差也是由于展神经作用产生的。另一只眼睛的症状也很显著，如上睑下垂、受损垂直、背侧中脑受压导致的上向凝视。

（一）意识丧失

人们的意识水平不仅反映了觉醒或清醒的程度，也反映了自觉行为和认知功能的存在。正常的觉醒依赖 RAS 的完整功能，自觉行为反映了皮质半球的功能。

RAS 是发自脑干尤其是中脑中央神经元的非特异性投射。RAS 不是孤立的，其神经元是广泛相互连接的。来自每一条感觉传导通路的侧支都会投射至 RAS，尤其是脊髓丘脑束和三叉神经束。众多连接上升至腹侧丘脑、丘脑、下丘脑和基底前脑结构，包括边缘系统；其他连接广泛扩展、相互延长投射至皮层。

RAS 的刺激可以产生对大脑皮质的广泛激活，部分是由于禁止了丘脑和边缘系统的抑制作用。觉醒或警觉依赖于 RAS 的完整性。中脑的直接受压和局部缺血都能导致 RAS 功能减退，使得警觉程度和意识水平降低。通常导致脑疝的损害因素也可以影响皮质半球。

无论是直接损伤还是通过广泛颅内压升高，都能够导致自觉行为及认知功能障碍。皮质病损体积的不断增大通常能够导致警觉水平和认知功能的进行性障碍，还可以导致一定程度的中脑移位。意识水平的改变，是小脑幕切迹疝最明显的症状。这种改变可以由中脑的直接受压、RAS 功能改变，或者大脑半球局限性或广泛性功能丧失引起。

（二）偏　瘫

运动功能不对称是小脑幕切迹疝的第三个主要临床症状。大多数偏瘫是由于先同侧后对侧大脑脚的皮质脊髓束受压引起，但是运动性偏瘫也可以由同侧大脑半球自身的病变引起。如上所述，约 25% 脑疝病例偏瘫与瞳孔散大为同侧，主要是由于中脑的移位和对侧大脑脚受小脑幕挤压所致。这种现象被称为 Kernohan 切迹现象。

五、其他类型脑疝

（一）小脑幕切迹上疝

当后颅窝病灶导致脑组织向上穿过小脑幕切迹形成脑疝时，与小脑幕切迹疝相似的临床症状也会出现。这种脑疝也会导致急性损害和中脑结构受压。小脑扁桃体上疝通常是由于小脑病变引起的，包括血肿、梗死以及其他（如囊肿、肿瘤），此外，还有一些不常见病因，如经迷路开颅术后脂肪脱出进入后颅窝。常见的机械性损伤能够使狭窄的后颅窝内压力升高，导致小脑蚓向上移位，在小脑幕切迹区挤压背侧中脑：小脑扁桃体上疝大多数是由小脑蚓自身压力升高，或小脑幕切迹太大而引起；也有可能是因为分流管移位导致小脑幕下压力急剧增加，或幕上治疗继发性脑积水或颅内压监测而使用脑室引流术。

从病理上看，小脑扁桃体上疝存在中脑受压和扭曲、中脑导小管受压、四叠体弯曲、大脑静脉移位和梗死（这种静脉障碍会导致间脑继发性出血性梗死形成）。小脑上动脉远端分支也会由于局部缺血、水肿、小脑半球梗死被小脑幕下段挤压，使病情加剧。

小脑幕切迹上疝的临床表现多种多样，且与小脑幕切迹疝在有些地方不太相似，如意识水平可能会恶化至昏迷，经常出现小瞳孔（称为脑桥瞳孔）这种瞳孔改变是由脑桥的直接受压、中脑副交感神经乳头的作用以及通过脑桥延髓的下行交感神经紧张引起的。这些变化包括瞳孔不等大、固定居中，甚至是由于中脑和动眼神经的扭曲和受压导致的瞳孔散大。

小脑幕切迹上疝的特异性临床表现是顶盖前区受压导致的眼球垂直运动的丧失，同样也出现眼睛的向下偏差或斜视。屈肌和伸肌在运动反应、潮式呼吸、换气过度中的姿态也同样可被观察到。

学者们已经在矢状位 MRI 图像中对小脑幕切迹上疝给予了阐明。小脑幕切迹上疝是小脑幕切迹上面中脑导水管基底部向头部偏离所引起。他们还阐明了四叠体的回转、弯曲以及脑干向腹侧弯曲、移位。他们的研究说明了 MRI 检查可以识别小脑幕切迹上疝的神经科检查结果，同时也可以用于研究小脑幕切迹上疝的进展及预后，这与临床病情进展及治愈关系密切。

（二）小脑扁桃体下疝

小脑扁桃体通过枕骨大孔形成脑疝是脑疝的一种最终类型，这种脑疝可能导致直接和破坏性的神经外科后果。小脑扁桃体下疝主要是由于小脑以上压力增加，小脑扁桃体通过枕骨大孔向下移位，产生直接挤压、局部缺血，小脑扁桃体自身梗死、延髓受压，以及第四脑室正中孔的阻塞。小脑扁桃体下疝的另一后果是直接使脑桥和延髓受斜坡挤压，使得第四脑室扭曲或闭合。任何一个脑室的闭合都会导致梗阻性脑积水，进而使得幕上、幕下颅内压升高。

小脑扁桃体下疝同样可由幕上损伤因素引起，这些损伤因素使得幕上颅内压增高，向下挤压整个脑干。腰穿后脑脊液压力低于枕骨大孔区，幕上、幕下压力差增加，会导致小脑扁桃体下疝和急性临床危象。幕上体积较大的病损伴随着脑干的机械性扭曲或向下移位，把小脑扁桃体压向枕骨大孔。矢状位 MRI 显示，解剖学上的脑扁桃体下疝通常伴有小脑幕切迹疝，小脑幕切迹疝是由幕上压力增加导致的。如果幕上压力能够解除，脑疝即可逆转，达到临床治愈。

小脑扁桃体下疝的病理结果包括斜坡和枕骨大孔前部对延髓的直接机械性挤压，通常导致脊髓横断损伤。脊髓前动脉起始处与椎动脉及其分支的闭塞，会导致小脑扁桃体的局部缺血和梗死、小脑向下移位、整个脑干与上颈髓向下移位等。组织学改变包括脑疝组织和被挤压组织的水肿、脂质空泡形成、核固缩，以及脑干神经元细胞核的不着色。

临床上，小脑扁桃体迅速下行和延髓受压会导致呼吸、循环衰竭。随后出现的昏迷主要是因为呼吸、循环障碍，其次是脑干受压。小脑扁桃体下疝的表现（如脑桥延髓受压）会早于上述危象，这些表现包括：脑桥瞳孔，眼球向侧面运动障碍，或展神经核及网状结构障碍导致的核间性眼肌麻痹；因为脑干上部功能完好，眼球垂直运动会保留下来，可发生眼球浮动。

脑桥延髓受压导致的运动症状包括伸肌强直。但是由于皮质脊髓束受压，会导致更多的直接的肌肉松弛。呼吸方面的改变包括直接呼吸暂停、串式呼吸性、呼吸运动失调、共济失调呼吸，但不包括大脑半球或间脑损伤时的特征性潮式呼吸。

由于小脑扁桃体下疝的早期快速变化和心肺功能障碍，能快速认知此脑疝的潜在临床症状并稳定患者、降低颅内压变得至关重要。这些处理应紧随临床诊断之后，以便处理和减轻颅内损伤因素。

（三）腰穿的并发症——脑疝

目前，伴有视神经盘水肿的患者做腰穿发生脑疝危险的可能性被广泛认同。对于颅内占位性病变患者，如果于腰椎部位引流脑脊液，会在几分钟内或几小时内导致小脑幕切迹疝，或更常见的小脑扁桃体下疝。脑容积和颅内压的增加会导致脑疝，引起机械性损伤。枕骨大孔平面以下脑脊液压力的降低会形成脑组织的幕上-幕下压力梯度。颅内流向脊髓蛛网膜下腔的脑脊液循环障碍达到一定程度，便会导致脑疝。如果是正常自由的流动，颅内脑脊液的压力与脊髓内脑脊液压力保持平衡，不会发生脑组织的移位。腰穿会加剧已经存在或即将发生的脑疝，使得小脑幕切迹区和枕骨大孔区蛛网膜下腔梗阻。临床症状只会在实施腰穿操作以后发生。

脑疝发生的风险使得影像学技术如 CT 成为必要。在怀疑颅内压力增高情况下，影像学检查应先于腰穿。幕上、幕下压力的改变，中脑移位或梗阻性脑积水应避免行腰穿。如果压力较小且脑脊液检查在临床诊断中非常有价值，在能有效避免腰穿时发生的并发症的情况下，可以实施腰穿。

枕骨大孔区急性脑疝综合征现在被认为是由于患者围手术期于腰部引流脑脊液所致。作者描述了"获得性 Chiari 畸形"，以及颅内和脊髓内蛛网膜下腔之间负压差的发展。

六、低血压、缺氧和其他因素对神经系统检查的影响

由于脑疝的诊断取决于床边神经科检查，那么这些临床结果应该精确反映颅内病理变化。严重的系统性低血压、缺氧、体温降低能够降低脑神经功能，使得对脑疝综合征的诊断更加困难。

（一）心脏骤停和全身性低血压

全身性低血压是颅脑损伤的常见严重并发症，预后不良并降低生存率。对 36 例颅脑损伤患者分析全身性低血压或心脏骤停前的神经科学检查，每一例进入观察组的有神经科症状的患者都有可能发生脑疝综合征。10 例心脏骤停后成功复苏的患者，其中 7 例最初的收缩压不到 8.0 kPa，19 例最初始收缩压在 8.0～12.0 kPa。Glasgow 评分平均为 3（3～8），每组神经科学检查很接近。10 例心脏骤停后复苏的病例中，4 例（40%）患者瞳孔不等大，6 例（60%）双侧瞳孔散大固定，所有 10 例患者角膜反射丧失。9 例（90%）肌肉松弛，1 例（10%）双侧伸肌强直。在 7 例初始收缩压低于 8.0 kPa 的患者中，2 例（29%）瞳孔不等大，所有 7 例均有角膜反射消失和肌肉松弛。19 例最初收缩压在 8.0～12.0 kPa 患者中，9 例（47%）瞳孔不等大；8 例存在角膜反射，4 例存在轻度偏瘫，4 例伸肌强直，11 例（58%）肌肉松弛。

每个病例都接受了手术探查和（或）影像学评价，对潜在的、能引起明显脑疝综合征的病损进行评估。10 例心脏骤停后复苏的病例中只有 1 例（10%）有明显病灶，7 例最初严重低血压病例中只有 1 例（14%）有血肿。两组最初临床检查结果对于判定颅内损伤存在与否及其部位均无意义。相反，19 例初始收缩压在 8.0～12.0 kPa 的病例中，13 例（68%）有轴外血肿（$P < 0.01$），78% 存在瞳孔不等大。每个病例的血肿都位于瞳孔散大同侧（$P < 0.05$）。这项研究证实，初始收缩压在 60 mmHg 以上才能保证脑血流灌注，才能保证神经科检查结果精确反映颅内病理改变。那些全身血压更低或初始心脏骤停的病例只能反映出广泛脑缺血，不能体现脑疝。

（二）全身性缺氧

全身性缺氧作为严重脑损伤的并发症，比全身性低血压更常见。在最初的评价中，约 30% 甚至更多的患者出现全身性缺氧。神经科检查中，全身低血压常导致缺氧。全身低血压是由于心肌缺氧和外周脉管系统缺氧导致的。如果能预防低血压，正常人可以忍受极低的 P_{O_2} 且不会出现明显神经科学临床症状和严重后果。

严重缺氧可导致代谢性脑病的临床表现，出现意识水平下降，直至昏迷，同时可发生呼吸节律的改变、震颤、扑翼样震颤、肌阵挛、屈肌或伸肌强直。脑干反射在缺氧发生之前通常保持正常；当缺氧发生时，将导致乳突状扩张及眼脑反射的丧失。

认知广泛的代谢损伤如缺氧非常重要，缺氧能更进一步抑制神经科学检查，特别是在重度颅脑损伤中。体温过低、严重的高血糖或低血糖、低钠血症或药物中毒等问题可改变意识水平，在最初判断伴或不伴脑干功能障碍，特别是病史不明确的昏迷患者时，这些问题都应该考虑在内。

七、小脑幕切迹疝综合征的处理

急性小脑幕切迹疝的治疗应从辨识该病的临床症状开始，在作出诊断后同时进行。长时间或持续存在的脑疝会引起大脑半球中线深部结构和脑干的不可逆性缺血损伤，导致永久性损伤或死亡。

快速处理包括在保持脑灌注压（CPP）的情况下降低颅内压，吸氧用来纠正高碳酸血症和酸中毒。如果导致脑疝的原因未明，应行颅脑 CT 扫描用以确定病因，以便直接针对病灶进行处理。降低升高的颅内压、保持脑灌注压及吸氧是治疗的第一步，血压管理、保持通风、静脉输注甘露醇是达到上述治疗目的的主要方法。这些方法能使脑组织暂时耐受使颅内压升高的因素（如肿块），直到诊断明确和治疗开始。

（一）初步复苏和管理

1. ABC 原则

无论是重度颅脑损伤、脑出血，还是广泛脑水肿，对急性脑疝的患者进行复苏的第一步是相同的。复苏的关键是 ABC 原则：保持呼吸道通畅，呼吸顺畅，建立稳定的人工循环。首先，应充分保护并控制呼吸道。现场急救中，虽然训练有素的院前工作人员能成功行经口气管插管，但实际上给予纯氧面罩吸氧通常就足够了。患者到达急诊室后，如未行经口气管插管，应迅速给予插管。脑外伤患者，应首先给予颈椎侧位 X 射线片检查以排除颈椎骨折或不稳定。即使侧位片没问题，也应在插管时轻柔轴位牵引，避免拉伸或扭动颈椎，因为即使行颈椎侧位片检查正常，也会有 20% 的可能导致损伤。另一方面，也可行经鼻气管插管（如果不考虑广泛颅底骨折）和气管切开术。气管插管对于已经就医且脑疝症状加重的患者（轻、中度闭合颅脑损伤或开颅术后）来说，同样也是至关重要的第一步。

一旦呼吸通道建立起来后，应持续应用纯氧维持呼吸，这样可以改善动脉氧合作用并逆转高碳酸血症及呼吸性酸中毒。过度换气可以使动脉血中二氧化碳（P_{CO_2}）立即减少，提升血液 pH，从而导致呼吸性碱中毒。这可以导致广泛性的脑血管收缩，降低脑灌注压与颅内压。在由于血肿增大导致小脑幕切迹疝的患者中，过度换气能暂时逆转瞳孔不等大和偏瘫，这时候可以诊断并处理血肿。这是唯一由脑外伤基金会、美国神经外科医师协会（AANS）神经外伤分会和重度颅脑损伤危重病指南提供的过度换气应用方案。

过度换气的风险在于由于血管过度收缩而产生的局部脑缺血。因而一旦确诊为肿块时，应立即采取上述措施，并使 P_{CO_2} 恢复正常；如果不能诊断为肿块，那么应该使 P_{CO_2} 维持至 30～35 mmHg，除非进一步的过度换气能够在附加监测以避免局部缺血的指导下进行。过度换气导致的血管收缩仅在脑的一些区域有效，这些区域脑血管 CO_2 敏感性仍保持不变。但是广泛颅脑损伤患者 ICP 对过度换气的反应明显低于存在更多灶性异常的患者（如血肿），后者脑的大部分区域仍能对过度换气作出反应，由于后一种情况是许多脑疝综合征患者的病因，因此，初始过度通气仍然是一种较好的初始治疗措施。

广泛性损伤的患者需要对颅内压升高进行持续治疗，过度换气的应用仍具有争议。由于局部缺血和血管收缩的风险会随着时间而降低，大部分医生建议将 P_{CO_2} 维持在 4.0～4.7 kPa。他们提倡用 $AVDO_2$ 来评估全脑缺血，$AVDO_2$ 能监测指导过度换气的持续应用，降低颅内压但不会导致局部缺血。

ABC 原则的最后一步是评估和支持循环与血压，这对于防止全身性低血压及迅速纠正脑灌注压至关重要。首先，应建立足够的静脉通道，使血管内容积恢复正常，用平衡盐方法（如林格液）以便稳定和保持血压。如果最初血压正常，水合作用应缓和，以防止出现水中毒。水中毒可以加剧脑水肿或导致肺水肿。

颅脑损伤患者中，导致全身性低血压的最主要原因是失血性休克。这种情况下，容量复苏还应包括血制品的应用。多系统损伤患者还会有导致低血压的其他原因，如心脏挫伤、心脏压塞导致心排血量不足。低血压还可由脊髓损伤导致的全身血管阻力消失引起。如果血压对最初的容量复苏无反应或临床症状不支持失血性休克，应考虑上述情况。

失血性休克应用容量复苏治疗的同时，宜应用晶体液和血制品，快速找到并控制失血点。常见的出血点包括胸部和腹部，以及骨盆、长骨骨折。在控制严重颅脑损伤的同时，对这些上述问题也应进行适当的外科处理。

以前临床医生曾热衷于对重度颅脑损伤患者应用高渗盐水进行复苏，并对颅内压增高进行治疗。有报道称高渗盐水方案对降低颅内压及改善 CPP 有效，但是这种方法相对于常规复苏方法及静脉滴注甘露醇没有显著优势。报道了 1 例幕上肿瘤导致脑疝并成功逆转的病例。该病例应用了高渗盐水、甘露醇、苯巴比妥、过度换气，但不能代表高渗液体在脑疝患者的初始复苏中有明确作用。

对失血性休克并发脑疝的患者，应用高渗盐水比较合适，这种情况严禁应用甘露醇。急性脑疝患者复苏的其他步骤包括静脉滴注甘露醇。除了失血性休克的患者，作者推荐立即静脉注射甘露醇，剂量为 1.0～1.5 g/kg。甘露醇是与葡萄糖相似的六碳糖，不会被机体代谢，也不会穿透血脑屏障。甘露醇主要保持在血管内，通过影响血液黏度直接导致血管收缩。甘露醇也对红细胞的可塑性和稀释性有影响，可改善红细胞携氧能力。甘露醇的上述作用几乎能直接减少血容量，改善颅内依从性，降低颅内压。甘露醇能改善颅内所有部位包括脑干的血流。因此，甘露醇可导致颅内持续性的渗透性脱水。由于滴注甘露醇的血管效应，因此其严禁用于循环系统不稳定或失血性休克。为了避免快速滴注甘露醇后出现的低血压，其滴注速度应小于 0.1 g/（kg·min）。

对于重度颅脑损伤患者的初步处理，甘露醇的用药剂量曾为 0.25 ～ 1.5 g/kg。作者曾应用过甘露醇的上限剂量。随机化 I 级研究中，与最初应用剂量相比，分别对硬膜下血肿患者应用了"常规剂量"和"高剂量"甘露醇。常规剂量组患者甘露醇剂量为 0.6 ～ 0.7 g/kg，高剂量组未发生瞳孔不等大者应用剂量为 1.2 ～ 1.4 g/kg，出现瞳孔不等大者剂量为 2.2 ～ 2.4 g/kg。低剂量组与高剂量组相比，患者脑摄氧量显著降低，脑组织肿胀明显；高剂量组手术前不等大瞳孔的改善也显著好于低剂量组。6 个月后，高剂量组 Glasgow 评分显著高于常规剂量组。作者同样认为应用高剂量甘露醇（1.4 g/kg）对颞叶外伤性血肿导致的瞳孔异常反应比常规剂量（1.4 g/kg）更有效。这些结果似乎强烈支持对临床小脑幕切迹疝可大剂量应用甘露醇，特别是即将发生出血性肿块时。

（二）后期处理

在上述初始处理之后，如果可能，应尽快找出导致脑疝的病因并有针对性地展开治疗。完全气管插管之后，对血流动力学稳定的患者，可以进行可控制的过度通气和高剂量甘露醇滴注，并同时行 CT 扫描。CT 检查对确定颅内出血和其他能导致脑疝的损伤因素（如脑水肿、肿瘤、脑积水）非常有效。对于考虑脑疝且怀疑有颅内损伤的任何患者，也应首先考虑 CT 检查。对于这种损害的识别使得脑疝成为禁忌证。

由于胸部或腹部外伤导致血流动力学不稳定的患者，部分须立即送往手术室进行手术，处理威胁生命的疾病。在此类患者中，手术前行 CT 扫描有些是不可能的。如果患者未能从最初的心脏骤停中复苏，或没有进一步的低血压，使得脑疝定位困难，那么采用在瞳孔散大侧钻孔探查将是比较合理的。因为大部分导致脑疝的外伤扩大多位于硬膜上或硬膜下，在颞叶、额叶和顶叶钻孔将会快速精确地进行辨别。对脑疝症状不局限于单侧的病例，须双侧钻孔探查。手术过程中的脑组织超声波定位能进一步扩大钻孔探查诊断区域，能有效识别脑组织或损伤因素。

在初始心脏骤停或发生进一步全身性低血压的患者中，考虑到颅内损伤可能性较低，不一定立即行钻孔探查术，但可考虑连续监测颅内压。对颅内压低的患者，最合适的颅内生理学直接治疗方法是保持患者颅内压稳定。如果颅内压显著升高，那么外科医生应决定是否行进一步外科探查和超声检查来寻找病灶。

在最初的 CT 扫描和钻孔探查术后，如果可能，应立即清除创伤后病灶。为避免脑出血手术后的残留脑组织肿胀，可选择性切除部分脑组织和（或）行大骨瓣减压术。大骨瓣减压术是治疗大脑半球梗死，特别是非优势半球梗死所导致的脑疝的公认方式。实施去骨瓣减压术时，骨瓣应尽可能大，以达到对大脑半球的彻底减压。切除的颅骨一般应保存于 -70°C 的无菌环境中。除了上述外科治疗，还应进行颅内压监测以便后期治疗观察。

此外，还有对非外伤性因素导致脑疝的外科治疗，包括脑分叶血肿及非优势半球自发性出血的血肿清除，脑积水的直接脑室外引流。小脑幕切迹疝和小脑扁桃体疝上方的急症处理也包括损伤病灶的清除、后颅窝减压，以减轻小脑和脑干受压。也存在一些情况不能应用手术清除病灶，如出血位置较深、大脑优势半球的出血、脑干出血、患者年龄偏大或凝血机制障碍。

八、脑疝综合征的预后

虽然总体上脑疝综合征患者预后很差，但也绝非没有希望。特别是在年轻脑疝患者，功能恢复的预后较好。这些病例在应用甘露醇和过度换气之后可出现好转，导致脑疝的损伤灶清除后也能实现较好的功能恢复。

对于脑外伤后出现小脑幕切迹疝患者，总体生存率约为 70%。100 例上述病例中，术后 9% 较好恢复，9% 有相对较好预后。恢复较好患者与恢复较差患者相比通常为年轻患者，且 Glasgow 评分较高。尤其重要的是，对最初 Glasgow 评分较高然后昏迷并最终出现脑疝患者的认知，其病因一般都是能治疗的损伤因素，如急性硬膜外血肿，这些患者如快速复苏且正确处理，会有机会康复。

非外伤因素导致的脑疝较之外伤因素导致的脑疝功能恢复更好，因为大脑本身除导致脑疝的病因外，其整体功能未受损。急性脑水肿、瘤性水肿、颞叶血肿、大脑半球脑梗死、小脑扁桃体下疝的患者，若能适当处理并清除损伤灶，也可达到满意预后。

第二章　呼吸系统损伤及急诊

第一节　呼吸道烧伤

呼吸道烧伤的发生率和病死率均较高，是烧伤三大死亡原因之一。国外报道呼吸道烧伤在烧伤患者中的发生率为 25% ～ 35%。病死率各家报道不一，单纯呼吸道烧伤的病死率为在 10% 以下，而伴有体表烧伤者则可高达 25% ～ 65%，提示烧伤创面加重了呼吸道烧伤所致的肺损伤。某烧伤研究所统计的 3 705 例烧伤患者中有呼吸道烧伤 75 例。其中轻度 15 例，全部治愈；中度 25 例，死亡 13 例（52%）；重度 35 例，死亡 31 例（88.6%）。

一、致伤原因和机制

（一）致伤原因

呼吸道烧伤常发生在密闭或不通风的室内，这是因为在狭窄的空间内火焰的温度高且不易扩散，同时伤员也不易撤离。燃烧不全产生大量的一氧化碳及其他有毒气体使伤员中毒，甚至死亡。特别是在爆炸燃烧时瞬间产生的大量热能和强烈的冲击波，常使伤员昏迷而吸入大量的毒烟。

1. 热损伤

热损伤是指吸入的热空气或烟雾中的热能传导给呼吸道黏膜或肺组织引起的损伤。气道黏膜在吸入气体温度达到 150℃ 以上时受到损伤，而火灾现场的温度常达 260℃ 甚至高达 1 000℃。

干热空气或火焰吸入后温度很快降低，一般仅损伤上呼吸道黏膜。而湿热蒸汽所含热量远大于干热空气，且散热慢，可造成严重的气管、支气管及肺损伤。

正常情况下，上呼吸道对吸入空气有加温和湿化的作用。呼吸道表面的黏液对吸入的热空气起主要的降温作用，666.99 kJ 的热量仅使 1 mL 黏液升高 10℃。另外，声门反射机制能对下呼吸道的损伤起保护作用。但如果因慢性疾病使气道黏膜的降温作用减弱，因酗酒或因一氧化碳中毒所致的昏迷使声门反射减弱，均可导致严重的下呼吸道烧伤。吸入烟尘中 1 ～ 10 μm 的小颗粒极易通过上呼吸道而进入下呼吸道，因其具有比空气更高的热量和密度，容易对下呼吸道造成损伤。

2. 化学损伤

一氧化碳产生于有机物的不完全燃烧，正常人体内能产生少量一氧化碳，一氧化碳结合血红蛋白（COHb）含量为 0.4%。火灾现场一氧化碳浓度一般在 0.1% ～ 10%。如果吸入 200 ～ 300 mg/L 的一氧化碳，5 h 后体内 COHb 浓度可达 20% ～ 30%；如果吸入 10 000 mg/L 的一氧化碳，1 ～ 2 min 内 COHb 就可达 70% ～ 80%。一氧化碳与血红蛋白（Hb）的结合能力比氧强 200 倍，一氧化碳与氧竞争结合 Hb，形成 COHb，氧合血红蛋白（HbO_2）减少，血氧含量减少。此外，COHb 的形成可使氧解离曲线左移，直接影响组织供氧。由于中枢神经系统对缺氧十分敏感，易使人意识改变，失去判断力，重者引起昏迷。因此，一氧化碳中毒者常不能逃离火灾现场，因缺氧、窒息而死亡。

（二）发病机制

1. 呼吸道梗阻

上呼吸道首当其冲受到热力的直接损伤。咽部组织疏松，受伤后迅速肿胀，1 h 内就可造成上呼吸道的完全阻塞。下呼吸道也可部分或完全阻塞。上、下呼吸道阻塞，使气道阻力明显增加，出现呼吸困难、缺氧和二氧化碳潴留。呼吸道阻塞的主要原因有以下几点。

（1）气管黏膜充血、水肿、出血、坏死及渗出增加，坏死脱落的黏膜碎片和吸入的烟尘颗粒极易引起小气道阻塞。

（2）支气管痉挛。

（3）肺间质水肿使小气道进一步受压狭窄。

2. 肺顺应性下降

肺表面活性物质为磷脂蛋白复合物，由肺泡 II 型上皮细胞分泌。均匀分布在肺泡表面以保持肺泡表面张力，其半衰期为 43 ～ 45 h。呼吸道烧伤可损伤肺泡 II 型上皮细胞，使肺泡表面活性物质合成减少，半衰期缩短及灭活增加，肺顺应性下降。此外，呼吸道烧伤后肺间质水肿和肺泡水肿也可使肺顺应性下降。

3. 肺含水量增加

大量动物实验及临床实践均证实呼吸道烧伤后存在肺水肿。正常情况下由肺泡内压和血浆胶体渗透压来对抗血管内液体进入肺间质和肺泡。但在呼吸道烧伤时由于肺泡表面活性物质的减少引起肺萎陷，肺毛细血管通透性增加及血浆胶体渗透压降低等都是造成肺水肿的原因。

4. 肺通气 / 血流比例失调及肺内分流增加

正常人肺分流量不大于 5%，呼吸道烧伤往往造成严重的通气 / 血流比例失调，主要原因为以下几点。

（1）生理无效腔增加。缺氧、应激等使外周血管阻力增加，也使肺血管阻力增加，肺灌注减少，产生局部无效腔样通气。

（2）肺表面张力增加，支气管痉挛等造成肺顺应性下降、气道阻力增加，使肺泡通气量下降。

（3）肺不张、肺水肿使肺内分流增加，加重低氧血症。

严重呼吸道烧伤后，呼吸道黏膜细胞变性或坏死，纤毛破坏，呼吸表浅，咳嗽无力，致使气道排痰和清除细菌异物的能力大为减弱。大量脱落的黏膜及渗出物成为细菌的良好培养基，此外，呼吸道烧伤后全身免疫力明显受损，因此，肺部感染往往不可避免。

近年来的研究发现，某些细胞，如中性粒细胞（PMN）、肺泡巨噬细胞、单核细胞及其分泌的炎性介质在呼吸道烧伤的发病机制中起重要作用。呼吸道烧伤后肺内大量PMN积聚浸润、脱颗粒，释放氧自由基、髓过氧化物酶（MPO）、弹性蛋白酶（Ela）、白三烯 B_4、血小板活化因子（PAF）、血栓素（TXA_2）等，对组织产生损伤。如过多的氧自由基可损伤血管内皮细胞和基底膜，增加血管通透性；破坏肺间质抑制 α 抑蛋白酶活性，使蛋白酶对肺的损伤作用增强；损伤肺泡 II 型上皮细胞，影响肺表面活性物质的产生；通过诱导膜的过氧化，除损伤效应外，还加速花生四烯酸的代谢，两者协同作用导致肺血管损伤。第三军医大学通过动物实验及临床前瞻性研究还发现，TXA_2、前列环素（PGI_2）参与了烧伤肺水肿的发生与发展。机制可能是通过血小板积聚于肺微血管，形成微血栓，阻塞微循环和释放 ADP、组胺、5-羟色胺、缓激肽等介质，引起肺血管通透性增加和肺水肿。

二、病情分类及病程分期

（一）病情分类

呼吸道烧伤的严重程度与很多因素有关，如受伤原因、损伤部位、免疫状况及治疗因素等。临床多以损伤部位为主，结合临床表现及病理变化分为以下三类。

1. 轻度呼吸道烧伤

指声门以上，包括鼻、咽和声门的损伤。大多有头面部烧伤，一般在最初 24 h 内表现有鼻毛烧焦、咳嗽、喘鸣、口鼻渗液多、轻度声音嘶哑、吞咽困难和疼痛，以及上气道阻塞的症状。黏膜有充血、肿胀，重者有黏膜坏死、糜烂和水疱形成，尤其在声门以上。

2. 中度呼吸道烧伤

指气管隆嵴以上，包括喉和气管损伤。可出现明显的声嘶、喘息、刺激性咳嗽甚至呼吸困难。早期咳白色黏液痰或含炭粒的痰，2～3 d 后可有脱落的气管黏膜。肺部可闻及湿啰音和哮鸣音，严重者咳嗽反射消失或减弱。

3. 重度呼吸道烧伤

指累及气管以下，深达小支气管和肺泡的损伤。除上述症状外，突出的表现为短期内（烧伤后数小时）出现严重的呼吸困难甚至呼吸衰竭的表现，如心率加快、口唇发绀、血性泡沫痰、躁动、谵妄甚至昏迷。因广泛支气管痉挛，肺部可闻及哮鸣音和干、湿啰音。呼吸道黏膜广泛坏死、脱落，出现肺水肿和肺不张。

（二）病程分期

轻度呼吸道烧伤患者常无明显分期。但对重度呼吸道烧伤患者，为指导临床治疗，常根据病理生理特点人为地分为几个时相。一般为三期：呼吸功能不全期（伤后 0～2 d）、肺水肿期（伤后 1～4 d）和感染期（伤后 3～11 d）。

1. 呼吸功能不全期

轻、中度烧伤患者可能出现口鼻渗出增多、呼吸增快、刺激性咳嗽及咳出含炭粒的痰等。重度呼吸道烧伤患者可在伤后不久（一般在伤后 24 h 内）出现呼吸衰竭。主要由于气道黏膜充血水肿、支气管痉挛，以及脱落的气道黏膜阻塞小气道等共同引起广泛气道和肺泡损伤。表现为呼吸浅快、呼气性呼吸困难、发绀、躁动甚至昏迷。肺部呼吸音减弱，有少量哮鸣音，X 射线胸片检查正常。肺泡通气量下降，动脉血 pH 及 P_{O2} 下降，P_{CO2} 多升高。

2. 肺水肿期

此阶段主要特征是肺水肿和肺不张，但仅见于中、重度呼吸道烧伤的患者。呼吸道烧伤越重，肺水肿发生越早、越严重。一般在伤后 6 h 至 2 d，延续 7～10 d。检查显示声门上肿胀进行性加重，渐形成阻塞。呼吸道黏膜仍有充血水肿，但黏膜容易脱落，阻塞小气道，造成肺不张。由于血管通透性增加，肺血管充血等使间质性肺水肿进一步加重，严重者发展为肺泡肺水肿。临床表现为呼吸困难、血性泡沫痰，肺部可有湿啰音和哮鸣音。胸部 X 射线片示肺水肿。由于存在严重的通气／血流比例失调，患者均有严重的低氧血症。如 P_{O2} 低于 8.0 kPa，应考虑机械通气。

3. 感染期

主要特征为肺不张和感染，甚至发生急性呼吸窘迫综合征（ARDS）。重度呼吸道烧伤几乎均并发支气管肺炎，原因为气道内增多的分泌物、脱落的黏膜及吸入的烟尘颗粒等一方面阻塞小气道造成肺不张，另一方面也是细菌良好的培养基。如果肺不张和炎症得不到及时控制，也会导致急性呼吸衰竭。

三、呼吸道烧伤的诊断

据报道，仅依靠受伤史、头面部烧伤、炭粒痰及呼吸道有关症状来诊断呼吸道烧伤，准确率仅可达 76.6%，但如果能加上各项客观检查，准确率就能达到 90% 以上。因此，必须综合分析临床资料及各项检查结果，以免漏诊和误诊。

（一）临床诊断

具有单一症状者只占呼吸道烧伤的 15%；而具有三个以上症状者达 56%；具有四个症状者占 32%。有以下情况者应怀疑有呼吸道烧伤的可能。

（1）密闭空间中烧伤，有该病史者占呼吸道烧伤者的 47%～62%。

（2）头面部烧伤，占呼吸道烧伤的 41%～69%。

（3）炭粒痰，占呼吸道烧伤的 81%～100%。

此外，还要了解是否有意识障碍，在火场奔跑呼叫，头面部受到冲击波的伤害等，这些都是呼吸道烧伤发生的危险因素。

某些体征有助于呼吸道烧伤的诊断。如出现声音嘶哑、刺激性咳嗽及前胸部听诊闻及高音调的干啰音，提示损伤已累及声门以下。出现呼吸困难、哮鸣音和湿啰音时累及支气管和肺实质。出现呼吸加快、呼气性呼吸困难、咳嗽、咯血时提示小气道和肺实质损伤。此外，还应注意有无一氧化碳等有毒气体中毒和是否合并其他损伤。

（二）X 射线检查

早期由于气道黏膜水肿，正位及左前斜位 X 射线胸片可见管腔变窄，管壁增厚、黏膜不规则，有时隆突处呈漏斗状，对早期诊断有一定帮助。有 84% 的呼吸道烧伤患者在伤后 48 h 内有异常变化，如支气管壁增厚，小片状阴影等。目前认为应该进行连续的胸片动态观察，以了解肺部病变的发展及治疗效果。

（三）特殊检查

1. 纤维支气管镜检查

纤维支气管镜 20 世纪 70 年代应用于临床，能直接观察段以上支气管的病变，具有发现早、直观、准确的特点。因此，国外很多学者将此作为确认呼吸道烧伤的最终手段。直视下可发现气道黏膜充血水肿、水疱、黏膜剥脱或出血坏死及支气管黏液漏等，还可见到附着于黏膜表面的烟尘颗粒。

2. 支气管肺泡灌洗（BALF）

可通过纤维支气管镜或人工气道进行，一次可注入灌洗液 30 ～ 50 mL，回收量在55% ～ 75%。BALF 可进行细胞计数和分类；根据纤毛细胞的形态变化进行计分，判断呼吸道烧伤的程度。涂片中如发现炭粒，有助于呼吸道烧伤的诊断。分析 BALF 的成分也很有意义，如蛋白含量可反映肺泡毛细血管通透性变化的情况。连续测定肺泡表面活性物质的活性也具有一定的意义。

3. 放射性核素检查

在 1972 年，将 ^{133}Xe 肺扫描用于呼吸道烧伤患者的诊断检查，具有较高的准确率。但该项检查需要特殊设备，推广应用受到限制。近年来，有人测定肺对 ^{99m} 锝 - 二烯五乙酸盐（^{99}TcDTPA）的清除率，呼吸道烧伤时减低。据认为此法比胸部 X 射线和 ^{133}Xe 肺扫描更为灵敏。

（四）血气分析和肺功能检查

1. 血气分析

呼吸道烧伤早期由于气道阻塞，肺泡通气 / 血流比例失调，通气及气体交换功能均受到损害。严重呼吸道烧伤患者均有明显的低氧血症，表现为 P_{O_2} 下降、P_{O_2}/FiO$_2$ 降低及（A-a）DO$_2$ 有明显增高。有人认为第一个 24 h 内（A-a）DO$_2$ 的升高和呼吸道烧伤的严重程度高度相关。可用于估计呼吸道烧伤的严重程度。P_{O_2}/FiO$_2$ 与肺内分流量的精确计算值也有良好的相关性，比值小于 300 提示呼吸功能异常，小于 200 为严重呼吸功能不全的指征，需进行机械通气。

2.肺功能检查

肺功能测定包括一秒钟用力肺活量（FEV_1）、用力肺活量（FVC）、最大呼气流速（PEF）、肺顺应性和气道阻力等指标。呼吸道烧伤时 FEV_1、FVC 早期下降，如 FEV，小于 1 L 提示有严重的通气功能障碍；气道阻力升高，肺顺应性和 PEF 明显降低。

四、呼吸道烧伤的治疗

治疗的目的为尽早解除缺氧和一氧化碳中毒，防治呼吸道阻塞、肺水肿、肺不张和肺部感染。

（一）解救中毒，纠正低氧血症

如有可能应在现场（至少在伤后 4 h 内）开始高浓度氧疗，以减轻因 CO 中毒、窒息和喉痉挛引起的缺氧。高压氧治疗可增加细胞供氧、迅速促进 CO 的排出，改善临床症状。CO 除与血红蛋白结合，降低其携氧量外，还可与细胞色素 a_3、肌球蛋白结合，干扰细胞内氧的利用，造成细胞内缺氧。缺氧可增加心肌工作负荷和心肌需氧量。因此，对于 CO 中毒者，要注意保护心脏，减轻心脏负荷，改善心肌的营养和代谢。

（二）解除梗阻，保持呼吸道通畅

呼吸道烧伤患者极易发生呼吸道梗阻。由于上呼吸道梗阻在 3～4 d 内可得到缓解，对轻度呼吸道烧伤应采用半坐位，减轻头面部水肿；中度患者多采用短期（5 d）以内的气管插管；重度患者则应尽早行气管切开术。近年来，由于气管导管的组织兼容性提高和附带的高容低压气囊，以及人工气道的护理水平的提高，多主张尽早进行气管插管或气管切开术。早期气管切开的指征如下。

（1）气管插管困难或不成功。

（2）气管插管 7～10 d 以上。

（3）呼吸道分泌物多，需经人工气道清除者。

（4）需较长时间的机械通气。

（三）复　苏

以前认为呼吸道烧伤后肺毛细血管通透性增加，伤后 48 h 肺水量和肺内含钠量最大，容易发生肺水肿。烧伤休克大量补液会加重肺水肿的发生和发展，故主张补液量应控制在最低有效循环血量的水平。但如过分限制补液量常使休克度过不平稳，可致缺氧加重、肺灌注减少，反可促使肺水肿的发生和发展。动物实验证明，单纯呼吸道烧伤后从气道和肺丢失的液体量相当于 30% 体表烧伤的失液量，有人认为，实际输液量应比烧伤公式的计算量要多，而不是少。复苏原则是首先度过休克，应尽量在血流动力学监测下进行。有人认为用 Swan-Ganz 导管监测，维持肺动脉楔压（PAWP）在 0.399～1.064 kPa 是安全的。另外，在复苏中还可适当增加胶体液。

（四）机械通气

当呼吸道烧伤患者出现呼吸衰竭，用鼻导管或面罩吸氧不能纠正时，应及时进行机械通气纠正低氧血症和二氧化碳潴留。使用机械通气的指征为：呼吸困难，呼吸频率 > 35 次 /min；$P_{O2} < 8\ kPa$，$P_{CO_2} > 6.67\ kPa$；顺应性下降；肺内分流 > 15%；$P\,(A\text{-}a)_{O2} > 30\ mmHg$；对严重低氧血症、肺内分流量大者应加用呼吸末正压（PEEP），可使萎陷的肺泡复张，增加功能残气量，改善通气 / 血流比例失调。PEEP 应从 0.67 kPa 开始，逐渐增加，一般不超过 2.0 kPa。

（五）控制感染

呼吸道烧伤较易发生肺部感染，防治的关键在于维持呼吸道的通畅，对进行气管插管或气管切开者应加强人工气道管理，及时吸痰、湿化和无菌操作。抗菌药物的选择应根据呼吸道分泌物培养结果，选用敏感抗菌药物。应用原则是早期、大量和短期使用，以减少细菌耐药性的产生。由于肺部感染的病原菌往往与创面细菌一致，切不可忽视创面的处理。

第二节 Mendelson 综合征和吸入性肺炎

Mendelson 综合征和吸入性肺炎属吸入性肺损伤的范畴。前者是指误吸反流的胃内容物引起的肺部化学性炎症。后者则是指误吸细菌污染的口咽部分泌物或含有细菌的胃内容物引起的细菌性肺炎。虽然两者均由误吸引起，临床表现有许多相似之处，但仍存在本质的区别。

由于没有敏感和特异的指标确定是否存在误吸，以及如何区别 Mendelson 综合征和吸入性肺炎，使本病流行病学调查十分困难。一些研究表明，5% ~ 15% 的社区获得性肺炎为吸入性肺炎；老年人易患吸入性肺炎，老人护理院获得性肺炎近 20% 为吸入性肺炎。由于神经系统疾病所致吞咽困难的患者多数死于吸入性肺炎；胃食管反流导致误吸引起的慢性咳嗽约占成人慢性咳嗽的 10%；在一组慢性病住院死亡者尸检中，发现食物窒息死亡占 1.3%；气管切开应用标准无气囊套管者误吸的发生率为 87%，应用高容积低压力气囊套管者误吸的发病率仍高达 15%。国内王立万等将机械通气并发吸入性肺炎的诊断标准规定如下。

（1）病前有明确的误吸史（人工气道内吸出胃内容物或呛咳）。

（2）胸片出现新的肺浸润灶，且与误吸时体位有关。

（3）并伴有下列表现中的两项：发热（体温 38.5℃以上，或较前升高 1℃以上）；咳脓痰或痰量明显增加；肺部出现新的湿啰音；白细胞总数或 PMN 升高。结果发现，31 例患者共发生 59 例次吸入性肺炎，发生率与人工气道的时间呈正相关，且多发生于气管插管的患者（43 例次，占 72.9%）。

一、病 因

正常生理反射的减弱或消失导致的误吸是发生 Mendelson 综合征和吸入性肺炎的共同病因。此外，一些介入性治疗，如留置鼻胃管、气管插管、气管切开及使用制酸剂也可能增加发生 Mendelson 综合征和吸入性肺炎的危险。

（一）吞咽反射

正常的吞咽反射对防止异物进入气道起重要作用。有学者将一细导管经鼻插入受试者咽部，由此注入 1 mL 生理盐水并观察吞咽反射的强弱。结果表明，吸入性肺炎患者的吞咽反射比对照组减低，65 岁以上老年人出现吞咽运动的时间比年轻人明显延长。进一步研究证实全身麻醉、老龄、睡眠状态、服用镇静剂、长期卧床、脑血管意外及痴呆等均可使吞咽反射减弱或消失，引起误吸。此外，气管切开或气管插管也可损伤吞咽功能；拔除气管插管后 24 h 内由于会厌及声带充血水肿，吞咽反射抑制，进食不当常引起误吸。

（二）咳嗽反射

咳嗽反射是指有异物侵入呼吸道时出现的反射性咳嗽，以清除气道内异物，研究发现，吸入性肺炎患者发生咳嗽反射的刺激阈值高于同年龄的对照组，随着年龄的增长，咳嗽反射逐渐减低。脑血管意外、痴呆、昏迷、肺功能严重受损，胸腹部大手术后，以及神经肌肉病变均可使咳嗽反射减弱，清除气道内异物的能力减低。

（三）呼吸道纤毛清除功能受损

侵入下呼吸道的微小颗粒主要由呼吸道纤毛运动系统清除，以保持呼吸道的清洁。慢性呼吸系统疾病，如慢性支气管炎、支气管扩张、支气管哮喘等使纤毛运动功能严重受损，致使侵入下呼吸道的病原微生物排出困难，易患吸入性肺炎。

（四）胃肠功能障碍

食管疾病，如食管炎、食管气管瘘、食管扩张、贲门失弛缓症及食管的狭窄、肿瘤、胃肠动力障碍、幽门梗阻及胃排空障碍等易引起呕吐及误吸。

（五）免疫力低下

老年人、严重营养不良、糖尿病、恶性肿瘤、慢性心功能不全等疾病均可使机体的免疫力降低，发生吸入性肺炎的可能性增加。

脑血管意外，如脑出血和脑血栓是中老年人的常见病，急性脑血管意外发生后即刻咳嗽反射和吞咽反射明显减弱，以后逐渐恢复，大约 3 ~ 4 周后基本恢复至正常水平。但若病变累及两侧大脑半球或累及延髓的反射中枢，出现所谓假性或真性球麻痹，则咳嗽和吞咽反射很难恢复。由于这类患者咳嗽、吞咽反射异常和声门闭合受限，常因误吸而反复发生 Mendelson 综合征或吸入性肺炎，使病死率和医疗费用明显增加。此外，其他中枢神经系统的疾病，如中枢神经退变性疾病、神经肌肉疾病、颅内肿瘤及各种原因导致的脑损伤等均易引起误吸。因此，如何预防脑血管意外和其他神经系统疾病患者 Mendelson 综合征或吸入性肺炎的发生，是现代医学重要课题之一。

二、发病机制

（一） Mendelson 综合征

试验证明，吸入酸性胃内容物可引起肺部化学性炎症。家兔试验表明，吸入相同剂量的胃内容物和 0.1 mol/L 的盐酸引起的肺部损伤基本相同，吸入碱中和后的胃内容物仅引起轻微的肺损伤。一些动物试验还表明，吸入物越多，pH 越低，肺损伤越严重。多数学者认为吸入的胃内容物 pH 小于 2.5，吸入量大于 0.3 mL/kg（成人为 20 ～ 25 mL）可引起 Mendelson 综合征。酸性胃内容物可引起气管、支气管及肺实质的化学烧伤，进而引起肺部的炎症反应。家兔试验表明 Mendelson 综合征病理损伤分为两个阶段：第一个阶段的高峰出现在误吸后 1 ～ 2 h，是酸性物质对呼吸道和肺泡上皮细胞直接损伤的结果；第二阶段的高峰出现在 4 ～ 6 h，主要为肺泡和肺间质内 PMN 渗出为主的急性炎症。吸入酸性胃内容物引起的 Mendelson 综合征的发生与炎性细胞的浸润及活化、炎性介质（如肿瘤坏死因子、白介素 -8，前列腺素及白三烯等）的释放、黏附分子及酶类有关。但白介素 -8 的释放、PMN 活化和补体的激活起关键作用。

因为胃酸可抑制细菌生长，在正常情况下胃内处于无菌状态，故细菌感染在吸入胃内容物所致的急性肺损伤早期所起的作用不大。急性肺损伤的后期可并发细菌感染，但发生率还不清楚。在一些特殊人群，如使用抗酸剂、组胺 H_2 受体和质子泵阻滞剂者，接受经肠道营养者，以及胃麻痹和小肠梗阻者，胃内细菌量增加。在这些患者，吸入胃内容物所致的急性肺损伤可能既有胃酸的化学损伤，又有细菌感染。此外，误吸的食物残渣也可导致气道阻塞和肺损伤。

（二） 吸入性肺炎

与 Mendelson 综合征不同，吸入性肺炎主要继发于吸入有细菌寄殖的口咽部分泌物。口咽部的各种细菌通过误吸进入下呼吸道是引起吸入性肺炎的重要原因。约半数健康人可在睡眠时误吸少量的口咽部分泌物，但由于健康人口咽部寄殖的细菌数量少、毒力小，以及健康人有效的咳嗽反射、正常的纤毛黏液清除能力和细胞、体液免疫功能，故很少发生吸入性肺炎。任何使误吸的次数和误吸的量增加的因素，使口咽部细菌数量增加，毒力增强的因素，以及使呼吸道防御能力减弱的因素均可使吸入性肺炎的发生率增加。此外，吸入性肺炎的病原菌常常与口咽部寄殖菌一致，如院外吸入性肺炎多为肺炎链球菌和流感嗜血杆菌；而医院内和老人护理院内发生的吸入性肺炎多为革兰阴性杆菌或金黄色葡萄球菌。

三、临床表现及诊断

（一）Mendelson 综合征

多有明确的误吸病史，如醉酒、中毒、抽搐、麻醉及昏迷后出现呕吐，口咽部常有呕吐的胃内容物。因误吸的量和患者的一般状况不同，临床表现不一。轻症患者仅有刺激性咳嗽和少量哮鸣音；重症患者可出现呼吸困难、发绀，以及出现肺水肿、低血压、低氧血症或 ARDS 的表现。此外，一些老年人和意识不清者，可仅表现为严重的低氧血症及胸部 X 射线片异常。一次大量吸入呕吐物可阻塞上呼吸道和气管、支气管，如不及时清除，可迅速因窒息而死亡。一组 67 例麻醉状态下发生的 Mendelson 综合征，42 例（63%）无症状；另 25 例（37%）有症状，13 例（19%）需要机械通气，死亡 4 例（6%）。Mendelson 综合征的胸部 X 射线检查无特异性，吸入量少时变化轻微，但多数患者可表现为双肺斑片状浸润影，重症患者双肺呈弥漫性渗出影。Mendelson 综合征的诊断主要依据误吸的诱因和（或）误吸的病史、临床表现及胸部 X 射线检查进行诊断，必要时可进行纤维支气管镜检查，可发现并清除吸入的食物残渣。重症患者气管插管或气管切开可吸出大量胃内容物。

（二）吸入性肺炎

与 Mendelson 综合征相比，吸入性肺炎患者很少有误吸的病史。诊断主要依据有造成误吸的诱发因素及反复发生吸入性肺炎的病史；出现发热、咳嗽、肺部干湿啰音和实变等肺炎的临床表现；白细胞总数或 PMN 升高；胸部 X 射线检查肺部不规则片状模糊的浸润影，后期易形成空洞和液平。肺部浸润影的部位与患者误吸时的体位有关，如平卧位时多发生于上叶的后段或下叶的背段，而立位或半卧位时多发生于下叶基底段。由于右主支气管的解剖特点，右肺吸入性肺炎多于左肺。

有关吸入性肺炎的病原菌，20 世纪 70 年代根据痰培养或经皮气管穿刺吸出物培养的结果，认为吸入性肺炎多由厌氧菌或厌氧菌和需氧菌混合感染引起，故临床上普遍使用抗厌氧菌药物或合并使用抗厌氧菌药物治疗本病。因口腔常有大量厌氧菌寄殖，痰标本和气管吸出物均不能避免口腔厌氧菌的污染。20 世纪 90 年代以来，国外学者使用保护性毛刷和保护性灌洗技术及经胸壁肺穿刺技术，发现需氧菌也是吸入性肺炎的重要病原菌，且病原菌的种类与吸入性肺炎发生的地点有关。院外发生的吸入性肺炎以肺炎链球菌、金黄色葡萄球菌和流感嗜血杆菌为主；医院内和老年护理院内发生者多为革兰阴性杆菌，如铜绿假单胞菌等。但发生坏死性肺炎、肺脓肿、脓胸及痰味恶臭者多为厌氧菌感染。此外，由于厌氧菌是口腔的常居菌，吸入口咽部分泌物可使厌氧菌进入下呼吸道而引起吸入性肺炎。故在临床实践中，应重视需氧菌和厌氧菌的培养分离，合理使用抗菌药物。

四、治 疗

（一）Mendelson 综合征

一旦发现患者误吸胃内容物，应首先负压吸出口咽部分泌物和残留物。误吸大量胃内容物引起呼吸道梗阻或窒息者，应紧急气管插管或经纤维支气管镜清除气道内吸入物。昏迷及意识障碍的患者应进行气管插管，防止再次误吸。误吸胃内容物后不主张预防性使用抗菌药物，误吸发生后 48 h 内出现的短暂发热、白细胞增加和肺部浸润影多因化学性炎症引起，也不应使用抗菌药物，以免产生耐药菌株。但对误吸 48 h 后仍有发热、白细胞增加和肺部浸润影的患者应经验性使用抗菌药物。此外，小肠梗阻、胃潴留和使用制酸药的患者，胃内细菌含量显著增加。这些患者误吸胃内容物时应给予预防性抗菌药物，以免继发吸入性肺炎。对合并吸入性肺炎患者，积极进行病原学检查，特别是应用保护性毛刷或保护性灌洗下呼吸道采样细菌培养，有助于正确选择抗菌药物，提高治愈率。

糖皮质激素治疗 Mendelson 综合征已有几十年的历史，一般认为可改善症状、减少肺内渗出及后期的肺纤维化。近年来，一些前瞻性、随机、对比研究表明，与安慰剂相比，糖皮质激素虽可减轻肺内渗出，但却延长了患者住院时间。两组患者的并发症和疗效并无明显区别。也有一些研究认为，使用糖皮质激素可增加继发革兰阴性杆菌感染的机会。一些动物试验表明，糖皮质激素治疗组在减少肺内渗出、肺损伤和肺功能方面并无优势。故作者认为，对 Mendelson 综合征患者是否使用糖皮质激素，以及用量和疗程应进行更深入的研究。

（二）吸入性肺炎

抗菌药物的使用对吸入性肺炎至关重要。经验性抗菌药物的选择应考虑吸入性肺炎发生的背景、患者的一般状况和吸入性肺炎的严重性。院内发生的吸入性肺炎一般针对革兰阴性杆菌选择抗菌药物，如第三代头孢菌素、喹诺酮类或广谱青霉素类；普通青霉素和克林霉素对大部分患者无效；院外发生的吸入性肺炎应针对肺炎链球菌、金黄色葡萄球菌和流感嗜血杆菌选择抗菌药物；一般主张联合使用针对厌氧菌的抗菌药物，如甲硝唑、替硝唑、克林霉素及头霉素类。如患者患有严重的牙周疾病，痰味恶臭，影像学检查出现坏死性肺炎、肺脓肿或脓胸者，更应积极使用抗厌氧菌药物。积极进行病原学检查，如痰培养、气管吸出物、保护性毛刷和保护性灌洗下呼吸道采样细菌定量培养等，尽早给予针对性抗菌治疗。

Mendelson 综合征和吸入性肺炎并发呼吸衰竭和其他并发症时，应给予相应治疗。

五、预 防

由于引起 Mendelson 综合征和吸入性肺炎的诱因众多，病因及发病机制复杂，目前尚不能完全预防本病的发生。尤其是各种原因引起的昏迷、吞咽及咳嗽反射障碍患者，以及严重创伤等危重患者，如何更有效地预防本病是今后研究的课题。以下一些措施有助于减少本病的发生，减少医疗花费，降低病死率。

（一）一般护理

1. 口腔及呼吸道护理

口咽部护理对防止吸入性肺炎十分重要。有资料表明，口咽部卫生状况良好的老年人与卫生状况不好者相比，吸入性肺炎的发生率明显减低；吸入性肺炎的病原菌往往与口腔的寄殖菌一致。正确的口腔护理可减少口腔寄殖细菌量，降低吸入性肺炎的发生率。鼓励患者咳痰及帮助患者翻身、拍背有助于清除误吸的口咽部分泌物。对吸入性肺炎的高危患者，应积极治疗牙周感染、扁桃体和鼻窦感染，有助于降低发病率。

2. 喂食及体位

危重患者平卧位可增加误吸的发生率，故应尽量使患者保持侧卧位或半卧位；必须平卧位时，应尽量将头偏向一侧。轻度吞咽障碍，能够自主进食的患者应小口进食，减慢进食速度，多做吞咽动作，进食时要尽量保持坐位、半坐位或侧卧位。通过鼻胃管喂食的患者应抬高床头 30°～45°，每次鼻饲量应控制在 300 mL 以下，每次间隔 2 h 以上，尽量减少胃内食物潴留。经鼻胃管缓慢持续滴注鼻饲可减少胃内容物潴留，可能有助于减少食物反流和误吸。

此外，外科手术麻醉及呼吸道介入性检查麻醉前应禁食 6～8 h，减少呕吐及误吸。外科手术后，应待患者苏醒后拔除气管插管。机械通气患者脱离通气机，拔出气管插管后，咽喉反射处于抑制状态，过早喂食易引起误吸及窒息，故应禁食 6～8 h，以后逐渐从进食流质食物过渡到固体食物。

（二）经鼻胃管及胃肠造瘘术

不能自主进食的患者插入鼻胃管可改善患者的营养状态，避免胃肠黏膜萎缩所致的肠源性感染和减少进食不当引起的误吸。但插入鼻胃管可使贲门处于开放状态，鼻饲不当引起胃内容物潴留，又可能加重胃内容物反流和误吸。因此，应掌握插入鼻胃管的适应证，对插入鼻胃管的患者进行正确的鼻饲和护理十分重要。胃造瘘术喂食与鼻饲相比，并不能减少吸入性肺炎的发生率，但对长期需要鼻饲者，因鼻胃管易引起患者不适、恶心、呕吐，以及易脱出和管腔堵塞，应选择胃造瘘术。此外，空肠造瘘术有助于减少胃肠反流和吸入性肺炎的发生，但在国内很少使用。

（三）气管插管和气管切开术

脑血管意外患者出现球麻痹，尤其是真性球麻痹，使咽喉反射、吞咽反射及咳嗽反射明显抑制或消失，反复误吸口咽部分泌物及反流的胃内容物，致使吸入性肺炎迁延不愈。由于脑血管意外的发病率不断增加，如何预防和治疗这类患者的吸入性肺炎成为临床难题。对这类患者及时进行气管插管或气管切开，置入带气囊的气管导管，阻止口咽部分泌物和反流的胃内容物进入下呼吸道，及时清除呼吸道分泌物，对防止吸入性肺炎十分重要。对建立人工气道的患者应加强人工气道的护理，严格无菌操作，防止人工气道相关性肺炎的发生。

（四）胃肠动力药和制酸药的使用

胃动力不足或胃麻痹引起胃内容物潴留，加重胃食管反流，可显著增加吸入性肺炎的发病率，故合理使用胃肠动力药，如甲氧氯普胺（胃复安）、吗丁啉、西沙比利有助于减轻胃食管反流，有可能降低吸入性肺炎的发生。制酸剂，如氢氧化铝、西咪替丁、雷尼替丁、法莫替丁及奥美拉唑对 Mendelson 综合征和吸入性肺炎可能有不同的作用。制酸药可降低胃内 pH，减轻误吸的胃内容物引起的肺化学性损伤。外科手术麻醉前使用，有可能降低 Mendelson 综合征的发生率和减轻其严重程度。但较长时间的使用，使胃内 pH 降低的同时，胃内细菌含量也显著增加，可使危重患者吸入性肺炎、医院获得性肺炎和通气机相关性肺炎的发生率显著增加。

（五）血管紧张素转换酶抑制剂及其他药物

血管紧张素转换酶抑制剂（ACEI）具有抗高血压、扩张血管和保护肾脏的作用。近年来发现，ACEI 除具有上述作用外，还可增强老年人，尤其是合并脑血管意外患者的咳嗽反射、减轻吞咽障碍、增加血浆和呼吸道分泌物中 P 物质的含量，预防吸入性肺炎的发生。有人对 468 例脑卒中患者进行了 2 年的临床观察，结果发现，应用 ACEI 者的肺炎发生率比未用者降低了一半以上，分别为 7% 和 18%。另一组研究表明，将已知的肺炎危险因素（如痴呆、卧床、先期卒中、哮喘、其他肺病及低蛋白血症等）排除后，应用 ACEI 者院内获得性肺炎的发生率较未用者降低近一半。目前的研究结果表明，ACEI 可降低高血压和脑血管意外老年人肺炎的发生率。但尚不能根据此结果改变临床用药。改善脑部血液循环和增强脑细胞功能的药物也可能增强反射功能，减少吸入性肺炎的发生。

第三节　有害气体吸入引起的肺损伤

许多有害气体的吸入可引起肺或肺外器官损伤，如一氧化碳、氰化物、氨气、氯气、盐酸气体、氮氧化物、臭氧、光气、二氧化硫、烟幕弹（氯化锌）、催泪瓦斯及高浓度氧等。吸入有害气体可发生在工作场所、家庭或意外情况。其中，一氧化碳和氰化物吸入中毒主要危害全身其他系统和器官，属急性中毒的范畴，本章不进行介绍。

一、病因及发病机制

有害气体引起的肺损伤不仅取决于其本身的毒性，还与浓度、pH、颗粒的大小、水溶性、暴露的时间以及暴露地点的通风状况有关。表 2-1 所示为一些有害气体的水溶性和损伤机制。水溶性强的有害气体，如氨气、二氧化硫、盐酸等首先对上呼吸道产生刺激性症状及异味，促使接触者离开暴露场所。而水溶性低的有害气体，如光气、臭氧、氮氧化物几乎不引起上呼吸道急性刺激症状，接触者因不能感知有害气体，使暴露时间延长，下呼吸道及肺损伤加重。呼吸道和肺损伤的部位还与吸入气体颗粒的大小有关，直径在 5 μm 以下的颗粒可进入下呼吸道，引起细支气管和肺泡的损伤。如氯化锌的颗粒为 0.1 μm，20% 以上吸入气体进入下呼吸道和肺泡。而直径在 5 μm 以上的颗粒主要引起上呼吸道的损伤。此外，患者的年龄、是否吸烟、基础肺或其他系统疾病，以及是否使用保护性装置均可能影响肺损伤的严重性。

表 2-1　一些有害气体的水溶性和损伤机制

有害气体	水溶性	损伤机制
氨气	高	碱烧伤
氯气	中度	酸烧伤，氧自由基损伤
盐酸	高	酸烧伤
氮氧化物	低	酸烧伤，氧自由基损伤
臭氧	低	氧自由基损伤
光气	低	酸烧伤
二氧化硫	高	酸烧伤

刺激性有害气体可在呼吸道黏膜表面形成酸（如氯气、盐酸气体、氮氧化物、光气和二氧化硫）、碱（如氨气）和过氧化物（如臭氧和氮氧化物），直接引起呼吸道黏膜细胞损伤。损伤的组织多为呼吸道上皮，严重时也可累及上皮下组织和肺实质。酸对呼吸道黏膜的损伤主要是累及组织的凝固；碱则是引起黏膜的溶解和深部气道组织的损伤；过氧化物通过脂过氧化反应直接损伤组织细胞并导致炎性介质的释放，后者加重组织损伤。此外，无论是酸、碱或过氧化物对组织细胞的直接或间接损伤，都可能引起炎性细胞渗出和炎性因子（如白介素等）的释放，引起过度炎症反应，这可能是急性肺损伤和后期并发症更重要的发病机制。

有害气体进入气道后首先破坏支气管黏膜和肺泡上皮细胞之间的连接，使上皮细胞通透性增加，严重时上皮细胞坏死、脱落，使上皮的保护作用丧失，上皮下组织、血管、神经暴露，有害气体侵入上皮下组织，引起更广泛的组织损伤。支气管黏膜和肺组织表现为广泛充血、水肿、炎症细胞渗出，支气管腔内和肺泡内充满大量渗出物，以及肺泡腔内透明膜形成。上皮细胞损伤、炎性细胞渗出和炎性介质的作用导致支气管痉挛。重症患者可因气道炎症、支气管痉挛和分泌物潴留阻塞呼吸道引起窒息或因肺水肿引起严重低氧血症和呼吸衰竭。

二、临床表现及治疗

不同的有害气体和金属因其理化性质不同，损伤机制不同，对呼吸道及肺损伤的轻重及类型也有所区别。

（一）上呼吸道损伤

有害气体损伤上呼吸道的同时常合并口鼻周围组织和黏膜的损伤，故常有暴露皮肤和角膜的烧伤，鼻炎、眼结膜炎、口腔黏膜炎症和气管-支气管炎。患者表现为眼、鼻腔、喉部烧灼感，咳嗽、喷嚏、流泪、咳痰、声嘶和吸气性喉鸣。严重患者呼吸道可因黏膜充血水肿，分泌物和脱落的坏死组织阻塞，以及喉痉挛而窒息，危及生命。

有害气体上呼吸道损伤的治疗首先是脱离有害气体的接触和清除外露部位的有害物质。轻症患者可仅给予对症治疗。重症患者可雾化吸入肾上腺素，减轻气道阻塞的症状。对严重上呼吸道广泛水肿的患者应给予糖皮质激素。缺氧患者要给予吸氧。及时吸出上呼吸道分泌物，出现急性上呼吸道梗阻时要及时给予气管插管或气管切开，保持呼吸道通畅。

（二）气管支气管损伤

1. 急性损伤

患者吸入有害气体后引起气管、支气管广泛炎症，可有胸闷、呼吸困难、咳嗽及咳痰。由于气道狭窄、黏膜炎症和黏膜下神经暴露，可出现气道反应性升高、进行性气流受限和弥散障碍。胸部 X 射线表现为肺纹理增多、模糊，合并肺实质损伤者出现肺部浸润影。患者出现胸闷、呼吸困难及通气功能异常者应住院观察。雾化吸入糖皮质激素和支气管舒张药，口服祛痰药有助于减轻气道阻塞的症状。气道阻塞严重者可全身短期使用糖皮质激素，但并没有资料表明糖皮质激素肯定能解除气道阻塞和预防机化性细支气管炎的发生。

2. 慢性损伤

部分健康人在经历急性吸入性气道损伤后，气道阻塞有可能持续进展而发展为慢性阻塞性肺疾病（COPD），最常引起慢性支气管炎、肺气肿和不可逆气道阻塞。有害气体为氯气和二氧化硫。由于一些患者同时吸烟和存在其他引起 COPD 的病因，目前尚不能完全肯定吸入有害气体与 COPD 之间的确切关系。在急性吸入性气道损伤后，动态观察肺功能的变化有助于及时确定 COPD 的诊断。吸入有害气体引起的 COPD 治疗与一般COPD 治疗相同。此外，一些既往没有呼吸疾病的人在吸入有害气体（如硫酸气体、氯气、氨气和烟雾等）后可出现持续数月至数年的非特异性气道反应性升高，又称为反应性气道功能不全综合征（RADS）。患者表现为咳嗽、呼吸困难和喘息。肺功能可正常，也可表现为阻塞性通气功能受限，醋甲胆碱支气管激发试验阳性。RADS确切的发病机制尚不清楚，可能与气道上皮细胞损伤、上皮下神经末梢暴露及气道非特异性炎症有关。糖皮质激素和支气管舒张药仅能缓解症状，一些患者可长期遗留哮喘样症状、气流受限和非特异性气道反应性升高。

（三）肺实质损伤

1. 急性损伤

水溶性差的有害气体，如光气、臭氧及氮氧化物因不易被上呼吸道及气管、支气管溶解吸收而进入小气道和肺泡。水溶性高的有害气体短时间内大量吸入，因上呼吸道和气管、支气管的吸收能力达到饱和，也可侵入小气道和肺泡。气道黏膜上皮、上皮下组织、血管内皮细胞及肺泡上皮细胞，尤其是Ⅰ型上皮细胞对有害气体的急性损伤十分敏感。急性损伤表现为弥漫性细支气管炎和阻塞，肺泡腔内充满富含蛋白的分泌物及透明膜形成，患者出现急性肺泡炎、肺水肿和ARDS的临床表现，如呼吸困难、咳嗽及发绀。肺功能为限制性通气受限和弥散障碍。动脉血气分析为低氧血症和呼吸性碱中毒。胸部X射线为双肺弥漫性浸润影。有害气体急性肺损伤主要是支持治疗，包括吸氧和机械通气。糖皮质激素对大部分有害气体引起的肺损伤无明确疗效。因一些金属，如汞、镉和锌烟雾吸入可引起致死性肺损伤，使用糖皮质激素可能降低病死率。

2. 慢性损伤

闭塞性细支气管炎（BO）是有害气体，如氨气、氯气、氮氧化物及二氧化硫吸入的后期并发症。高浓度吸入首先引起急性肺损伤和ARDS。13周后部分患者可出现不可逆气流受限。病理改变为小气道肉芽组织阻塞和小气道纤维瘢痕形成，偶可累及肺泡管。临床表现轻重不一，可有呼吸困难、咳嗽及吸气末爆裂音。肺功能为阻塞性或混合性通气受限。轻症患者胸部X射线片正常，重症患者可表现为肺过度充气状态，一般不出现肺部浸润影。支气管灌洗液中性粒细胞升高表明有活动性炎症存在，可给予6个月的糖皮质激素治疗，支气管舒张药可减轻症状。

一些患者在有害气体吸入性肺损伤的后期也可能出现阻塞性细支气管炎并机化性肺炎（BOOP）。病理改变为在BO的基础上，肉芽肿累及肺泡管和肺泡。患者可有持续干咳、发热、咽痛及乏力等症状。肺部听诊可闻及吸气末爆裂音，不伴有哮鸣音。肺功能为限制性通气受限和弥散障碍。胸部X射线为双肺毛玻璃密度的浸润影。支气管肺泡灌洗液PMN或淋巴细胞明显增加。糖皮质激素治疗可使绝大多数患者临床症状改善、肺功能恢复及肺部阴影吸收，极个别患者病情持续进展，形成肺纤维化。糖皮质激素的疗程一般为6个月。

第四节　肺栓塞与深静脉血栓形成

一、基本概念

肺栓塞（PE）是以各种栓子阻塞肺动脉系统为发病原因的一组疾病或临床综合征的总称，包括肺血栓栓塞症（PTE）、脂肪栓塞综合征、羊水栓塞、空气栓塞、细菌栓塞、异物栓塞等。

PTE 是 PE 的最常见类型，是指来自静脉系统或右心的血栓阻塞肺动脉或其分支所致疾病，以肺循环和呼吸功能障碍为主要临床表现和病理生理特征。通常所称 PE 即指 PTE。

引起 PTE 的血栓主要来源于深静脉血栓形成（DVT），PTE 常为 DVT 的并发症。PTE 与 DVT 同属于静脉血栓栓塞症（VTE），为同一疾病过程在不同部位、不同阶段的两种表现形式。

二、危险因素

PTE 与 DVT 的危险因素同 VTE，包括任何可以导致静脉血液淤滞、静脉系统内皮损伤和血液高凝状态的因素，即 Virchow 三要素。这些因素单独存在或者相互作用，对于 DVT 和 PTE 的发生具有非常重要的意义。易发生 VTE 的危险因素包括原发性和继发性两类。

（一）原发性因素

由遗传变异引起，包括引起凝血 - 抗凝 - 纤溶系统紊乱的各种遗传性缺陷如 V 因子突变、蛋白 C 缺乏、蛋白 S 缺乏和抗凝血酶缺乏等（见表 2-2），这些蛋白的遗传性缺陷称为遗传性易栓症。常以反复静脉血栓栓塞为主要临床表现。如 40 岁以下的年轻患者无明显诱因或反复发生 VTE，或呈家族遗传倾向，应注意做相关遗传学检查。

表 2-2　VTE 的原发危险因素

抗凝血酶缺乏	XII因子缺乏
先天性异常纤维蛋白原血症，血栓调节因子异常，高同型半胱氨酸血症，抗心磷脂抗体综合征，纤溶酶原激活物抑制因子过量，凝血酶原 20210A 基因变异	V 因子 Leiden 突变（活性蛋白 C 抵抗），纤溶酶原缺乏，纤溶酶原不良血症，蛋白 S 缺乏，蛋白 C 缺乏

（二）继发性因素

由后天获得的多种病理生理异常引起，包括骨折、创伤、手术、恶性肿瘤和口服避孕药等。年龄可作为独立的危险因素，随着年龄的增长，VTE 的发病率逐渐增高。

即使积极地应用较完备的技术手段寻找危险因素，临床上仍有相当比例的病例不能明确危险因素，称为特发性 VTE。这些患者可能存在某些潜在的异常病变（如恶性肿瘤）促进血栓栓塞发生，应注意仔细筛查。

上述危险因素可单独存在，也可同时存在，协同作用。危险因素越多，患 VTE 的可能性越大。

三、病理生理

（一）DVT 的病理生理

DVT 的发生由血管内皮损伤、血流淤滞、血液高凝状态等几种病理生理状态共同组成，好发于下肢深静脉，也可发生在上肢静脉及盆腔静脉。

静脉血栓多起源于小腿深静脉的静脉瓣，并可逐渐向上延伸至腘静脉、股静脉、髂静脉，甚至到下腔静脉。各种危险因素导致静脉内皮损伤，引起一系列分子水平改变；血流缓慢致局部缺氧，内膜损伤，白细胞黏附、凝血因子聚集及抗凝因子消耗；凝血机制异常通过内源性和组织因子途径激活一系列酶原，引发凝血过程。DVT 既可单一部位发生，也可多部位发生。DVT 多发生于下肢深静脉，颈内和锁骨下静脉置管以及静脉内化疗使上腔静脉径路的血栓有增多趋势。

（二）PTE 的病理生理

引起 PTE 的血栓可以来源于下腔静脉径路、上腔静脉径路或右心腔，其中大部分来源于下肢深静脉。血栓栓塞既可以是单一部位，也可以是多部位发生。病理检查发现多部位或双侧性血栓栓塞更为常见。一般认为栓塞更易发生于右侧和下肺叶。发生肺血栓栓塞后有可能在栓塞局部继发血栓形成，参与发病过程。

发生急性肺栓塞时，栓子堵塞肺动脉，造成机械性肺毛细血管前动脉高压，加之肺血管内皮受损，释放出大量血管活性物质，导致广泛的肺小动脉收缩，肺循环阻力增加，肺动脉压力上升，右心室后负荷增加，心排血量下降。当右心室负荷严重增加时，可引起右心室扩张、右心衰竭、血压下降。右心扩大致室间隔左移，使左室功能受损，导致心排血量下降，进而可引起体循环低血压或休克。主动脉内低血压和右房压升高，使冠状动脉灌注压下降，心肌血流减少，特别是右心室内膜下心肌处于低灌注状态。

PTE 对心血管系统的影响与栓子的大小和患者基础心肺功能状态有关。既往心肺功能正常的个体可耐受大的栓塞而不出现明显的肺动脉压力变化；当患者栓塞范围很大或存在明显的心肺基础疾病时，肺动脉压力可急剧升高，甚至引起休克或急性肺心病，继而可引起血流动力学的不稳定和心肌的低灌注状态。

肺栓塞部位有通气但无血流灌注，使肺泡不能有效地进行气体交换，肺泡无效腔量增大；肺内血流重新分布，通气血流比例失调；右房压升高可引起未闭合的卵圆孔开放，产生心内右向左分流；神经体液因素引起支气管痉挛，增加气道阻力，引起肺通气不良；栓塞部位肺泡表面活性物质分泌减少，肺泡萎缩，出现肺不张，同时毛细血管通透性增高，大量炎症介质释放，引起局部甚至弥漫性水肿、肺出血；肺泡细胞功能下降又引起表面活性物质合成减少及丢失，引起肺顺应性下降，肺通气弥散功能进一步下降；如累及胸膜可出现胸腔积液。以上因素综合存在，均可导致气体交换障碍，进一步导致低氧血症。

由于肺组织同时接受肺动脉、支气管动脉和肺泡内气体三重氧供，故肺动脉阻塞时较少出现肺梗死。如存在基础心肺疾病或病情严重影响到肺组织的多重氧供，其支配区的肺组织因血流受阻或中断而发生坏死，称为肺梗死。

PTE 所致病情的严重程度取决于以上机制的综合和相互作用。栓子的大小和数量、多个栓子的递次栓塞间隔时间、是否同时存在其他心肺疾病、个体反应的差异及血栓溶解的快慢对发病过程均有重要影响。

四、临床表现

（一）DVT 的临床表现

DVT 的症状和体征差异很大，取决于累及深静脉的部位、发生速度、阻塞程度、侧支循环是否建立和血管壁或血管周围组织的炎症情况。发生在小腿的 DVT 以及血管腔没有完全阻塞的 DVT，常缺乏临床症状而不被察觉；下肢近端 DVT、上肢 DVT 或血管腔完全被阻塞时，常常因为患肢突然肿胀、疼痛或压痛而就诊。疼痛肿胀多在活动后加重，休息后或患肢抬高后减轻，患肢可见轻度发绀及皮下浅静脉扩张。导管相关性血栓因涉及较短的静脉段或未引起血管完全阻塞，DVT 发展缓慢，因此，患肢肿胀可不明显，但从导管抽血时可能阻力较大，不易抽出。

（二）PTE 的临床表现

肺栓塞的临床表现变化很大，取决于栓塞的范围和栓塞前患者的心肺功能情况，可以从无症状到血流动力学不稳定，甚至猝死。原先体健的患者，当栓塞范围超过血管床的 50% 才出现症状，但合并心肺疾病的患者，即使小的栓塞也可出现症状，老年人无论有无心肺疾患都较易出现症状，尤其是长期卧床者，少部分患者可发生猝死。呼吸困难及气促是最常见的症状，尤以活动后明显，可伴胸痛，包括胸膜炎性胸痛或心绞痛样疼痛，烦躁不安、惊恐甚至濒死感、咯血、咳嗽、心悸等，部分患者以晕厥为唯一的或首发的症状。需注意的是，临床上出现所谓"肺梗死（PI）三联征"（呼吸困难、胸痛及咯血）者不足 30%。

查体可见发绀、低中度发热、呼吸急促、心动过速、血压下降甚至休克、颈静脉怒张、右心扩大、肺动脉第二心音亢进、三尖瓣收缩期反流性杂音、肺部可闻及哮鸣音、局限性细湿啰音以及胸膜炎和胸腔积液的相应体征。由于 PTE 常为 DVT 的并发症，故需注意是否有合并 DVT 的表现，尤其是下肢 DVT，主要表现为患肢肿胀、周径增粗、疼痛或压痛、浅静脉扩张、皮肤色素沉着、行走后患肢易疲劳或肿胀加重。约半数或以上的下肢深静脉血栓患者无自觉临床症状和明显体征。

（三）PTE 的临床分型

为了评价栓塞的严重程度及采取相应的治疗，临床上以是否引起严重的血流动力学改变为评判标准，将 PTE 分为以下两种类型。

1. 大面积 PTE

临床上以休克和低血压为主要表现，即体循环收缩压 < 12.0 kPa，或较基础值下降幅度 > 5.3 kPa，持续 15 min 以上，须排除新发的心律失常、低血容量或感染中毒症所致的血压下降。

2. 非大面积 PTE

不符合以上大面积 PTE 标准的患者，临床表现为呼吸困难、胸膜炎样的胸痛、咯血、发热等。此型患者中，一部分人的超声心电图表现有右心室运动功能减弱或临床上出现右心功能不全表现，归为次大面积 PTE 亚型。大面积 PTE 和次大面积 PTE 属于危重症，临床上一般需要积极采取合理的方案进行治疗。

五、辅助检查

（一）一般检查

1. 血清 D- 二聚体

若其含量低于 500 μg/L，可基本除外急性 PTE。D- 二聚体具有重要的排除诊断价值，能可靠地排除 PTE 的诊断，且不需要影像学检查。酶联免疫吸附法（ELISA）是较为可靠的检测方法，建议临床上常规采用。

2. 血气分析

常见的血气分析结果有低氧血症、低碳酸血症。但是血气结果正常也不能完全排除 PTE。

3. 心电图

大多数表现为非特异性的心电图异常。常见改变是窦性心动过速、$V_1 \sim V_4$ 的 T 波倒置和 ST 段下移，典型者可表现为 S1Q Ⅲ T Ⅲ（即 Ⅰ 导联 S 波加深，Ⅲ 导联出现 Q/q 波及 T 波倒置），其他改变还包括完全或不完全右束支传导阻滞、肺型 P 波、电轴右偏、顺钟向转位等。需结合病情进行分析，必要时动态观察心电图的变化。

4. 胸部 X 射线平片

多有异常表现，但缺乏特异性。可表现为以下征象。

（1）肺栓塞征象：区域性肺血管纹理变细、稀疏或消失，肺野透光度增加，局部浸润性阴影，肺不张或膨胀不全。

（2）肺动脉高压征象：肺动脉段膨隆，右下肺动脉干增宽，外围纤细呈截断征象，右心房、室增大。

（3）肺梗死征象：尖端指向肺门的楔形阴影，发生于栓塞后 12 h 至数天，初期呈实变不张，其后可发生坏死溶解空洞形成，晚期形成纤维化陈旧灶，同侧膈肌升高。

（4）胸膜改变：可出现少 — 中量胸腔积液，可发生于肺梗死或右心衰竭。仅凭 X 射线胸片不能确诊或排除 PTE，但在提供疑似 PTE 线索和除外其他疾病方面具有重要作用。

5. 血清肌钙蛋白（Tn）

血清肌钙蛋白是评价缺血性心肌损伤的指标。在急性 PTE 并发右心功能不全时，血浆 Tn 显著升高，其原因可能与肺动脉阻塞引起的右室急性扩张、继发冠状动脉痉挛、心肌缺血坏死或心源性休克继发的冠脉低灌注有关，而且其升高程度与心肌损伤程度有关，Tn 水平越高，提示心肌损伤程度越严重，对血流动力学的影响越大。Tn 水平的升高只持续在急性 PTE 发生后很短的一段时间窗内，在一定程度上限制了其推广应用。

（二）超声心动图

因大面积 PTE 存在血流动力学改变，很难作出相关的确诊检查，故床旁超声心动图可作为首选检查，可以发现右室壁局部运动幅度降低；右心室和（或）右心房扩大；室间隔左移和运动异常；近端肺动脉扩张；三尖瓣反流速度增快；下腔静脉扩张，吸气时不萎陷。这些征象说明肺动脉高压、右室高负荷和肺源性心脏病，提示或高度怀疑 PTE，但尚不能作为 PTE 的确定诊断标准。若在右房或右室发现血栓，同时患者临床表现符合 PTE，可以作出诊断。超声检查偶可因发现肺动脉近端的血栓而确定诊断。

（三）核素肺通气／灌注扫描

核素肺通气／灌注扫描是 PTE 重要的诊断方法。典型征象是呈肺段分布的肺灌注缺损，并与通气显像不匹配。但是由于许多疾病可以同时影响患者的肺通气和血流状况，致使通气／灌注扫描在结果判定上较为复杂，需密切结合临床进行判读。一般可将扫描结果分为三类。

（1）高度可能：其征象为至少一个或更多叶段的局部灌注缺损，而该部位通气良好或 X 射线胸片无异常。

（2）正常或接近正常。

（3）非诊断性异常：其征象介于高度可能与正常之间。

（四）螺旋 CT 肺动脉造影（CTPA）

螺旋 CT 肺动脉造影是非大面积 PTE 的首选检查，有助于发现肺动脉内血栓的直接证据，已成为临床上经常应用的一线确诊手段。PTE 的直接征象为肺动脉内的低密度充盈缺损，部分或完全包围在不透光的血流之间（轨道征），或者呈完全充盈缺损，远端血管不显影；间接征象包括肺野楔形密度增高影、条带状的高密度区或盘状肺不张、中心肺动脉扩张及远端血管分支减少或消失等。CT 扫描还可以同时显示肺及肺外的其他胸部疾患，但对亚段 PTE 的诊断价值有限。

（五）磁共振成像肺动脉造影

对段以上肺动脉内栓子诊断的敏感性和特异性均较高，避免了注射碘造影剂的缺点，与肺动脉造影相比，患者更易于接受。主要用于碘造影剂过敏的患者。

（六）肺动脉造影

为 PTE 诊断的金标准，其敏感性约为 98%，特异性为 95% ～ 98%。PTE 的直接征象有肺血管内造影剂充盈缺损，伴或不伴轨道征的血流阻断；间接征象有肺动脉造影剂流动缓慢、局部低灌注、静脉回流延迟等。如缺乏 PTE 的直接征象，不能诊断 PTE。肺动脉造影是一种有创性检查，发生致命性或严重并发症的可能性分别为 0.1% 和 1.5%，应严格掌握其适应证。如果其他无创性检查手段能够确诊 PTE，而且临床上拟仅采取内科治疗时，则不必行此项检查。随着无创性检查技术的日臻成熟，多数情况下已可明确诊断，故对肺动脉造影的临床需求已逐渐减少。

（七）DVT 的相关检查

1. 多普勒血管超声检查（DVUS）

作为首选，尤其对有症状的近端 DVT 患者，可通过直接观察血栓、探头压迫观察或挤压远侧肢体试验和多普勒血流探测等技术，发现 95% 以上的近端下肢静脉血栓。静脉不能被压陷或静脉腔内无血流信号为 DVT 的特定征象和诊断依据。

2. MRI

对有症状的急性 DVT 诊断的敏感性和特异性可达 90% ～ 100%，尚可用于检测无症状的下肢 DVT，在检出盆腔和上肢深静脉血栓方面有优势，但对腘静脉血栓其敏感性不如静脉造影。

3. 肢体阻抗容积图（IPG）

可间接提示静脉血栓形成。对有症状的近端 DVT 具有很高的敏感性和特异性，对无症状的下肢静脉血栓敏感性低。

4. 放射性核素静脉显像

无创性检测方法，常与肺灌注扫描联合进行。适用于对造影剂过敏者。

5. 静脉造影

诊断 DVT 的"金标准"，可显示静脉堵塞的部位、范围、程度及侧支循环和静脉功能状态，诊断敏感性和特异性均接近 100%。

六、诊　断

结合患者的危险因素、临床症状及以上辅助检查诊断 DVT 一般不难，对 PTE 的诊断分为临床疑似诊断（疑诊）、确定诊断（确诊）和危险因素的诊断（求因）三个步骤。

（一）疑诊 PTE

当存在危险因素，尤其是多个危险因素并存的患者，出现不明原因的呼吸困难、胸痛、右心功能不全、晕厥或休克，或同时伴有 DVT 的相关症状时，结合心电图、X 射线胸片、动脉血气分析、D- 二聚体和心脏超声等检查，可以初步疑诊 PTE 或排除其他疾病。需注意的是，D- 二聚体检测阴性可作为 PTE 的排除诊断指标。

（二）确诊 PTE

主要依靠以下临床影像学技术。

（1）螺旋 CT 肺动脉造影（CTPA）。

（2）核素肺通气 / 灌注扫描。

（3）磁共振成像肺血管造影（MRPA）肺动脉造影。

（三）寻找 PTE 的成因和危险因素

只要疑诊 PTE，即应同时运用相关检查明确是否并存 DVT。无论患者单独或同时存在 PTE 与 DVT，应针对该例情况进行临床评估并安排相关检查以尽可能地发现其危险因素，并据以采取相应的预防或治疗措施。

大面积 PTE 由于血流动力学不稳定，且随时面临复苏可能，常无法进行影像学诊断，对于这类患者，迄今为止尚没有有效的床旁确诊方法，但可考虑床旁超声心动图检查，可发现右心功能不全的间接证据，甚至还可观察到血栓的直接证据，床旁血管超声检查若发现 DVT 的证据，则增加诊断的可能性。对于高度怀疑 PTE 但因病情较重难以完善确诊检查的病例，在诊断观念上宜 " 宁信其有，勿信其无 "。若能比较充分地排除其他可能的诊断，且无显著出血风险的前提下，可给予抗凝治疗。对于已影响血流动力学且对生命构成威胁的高度疑诊病例，甚至可以进行溶栓治疗，以免延误病情，但需要充分与患者及家属沟通并征得同意后方可进行。即使证实存在肺动脉内血栓栓塞，也不一定是急性 PTE，因其中部分病例（1% ～ 5%）可能为慢性血栓栓塞性肺动脉高压（CTEPH）或 CTEPH 的急性加重。一般认为 CTEPH 是由于急性 PTE 治疗不及时、不得当及遗留下来的血栓所造成的。此时须注意该患者有无呈进行性发展的慢性肺动脉高压的相关表现，如进行性呼吸困难、双下肢水肿、反复晕厥、胸痛和发绀、低氧血症，并能除外 COPD、原发性肺动脉高压、间质性肺病、结缔组织病、左心功能不全等。此类病例常可发现 DVT 的存在。影像学检查证实肺动脉阻塞并提示慢性肺动脉血栓栓塞的征象：肺动脉内偏心分布、有钙化倾向的团块状物，贴近血管壁；部分叶或段的肺动脉呈截断现象；肺动脉管径不规则。右心导管检查示静息肺动脉平均压＞ 2.7 kPa，活动后肺动脉平均压＞ 4.0 kPa。心电图示右心室肥厚。超声检查若示右心室壁增厚，符合慢性肺源性心脏病诊断标准，对于明确该病例存在慢性病程有重要意义。

七、鉴别诊断

PTE 的鉴别诊断贯穿于疑诊、确诊和求因三个诊断步骤始终。在与不同疾病进行鉴别时应结合临床综合分析，并对不同检查手段的诊断价值作出科学的评价。通常应与以下几种情况相鉴别。

（一）冠心病、心绞痛、急性心肌梗死

两者临床表现可以很相似，有胸痛和（或）休克症状，肺栓塞可以出现类似急性非Q波心肌梗死心电图波形。但心肌梗死多在原有冠心病基础上发生，心电图呈持续性动态演变过程，出现异常Q波、ST段抬高、T波倒置，呼吸困难不一定明显，鉴别困难时可行冠状动脉造影。

（二）慢性阻塞性肺疾病急性加重期（AECOPD）、慢性肺源性心脏病失代偿期

如患者长期吸烟，既往有COPD的病史，出现呼吸困难，双下肢水肿，同时伴右心功能不全的体征，有时会与急性PTE或CTEPH混淆。另外，COPD合并PTE也不少见，若患者在呼吸道感染无明显变化，同时又无其他严重并发症证据时，出现呼吸困难突然加重，常规治疗措施无效，右心衰竭明显加重，血压降低，双下肢非对称性水肿，低氧血症加重，而二氧化碳潴留反而减轻时，需考虑合并PTE。

（三）肺　炎

PTE患者可能有咳嗽、咯血，类似肺炎。但肺炎无法解释明显的呼吸困难、双下肢不对称的水肿等。若不明原因的肺部阴影或抗生素治疗无效的肺炎，当存在较明显的呼吸困难症状、典型的动脉血气异常及肺动脉高压的相应影像学改变时，应考虑到PTE可能，应考虑进行相关检查，做CTPA可以鉴别。

（四）主动脉夹层

PTE患者剧烈胸痛、上纵隔阴影增宽（上腔静脉扩张引起）伴休克、胸腔积液时要与主动脉夹层鉴别，超声心动图和胸部CT有助于鉴别。

（五）急性心脏压塞

快速出现的心包积液可引起急性心脏压塞症状，表现为呼吸困难、面色苍白、烦躁不安、发绀、乏力、心动过速甚至休克症状，与急性肺栓塞症状相似，心脏超声检查可见心包积液可与肺栓塞鉴别。

（六）血管神经性及其他原因晕厥

肺栓塞患者因脑供血不足出现晕厥，容易被误诊为血管神经性或其他原因晕厥。单纯性晕厥多见于体质瘦弱的女性，多有诱因及前期症状，容易在炎热拥挤的环境疲劳状态下发生；排尿性晕厥多见于年轻男性，发生于排尿时或排尿后；咳嗽性晕厥多见于存在慢性肺病的中老年男性；心源性晕厥多有心脏病史，发作时心电图呈心动过缓、心室扑动或心室颤动甚至停搏。对不明原因晕厥同时存在下肢深静脉血栓危险因素的患者，一定要警惕肺栓塞的发生。

（七）其他类型栓子引起的肺栓塞

除血栓栓子外，其他栓子也可以引起肺栓塞，包括脂肪栓塞、空气栓塞、肿瘤栓

塞和羊水栓塞等。多数情况下根据致病因素的不同和临床表现的差异较容易进行鉴别诊断。

八、治　疗

（一）DVT 的治疗

急性期治疗目的在于预防 PTE，减轻血栓后并发症，缓解症状，主要包括抗凝、溶栓、滤器置入及其他介入治疗，偶尔需手术治疗。

1. 一般治疗

卧床休息，抬高患肢。急性 DVT 需卧床休息 1～2 周，使血栓紧黏附于静脉内膜，在此期间，避免用力排便以防血栓脱落导致 PTE。

2. 抗凝治疗

抗凝治疗是最基本的治疗手段，对于已确诊的静脉血栓形成，或临床表现和实验室检查怀疑 VTE，应立即使用肝素抗凝治疗。禁忌证主要有严重出血倾向、严重肝肾功能不全、恶性高血压、两周内曾行大手术尤其是颅内或眼科手术、近 2～3 个月曾发生脑出血等情况。

常用的药物有肝素、低分子量肝素和华法林等。

（1）普通肝素（UFH）：静脉注射：先以 80 IU/kg 的负荷剂量静脉推注，继以 18 IU/（kg·h）的剂量进行维持；6 h 复查 APTT，根据 APTT 调整用量，使 APTT 在正常对照 1.5～2.5 倍范围内；皮下注射：先经静脉以 250 IU/kg 给一负荷量，或直接静脉注射 5 000 IU，然后皮下注射，17 500 IU（或 250 IU/kg），每 12 h 一次，根据 APTT 调整用量。不良反应主要有出血和肝素诱导的血小板减少症。

（2）低分子肝素（LMWH）：LMWH 与 UFH 比较，抗凝血因子 Ⅹa 活性更强，不需要实验室监测。皮下注射，每日 1 次，按体重给药，不同低分子肝素剂量不同。LMWH 抗凝效果用抗凝血因子 Ⅹa 水平评估，使其在 0.5～1.5 IU/mL 之间。极度肥胖（体重＞100 kg）、极度消瘦（体重＜40 kg）及肾功能不全患者按体重给药的剂量要减少；内生肌酐清除率＜30 mL/min 时应慎用。

（3）华法林：应用华法林最初的 4～5 d 必须用肝素重叠使用，一般情况下，首次剂量 5 mg，以后每日剂量根据国际标准化比值（INR）调节，当连续两天测定的 INR 达到 2.5（2.0～3.0），或 PT 延长至 1.5～2.5 倍时，即可停用肝素，单独口服华法林治疗。应用华法林必须注意与其他药物相互作用以及含维生素 K 食物的摄入，定期监测 INR。

（4）重组水蛭素：较肝素抗凝更为有效，适用于伴有血小板减少症的 VTE 患者。

抗凝治疗的疗程：有症状的小腿 DVT，疗程 6～12 周左右；由于术后或某些内科疾病导致的下肢近端 DVT，在危险因素去除后再继续抗凝 3～6 个月；无明确原因的 DVT，疗程需 6 个月或更长；复发性 DVT 或危险因素持续存在者需终身抗凝。

3. 溶栓治疗

溶栓治疗可使 45% 的血栓明显或完全溶解，但对于髂股静脉的血栓，全身溶栓治疗效果欠佳，而且最危险的并发症是颅内出血，发生率为 1% ～ 2%，尤其是老年人和有潜在出血倾向的患者，故对急性 DVT 的溶栓治疗，尚存在争议。目前国内溶栓方案基本同 PTE。溶栓后改用肝素或华法林继续抗凝治疗。溶栓时应置入临时下腔静脉滤器，以防栓子脱落致 PTE，10 ～ 14 d 取出。

4. 介入治疗

髂股静脉的血栓，通过导管将溶栓药物送到血栓局部可达到更理想的效果。对侧支循环建立不佳者，可采用静脉放置支架的方法。对急性 DVT，为预防 PTE 的发生，原则上均有放置下腔静脉滤网的指征，特别是反复发作 PTE 的患者。有抗凝或溶栓禁忌者也可考虑介入治疗，但当出血风险消失时，应重新考虑抗凝治疗。

5. 手术治疗

对未超过 48 h 的广泛性髂股静脉血栓形成伴动脉血供障碍且肢体趋于坏疽者，可手术取栓。早期快速摘除急性静脉血栓可防止静脉壁和内膜的损伤，避免发展为栓塞后综合征，术后辅以抗凝治疗。

（二）PTE 的治疗

提高诊断意识，及早诊断后及时有效的治疗是成功抢救急性 PTE 的前提。急性 PTE 的治疗除一般的临床处理和呼吸循环支持外，还包括抗凝治疗、溶栓治疗、介入治疗及外科手术等。

1. 一般治疗

严密监护，监测呼吸、心率、血压、静脉压、心电图及血气的变化，为防止栓子再次脱落，要求绝对卧床，保持大便通畅，避免用力；对于有焦虑和惊恐症状的患者给予安慰并可适当镇静；对于胸痛、发热、咳嗽等症状给予相应的对症处理。

2. 呼吸循环支持治疗

有低氧血症的患者给予氧疗。当合并严重呼吸衰竭时，给予机械通气。应避免做气管切开，以免在抗凝或溶栓过程中局部大量出血。应用机械通气时需注意尽量减少正压通气对循环的不利影响。针对急性循环衰竭的治疗方法主要有扩容、应用正性肌力药和血管活性药物。对于大面积 PTE 所致的急性循环衰竭，是否使用扩容治疗尚有争议，因为过大的液体负荷可能会加重右室扩张并进而影响心排出量，故要根据患者的具体情况分析。对于出现右心功能不全，心排血量下降，但血压尚正常的病例，可予具有一定肺血管扩张作用和正性肌力作用的多巴酚丁胺和多巴胺；若出现血压下降，可增大剂量或使用其他血管活性药物，如去甲肾上腺素、肾上腺素等。急性大面积 PTE 肺动脉高压者吸入一氧化氮具有降低肺动脉压的作用，而不引起体循环低血压或动脉氧合降低。

3. 溶栓治疗

溶栓治疗主要适用于大面积 PTE，对于次大面积 PTE，若无禁忌证可以进行溶栓；对于血压和右室运动均正常的病例不推荐进行溶栓。溶栓的时间窗一般定为 14 d 以内，应尽可能在 PTE 确诊的前提下慎重进行。对有溶栓指征的病例宜尽早开始溶栓。溶栓治疗的绝对禁忌证有活动性内出血，近期自发性颅内出血，主要并发症为出血。常用的溶栓药物及方案如下。

（1）尿激酶（UK）：4 400 IU/kg 静脉注射（负荷量，注射时间 > 10 min），随后 2 200 IU/（kg·h）持续静脉滴注 12 h。

（2）链激酶（SK）：250 000 IU 静脉注射（负荷量，注射时间 > 30 min），随后 100 000 IU/h 持续静脉滴注 24 h；链激酶具有抗原性，故用药前需肌内注射苯海拉明或地塞米松，以防止过敏反应。

（3）重组组织型纤溶酶原激活剂（rt-PA）：50 ～ 100 mg，持续静脉滴注 2 h。

使用 UK、SK 溶栓期间勿同用肝素，对以 rt-PA 溶栓时是否须停用肝素无特殊要求。溶栓治疗结束后，应每 2 ～ 4 h 测定 1 次凝血酶原时间（PT）或活化部分凝血激酶时间（APTT），当其水平低于正常值的 2 倍，即应重新开始规范的肝素治疗。

4. 抗凝治疗

抗凝治疗作为 PTE 的基本治疗方法，可以阻止血栓继续延伸和再次脱落，有效地防止血栓再形成和复发。目前临床上应用的抗凝药物主要有普通肝素（以下简称肝素）、低分子肝素和华法林。治疗前应测定基础 PT、APTT 及血常规；注意是否存在抗凝的禁忌证，如活动性出血、凝血功能障碍、血小板减少、未予控制的严重高血压等。对于确诊病例，大部分禁忌证属相对禁忌证。常用抗凝方案如下。

（1）肝素：予 2 000 ～ 5 000 IU 或按 80 IU/kg 静脉注射，继之以 18 IU/（kg·h）持续静脉滴注。在开始治疗后的最初 24 h 内每 4 ～ 6 h 测定 APTT，根据 APTT 调整剂量，尽快使 APTT 达到并维持于正常值的 1.5 ～ 2.5 倍。达稳定治疗水平后改为每天上午测定 APTT 1 次。也可采用皮下注射，一般先予静脉注射负荷量 2 000 ～ 5 000 IU，然后按 250 IU/kg 剂量每 12 h 皮下注射。调节注射剂量使注射后 6 ～ 8 h 的 APTT 达到治疗水平。因肝素可能会引起血小板减少症，治疗过程中应监测血小板计数，必要时需考虑停用。

（2）低分子肝素（LMWH）：根据体重给药，不同低分子肝素的剂量不同，需参照其产品使用说明。不需监测 APTT 和调整剂量，但对过度肥胖者或孕妇宜监测血浆抗 X a 因子活性，并据以调整剂量。

（3）华法林：在肝素 / 低分子肝素开始应用后的第 1 ～ 3 天加用，初始剂量为 3.0 ～ 5.0 mg/d。与肝素 / 低分子肝素需要至少重叠 4 ～ 5 d，当连续 2 d 测定的 INR 达到 2.5（2.0 ～ 3.0）时，或 PT 延长至 1.5 ～ 2.5 倍时，即可停止使用肝素 / 低分子肝素，单独口服华法林治疗，根据 INR 或 PT 调节剂量。

抗凝治疗的疗程：初发肺栓塞患者如果是可逆危险因素至少抗凝 3 个月；对特发性

VTE 至少抗凝 6 个月，而复发性 VTE 或危险因素持续存在抗凝 12 个月或以上，甚至终生抗凝。

5. 手术与介入治疗

当肺动脉主干或主要分支大面积 PTE 并存在溶栓和抗凝治疗禁忌或者经溶栓或积极内科治疗无效时，可考虑肺动脉血栓摘除术或经静脉导管碎解和抽吸血栓。为防止下肢深静脉大块血栓再次脱落阻塞肺动脉，可于下腔静脉安装滤器。对于上肢 DVT 病例还可应用上腔静脉滤器。置入滤器后，如无禁忌证，宜长期口服华法林抗凝。定期复查有无滤器上血栓形成。

6. CTEPH 的治疗

对严重的 CTEPH 病例，若阻塞部位处于手术可及的肺动脉近端，可考虑行肺动脉血栓内膜剥脱术。口服华法林可以防止肺动脉血栓再形成和抑制肺动脉高压进一步发展，常用剂量 3.0 ～ 5.0 mg/d，根据 INR 调整剂量，维持 INR 在 2.0 ～ 3.0。存在反复下肢深静脉血栓脱落者，可放置下腔静脉滤器。可使用血管扩张剂降低肺动脉压力，同时治疗心力衰竭。

九、预 防

PTE 和 DVT 是高致残和致死性疾病，但也是可预防和治疗的疾病。对于存在危险因素的患者，在进行健康教育的同时，鼓励其早期下床活动，还可采取机械预防措施，如加压弹力袜、间歇序贯充气泵和下腔静脉滤器，以及使用低分子肝素等药物预防，需结合患者的具体情况采取相应的预防措施。

第三章　消化系统急诊

第一节　急性胰腺炎

急性胰腺炎（AP）是胰酶对胰腺组织自身消化导致的化学性炎症，常呈急性上腹痛，伴血淀粉酶升高，轻者病程 1 周左右，预后良好；重症患者可发展为多器官功能障碍，病死率高达 15%。

一、病　因

（一）胆道疾病

胆石症、胆道感染等胆道疾病至今仍是急性胰腺炎的主要病因，当结石嵌顿在壶腹部、胆管内炎症、胆石移行时损伤 Oddi 括约肌等，将使胰液不能正常进入十二指肠，导致胰管内高压。胆囊结石伴发感染时，细菌毒素、炎症介质通过胆胰间淋巴管交通支扩散到胰腺。

（二）酒　精

酒精可通过缩胆囊素（CCK）介导，促进胰液分泌，大量胰液遇到相对狭窄的胰管，将增加胰管内压力。此外，过度饮酒还可使大量胰酶在腺泡细胞内提前活化，或当其在胰腺内氧化过程中产生大量活性氧（ROS）时，可激活 NF-κB 等炎症介质，引发急性胰腺炎。

（三）胰管阻塞

胰管结石、蛔虫、狭窄、肿瘤（壶腹周围癌、胰腺癌）可引起胰管阻塞和胰管内压升高。胰腺分裂症系胰腺导管的一种常见先天发育异常，即腹胰管和背胰管在发育过程中未能融合，其在人群中的发生率大概为 10%。当副胰管经狭小的副乳头引流大部分胰腺的胰液时，引流不畅可导致胰管内高压。

（四）手术与创伤

腹腔手术、腹部钝挫伤等直接或间接损伤胰腺组织或导致胰腺微循环障碍，可引起急性胰腺炎。经内镜逆行胰胆管造影（ERCP）插管时导致的十二指肠乳头水肿、注射造影剂压力过高等也可引发本病。

（五）代谢障碍

高脂血症与急性胰腺炎有病因学关联，但确切机制尚不清楚。可能与脂球微栓影响微循环及胰酶分解三酰甘油致毒性脂肪酸损伤细胞有关。Ⅰ型高脂蛋白血症见于小儿或非肥胖非糖尿病青年，因严重高三酰甘油血症而反复发生急性胰腺炎。

甲状旁腺肿瘤、维生素 D 过多等所致的高钙血症可致胰管钙化、促进胰酶提前活化而促发本病。

（六）药 物

可促发急性胰腺炎的药物有噻嗪类利尿药、硫唑嘌呤、糖皮质激素、磺胺类等，多发生在服药最初的 2 个月，与剂量无明确相关。

（七）感 染

可继发于急性流行性腮腺炎、传染性单核细胞增多症、柯萨奇病毒、肺炎衣原体感染等，常随感染痊愈而自行缓解。

（八）其 他

十二指肠球后穿透溃疡、邻近十二指肠乳头的肠憩室炎等炎症可直接波及胰腺。各种自身免疫性的血管炎、胰腺血管栓塞等血管疾病可影响胰腺血供。遗传性急性胰腺炎罕见，是一种有 80% 外显率的常染色体显性遗传病，其发病被认为是阳离子胰蛋白酶原基因突变所致。少数病因不明者，称为特发性急性胰腺炎。

二、发病机制

在上述病因作用下，胰管内高压及胰腺微循环障碍都可使胰腺腺泡细胞内的 Ca^{2+} 水平显著上升。细胞内钙的失衡，一方面使含有溶酶体酶的细胞器质膜脆性升高，增加胞内溶酶体与酶原颗粒融合；另一方面使消化酶原与溶酶体水解酶进入高尔基体后，出现"分选"错误；溶酶体在腺泡细胞内激活酶原，使大量胰酶提前活化，超过生理性的对抗能力，发生针对胰腺的自身消化。活化的胰酶、自身消化时释放的溶酶体水解酶及细胞内升高的水平均可激活多条炎症信号通路，导致炎症反应，其中核因子 -κB（NF-κB）被认为是炎症反应的枢纽分子，它的下游系列炎症介质，如肿瘤坏死因子 -α（TNF-α）、白介素 -1（IL-1）、花生四烯酸代谢产物（前列腺素、血小板活化因子）、活性氧等均可增加血管通透性，导致大量炎性渗出；促进小血管血栓形成，微循环障碍，胰腺出血、坏死。

三、病 理

（一）急性水肿型

此型较多见，占 90% 以上。病变可累及部分或整个胰腺，以尾部为多见。胰腺肿大变硬，间质充血、水肿和炎细胞浸润是其组织学特点。

（二）急性出血坏死型

胰腺肿大变硬，腺泡及脂肪组织坏死以及血管坏死出血是本型的主要特点。肉眼可见胰腺内有灰白色或黄色斑块的脂肪组织坏死病变，出血严重者，则胰腺呈棕黑色并伴有新鲜出血。脂肪坏死可累及肠系膜、大网膜后组织等。常见静脉炎、淋巴管炎和血栓形成。

急性出血坏死型既可由急性水肿型发展而来，也可在发病开始即发生出血及坏死。急性出血坏死型胰腺炎的炎症易波及全身，故可有其他脏器，如小肠、肺、肝、肾等脏器的炎症病理改变；由于胰腺大量炎性渗出，常有腹水、胸腔积液等。

四、临床表现

临床上将急性胰腺炎分为下列两种类型。①轻症急性胰腺炎（MAP），具备急性胰腺炎的临床表现和生化改变，而无器官功能障碍和局部并发症。②重症急性胰腺炎（SAP），在 MAP 的基础上出现其他器官功能障碍甚至衰竭，病程 1 个月左右可出现局部并发症，如假性囊肿或胰腺脓肿。

（一）MAP 的症状及体征

腹痛为主要和首发症状，常在饮酒、脂餐后急性起病，多位于中上腹及左上腹，也可波及全腹，常较剧烈，部分患者腹痛向背部放射。多数患者病初伴有恶心、呕吐。可有轻度发热，中上腹压痛，肠鸣音减少。患者因呕吐、胰腺炎性渗出，可呈轻度脱水貌。

（二）SAP 的症状及体征

腹痛持续不缓解、腹胀逐渐加重，可陆续出现。

（三）后期并发症

1.胰腺假性囊肿

重症急性胰腺炎胰内或胰周坏死、渗液积聚，包裹成囊肿，囊壁缺乏上皮，故称假性囊肿，多在重症急性胰腺炎病程进入 4 周后出现。胰腺假性囊肿通常呈圆形或卵圆形，亦可呈不规则形，大小为 2 ~ 30 cm，容量为 10 ~ 5 000 mL。小囊肿可无症状，大囊肿可出现相应部位的压迫症状。一般当假性囊肿＜ 5 cm 时，约半数患者可在 6 周以内自行吸收。假性囊肿可以延伸至邻近的腹腔，如横结肠系膜、肾前、肾后间隙以及后腹膜。

2.胰腺脓肿

胰腺内或胰周的脓液积聚，外周为纤维囊壁。患者常有发热、腹痛、消瘦等营养不良症状。

3.肝前区域性门脉高压

胰腺假性囊肿压迫脾静脉或脾静脉栓塞导致胃底静脉曲张破裂出血。

五、辅助检查

（一）反映炎症及感染

1.白细胞

总数增加，以中性粒细胞升高为主，常有核左移现象。

2.C 反应蛋白（CRP）

C 反应蛋白是一种能与肺炎球菌 C 多糖体反应形成复合物的急性时相反应蛋白。在各种急性炎症、组织损伤、细菌感染后数小时迅速升高。CRP对急性胰腺炎诊断不具特异性，主要用于评估急性胰腺炎的严重程度。CRP正常值＜10 mg/L，当CRP＞150 mg/L时，提示重症急性胰腺炎。

（二）急性胰腺炎的重要血清标志物

1. 淀粉酶

主要由胰腺及唾液腺产生。急性胰腺炎时，血清淀粉酶于起病后6～12 h开始升高，48 h开始下降，持续3～5 d。血清淀粉酶超过正常值的3倍可诊断急性胰腺炎。胆石症、胆囊炎、消化性溃疡等急腹症时，血清淀粉酶一般不超过正常值的3倍。血清淀粉酶高低与病情程度无确切关联，部分重症急性胰腺炎血清淀粉酶可不升高。正常时约有3%淀粉酶通过肾脏排泄，急性胰腺炎时尿淀粉酶也可升高，但轻度的肾功能改变将影响检测的准确性和特异性，故对临床诊断价值不大。当患者尿淀粉酶升高而血淀粉酶不高时，应考虑其来源于唾液腺。此外，胰源性胸腔积液、腹水、胰腺假性囊肿中的淀粉酶常明显升高。

2. 脂肪酶

血清脂肪酶于起病后24～72 h开始升高，持续7～10 d，对就诊较晚的患者有诊断价值，其敏感性和特异性均略优于血淀粉酶。

（三）了解胰腺等脏器形态改变

腹部超声波是急性胰腺炎的常规初筛影像学检查，在没有肠胀气的条件下，可探及胰腺肿大及胰内、胰周回声异常。然而急性胰腺炎时，常有明显胃肠道积气，腹部超声波对胰腺形态学变化多不能作出准确判断。对于重症急性胰腺炎后期，腹部超声波也是胰腺假性囊肿、脓肿诊断、定位的重要方法。

腹部增强CT被认为是诊断急性胰腺炎的标准影像学方法。其主要作用有：①确定有无胰腺炎。②对胰腺炎进行分级。③诊断、定位胰腺假性囊肿或脓肿。

（四）了解有无胆道疾病作为急性胰腺炎的病因

诊断急性胰腺炎通常并不困难，但搜寻原因有时却颇费周折。胆道结石是急性胰腺炎的首要病因，腹部超声波较易发现大的胆石，但对于作为胆源性急性胰腺炎第一位原因的小胆石（＜5 mm）、胆泥或微胆石，腹部超声波的敏感性较差。临床上对于急性胰腺炎胆道疾病病因的搜寻，多以腹部超声波为常规初筛检查，若无阳性发现，应选择准确率较高的非介入性检查磁共振胰胆管成像（MRCP）。若仍为阴性，而临床高度怀疑胆道疾病，则应继以超声内镜（EUS）或ERCP。内镜下Oddi括约肌切开术（EST）是检出胆泥或微胆石的金标准方法，集诊断与治疗于一体。

六、诊　断

患者在入院后18 h内应明确诊断，急性胰腺炎的诊断应包括下列内容。

（一）确定急性胰腺炎

一般应具备：①急性、持续中上腹痛。②血淀粉酶增高超过正常值 3 倍。③胰腺炎症的影像学改变。④排除其他急腹症。部分患者可不具备第 2 条。

（二）确定轻症抑或是重症

多数重症患者经历了不同时间的轻症阶段，因此，在起病 72 h 内对轻症患者应密切观察病情变化，及时发现 SAP 的症状及体征，动态了解相关实验室检测数据及胰腺形态的改变。

出现下列任一情况，应考虑重症急性胰腺炎：①出现全身炎症反应综合征。②出现器官衰竭。③起病后 72 h 的胰腺 CT 评分＞6 分。④ APACHE Ⅱ 评分≥8，可被视为重症。

（三）寻找病因

住院期间应使＞80% 患者的病因得以明确，尽早解除病因有助于防止病情向重症发展及避免日后复发。进食常作为诱因促发本病，潜在的病因需仔细排查。详细地了解病史对寻找病因甚为重要。胆道结石是急性胰腺炎的首要病因，若病史及体征高度提示胆源性急性胰腺炎，则应逐级采用腹部超声、MRCP、EUS、ERtT 甚至 EST 等使之明确。在应激状态下，血三酰甘油常升高。当血三酰甘油＞11 mmol/L 时，可考虑为急性胰腺炎的病因。

（四）确定并发症

近期并发症包括腹膜炎、败血症、急性肝损伤、ARDS、应激性溃疡、肾功能不全、胰性脑病等。后期并发症多在急性胰腺炎后 1 个月甚至更长时间得以诊断。

七、鉴别诊断

作为常见的急腹症之一，急性胰腺炎须与消化性溃疡、胆石症、急性肠梗阻、心肌梗死等鉴别。鉴别时应抓住各疾病的特点进行甄别，收集相关证据。

八、治 疗

急性胰腺炎的治疗原则在于去除潜在的病因和控制炎症。

MAP 经内科治疗后多在 5 ～ 7 d 内康复。SAP 则需在内科治疗的基础上根据病情给予器官支持，后期并发症可通过内镜或外科手术治疗。如诊断为胆源性急性胰腺炎，宜在本次住院期间完成内镜治疗或在康复后择期行胆囊切除术，避免日后复发。

（一）内科治疗

1. 监 护

由于急性胰腺炎患者病情变化较多，细致的监护对及时了解病情发展很重要。病程初期监测内容除体温、血压、呼吸、心率、意识等生命体征外，腹痛、腹胀、肠蠕动、腹膜炎体征、血氧饱和度、尿值、粪便、胃肠减压引流物、有无黄疸及皮肤淤斑等均应逐日记录。入院初即应检测前述反映病理生理变化的实验室指标，以后根据病情决定复查的间隔时间。有心律失常者应予心电监测。

对重症患者应给予肺、肾、循环、肝、肠等器官的功能支持，医院的重症监护室（ICU）可为此提供良好的条件。由训练有素、多学科组成的 SAP 专门治疗小组对患者选择最佳的多学科综合治疗至关重要。

2. 补 液

补液是维持血容量、水、电解质平衡的主要措施。重症患者胰周有大量渗液集聚，如果心功能允许，在最初的 48 h 静脉补液量及速度为 200 ~ 250 mL/h。补液不充分被认为是胰腺炎向重症发展的重要原因之一。补液量及速度也可根据中心静脉压（CVP）进行调节。急性胰腺炎时常有明显腹胀、麻痹性肠梗阻，用股静脉插管测量的 CVP 可受腹腔压力异常升高，不能代表真正的 CVP，应予注意。重症患者还应根据病情补充白蛋白、血浆或血浆代用品，提高血浆胶渗压，才能有效维持脏器功能。

3. 吸 氧

动脉氧饱和度宜＞ 95%。

4. 镇 痛

未控制的严重腹痛可加重循环不稳定。由于吗啡可增加 Oddi 括约肌压力，故临床常用哌替啶止痛，50 ~ 100 mg/ 次，肌内注射。胆碱能受体拮抗药（如阿托品）可诱发或加重肠麻痹，也不宜使用。胃肠减压可在一定程度上减轻腹胀。

5. 预防和抗感染

胰腺感染是病情向重症发展，甚至死亡的另一重要原因。导致胰腺感染的主要细菌来自肠道。预防坏死胰腺的感染可采取以下措施。

（1）为减少肠腔内细菌过生长，可采用导泻，促进肠蠕动和清洁肠道。导泻药物可选硫酸镁，每次口服 5 ~ 20 g，同时饮水 100 ~ 400 mL；也可用磷酸钠等洗肠液，中药（大黄、番泻叶）导泻在临床上也广为应用。在此基础上，口服抗生素（如诺氟沙星、多黏菌素等）清除肠腔内细菌。

（2）尽早肠内营养，维持肠黏膜屏障的完整，减少细菌移位。

（3）预防性全身给予抗生素（喹诺酮类或头孢类）。

当患者出现胰腺或全身感染，致病菌主要为革兰阴性菌和厌氧菌等肠道常驻菌，应选择喹诺酮类或头孢类抗生素，联合针对厌氧菌的甲硝唑。严重败血症或上述抗生素疗效欠佳时应使用亚胺培南等。要注意真菌感染的可能，可经验性应用抗真菌药。

6. 减少胰液分泌

旨在降低胰管内高压，减少胰腺的自身消化。常用措施如下。

（1）禁食、胃肠减压：食物和胃液是胰液分泌的天然刺激物，禁食和胃肠减压则有助于减少胰液分泌。

（2）抑制胃酸：可用 H_2 受体拮抗药或质子泵抑制药。

（3）生长抑素及其类似物：生长抑素是胃肠黏膜 D 细胞合成的 14 肽，它可抑制胰泌素和胆囊收缩素（CCK）刺激的胰腺基础分泌，使基础胰液分泌减少，胰液、碳酸氢盐、胰蛋白酶产量明显减少。生长抑素 250～375 μg/h 静脉滴注；生长抑素类似物奥曲肽 25～50 μg/h 静脉滴注，MAP 一般持续静脉滴注 2～3 d，SAP 则用药时间约 1 周甚至更长。

7. 营养支持

轻症患者，只需短期禁食，通过静脉补液提供能量即可。重症患者在短期肠道功能恢复无望，为避免胰液分泌时，应先予肠外营养。每日补充能量约 134 kJ/（kg·d），肥胖者和女性减 10%。热氮比以 418.6 kJ∶1 g 或氨基酸 1.2 g/（kg·d）为宜，根据血电解质水平补充钾、钠、氯、钙、镁、磷，注意补充水溶性和脂溶性维生素，采用全营养混合液方式输注。

病情趋向缓解时，应尽早过渡到肠内营养。经口、胃或十二指肠给予的营养剂将促进胰酶和碳酸氢盐分泌，而经空肠者则不刺激胰液分泌。为此，初期肠内营养可借助内镜将鼻饲管置入空肠，并给予已充分消化的专用空肠营养剂。开放饮食从少量、无脂、低蛋白饮食开始，逐渐增加食量和蛋白质，直至恢复正常饮食。

（二）内镜治疗

对起因于胆总管结石性梗阻、急性化脓性胆管炎、胆源性败血症及胆道蛔虫的急性胰腺炎应尽早行 EST 等内镜治疗，取出胆道结石、蛔虫等，放置鼻胆管引流，胆道紧急减压，既有助于阻止急性胰腺炎病程，又可迅速控制感染。这种在 ERCP 基础上发展的内镜下微创治疗效果肯定，创伤小，可迅速缓解症状，改善预后，缩短病程，节省治疗费用，属对因治疗，可缩短病程，避免急性胰腺炎复发。

适宜于内镜治疗的其他导致急性胰腺炎的病因包括肝吸虫、胰管结石、慢性胰腺炎、胰管先天性狭窄、壶腹周围癌、胰腺癌、Oddi 括约肌功能障碍及胰腺分裂等。对重症急性胰腺炎的后期并发症，如胰腺假性囊肿和脓肿也可予以内镜治疗。

确定急性胰腺炎行 ERCP 治疗的指征应根据不同影像学资料确定。

1. B 超、MRCP 或 EUS

发现胆总管结石、胆总管直径＞0.7 cm 或胆囊切除术后胆总管直径＞0.8 cm，胆道蛔虫，胰管扩张、扭曲、狭窄等，这些均为 ERCP 治疗的明确指征。

2. B 超阴性

血三酰甘油＜11 mmol/L，排除酒精、高钙血症、药物、病毒感染等因素，应行 MRCP 或 EUS。

3. MRCP/EUS 阴性

但有下列情况，应行 ERCP。

（1）TB 升高，DB＞60%，ALT 升高，腹痛伴畏寒发热。

（2）复发性胰腺炎。

（3）胆囊切除术后，间歇发作性胆绞痛症状。

（4）曾有胆道手术史。

（5）胆囊小结石。

4. ERCP

发现胆总管微胆石、胆泥、Oddi 括约肌功能障碍、胰腺分裂、胰管狭窄、壶腹周围癌、胰腺癌，这些均为 ERCP 治疗的明确指征。

（三）外科治疗

多数急性胰腺炎不需外科干预，即使是重症急性胰腺炎也应尽可能采用内科及内镜治疗。临床实践表明，重症急性胰腺炎时经历大的手术创伤将加重全身炎症反应，增加病死率。当重症患者内科及内镜治疗不能阻止胰腺进一步坏死时，可行经皮腹膜后穿刺引流，必要时以微创方式清除胰腺坏死组织。

与急性胰腺炎相关的主要手术治疗是胆囊切除术以解决病因。目前胆囊切除术多采用腹腔镜完成。新近的临床研究认为，对于有 1 次急性胰腺炎发作史患者，有结石的胆囊即应切除；对轻中度胆囊结石相关急性胰腺炎，胆囊切除术应在本次胰腺炎恢复后 10 d 左右实施，SAP 则应在恢复后 4 周左右施行；不及时切除，在 6～18 周内，有 25%～30% 患者将再次发生急性胰腺炎。

微创治疗无效的胰腺假性囊肿、脓肿和脾静脉栓塞等并发症需要外科开腹手术治疗。

九、预 后

轻症患者常在 1 周左右康复，不留后遗症。重症患者病死率约 15%，经积极抢救幸免于死亡的患者容易发生胰腺假性囊肿、脓肿和脾静脉栓塞等并发症，遗留不同程度胰腺功能不全。未去除病因的部分患者可经常复发急性胰腺炎，反复炎症及纤维化可演变为慢性胰腺炎。

十、预 防

积极治疗胆胰疾病，适度饮酒及进食，部分患者需严格戒酒。

第二节　上消化道出血

人体的消化道以屈式韧带（Treitz 韧带）为界分为上消化道与下消化道，其中上消化道包括口腔、咽部、食管、胃、十二指肠及上段空肠。上消化道出血是 ICU 常见病，患者既有可能因大出血收入 ICU，也可能在 ICU 住院期间发生，所以是 ICU 医生必须认识与掌握的疾病。肝胆系统出血与胰腺出血也属于上消化道范畴。口腔与咽部出血概率较低，通常为局部损伤或全身疾病的局部表现，诊断及治疗上无太多特殊之处，在此不予赘述。

常见的上消化道出血病因包括以下几种。

1. 上消化道病变

食管、胃及十二指肠病变，如消化性溃疡、肿瘤及胃十二指肠糜烂等。

2. 门静脉高压导致的相关病变

最常见的为食管胃底曲张静脉破裂出血，此外，门脉高压性胃病也可导致出血。

3. 上消化道邻近器官或组织病变

如胆道出血、胰腺疾病，主动脉瘤破入食管、胃或十二指肠，纵隔肿瘤或脓肿破入食管等。

4. 全身性疾病的局部表现

全身的血管性疾病或血液系统疾病均可表现为上消化道出血，此外，某些特殊感染，如流行性出血热等也可有此临床表现。其中最常见的出血原因依次为消化性溃疡、食管胃底曲张静脉破裂出血、急性糜烂出血性胃炎、胃部恶性肿瘤。在 ICU 收治患者中发生上消化道大出血的原因以应激性溃疡出血与食管胃底曲张静脉破裂出血占大多数，以下将特别阐述。

一、应激性溃疡

应激性溃疡是指在重大应激，例如严重烧伤、颅脑外伤、神经外科手术和其他中枢神经系统疾病、严重外伤或大手术、严重的内科疾病（如严重感染、各种原因导致的休克）等情况下在胃或十二指肠产生的急性溃疡。Goodman 在 1972 年提出可将应激性溃疡分为四类。

（1）颅脑外伤和神经外科手术后发生的神经源性溃疡，即通常所说的 Cushing 溃疡，其特点为深而具穿透性，偶尔整块局部胃肠壁完全溶解，易引起穿孔。

（2）严重烧伤后食管、胃底和十二指肠发生的 Curling 溃疡，多在烧伤后最初数天内发生，此时表现为急性多发性浅表性溃疡，位于胃底部，少数发生在烧伤的恢复期，通常位于十二指肠，多为慢性，穿孔概率小。

（3）大量或长期使用酒精、激素及非甾体类抗炎制剂（如阿司匹林等）引起的急性胃黏膜病变，溃疡表浅，多发于胃底部，一般仅限于黏膜，不侵及肌层，愈合后不留瘢痕。

（4）大手术、休克、脓毒症等引起的胃黏膜糜烂，狭义的应激性溃疡就是这一类，临床上曾用名包括急性糜烂性胃炎、出血糜烂性胃炎等。

其病灶有四大特点。

（1）急性发生，通常能找到明确的应激病史。

（2）是多发性的。

（3）病变散布在胃体及胃底含壁细胞的泌酸部位，胃窦部甚为少见，仅在病情发展或恶化时才偶尔累及胃窦部。

（4）一般不伴高胃酸分泌。

（一）发病机制

应激性溃疡是胃黏膜细胞被胃酸和胃蛋白酶消化破坏而引起的。胃黏膜在正常情况下因为胃黏膜上皮细胞的正常代谢和不断更新而维持屏障功能完整。在休克等应激情况下患者都有不同程度的低灌注和微循环障碍，胃黏膜缺血缺氧，细胞功能障碍，发生自溶、破坏、死亡。同时由于能量不足，DNA合成受影响，细胞无法再生，坏死的细胞没有再生细胞来替换更新，形成溃疡。胃黏膜细胞的能量（糖原）储备很少而代谢率较高，比其他脏器（如肝、肌肉等）更加容易因缺血而影响代谢。胃黏膜上皮细胞中以胃底的上皮细胞代谢率为最高，这可以解释为何应激性溃疡多发生在胃底。造成应激性溃疡的可能原因如下。

1. 黏膜缺血

严重而持久的应激导致的强烈交感兴奋和循环儿茶酚胺水平的增高，胃黏膜血管痉挛收缩，血流量减少；迷走神经兴奋可使胃十二指肠黏膜下层的动静脉短路开放。此时，正常应流经胃、十二指肠黏膜毛细血管床的血液便分流至黏膜下层动静脉短路而不再流经黏膜。那么，在严重应激期间黏膜就会发生缺血，可持续数小时甚至数天，最终造成缺血性改变并发生黏膜坏死，从而形成应激性溃疡。此时，胃酸和胃蛋白酶的消化作用可以加速应激性溃疡的形成，缺血的胃及十二指肠黏膜较正常黏膜更易被盐酸和胃蛋白酶所消化。

2. 急性血栓形成

严重疾病或应激状态下播散性血管内凝血可引起胃黏膜血管内急性血栓形成，加重局部缺血坏死。

（二）临床表现

应激性溃疡如无症状，临床不易诊断而被忽视，其实际发生比例相当高，对严重创伤、大面积烧伤、严重感染或休克的患者进行胃镜检查，绝大多数可发现胃黏膜出血、糜烂的改变，甚至有报道其发生率可高达100%。临床上有明显消化道出血者仅占5%～10%，大量出血占2%～5%，说明病灶穿透黏膜肌层。应激性溃疡的主要临床表现有以下特点。

（1）无明显的前驱症状（如胃痛、反酸等），主要临床表现为上消化道出血。出血根据出血量的大小以及出血的速度可能表现为胃管引流出咖啡色胃液或鲜血，乃至发生失血性休克。对无明显出血的患者，胃液或粪便隐血试验阳性、不明原因血红蛋白浓度降低多于20 g/L，应考虑有应激性溃疡伴出血的可能。

（2）出血一般发生在应激情况开始后5～10 d。出血时不伴疼痛。出血是间歇性的，有时可能间隔数天。另外，由于病灶分批出现，可同时有愈合中的陈旧病灶和正在形成的新病灶。

（3）多数患者没有典型的腹痛症状，仅表现为中上腹隐痛不适或有触痛。严重的应激性溃疡发生穿孔后方表现为明显腹痛，急性穿孔患者表现为骤发性剧烈腹痛，性质为刀割样，呈持续性或阵发性加重。疼痛初始位于上腹部或剑突下，很快波及全腹，但仍以上腹部为重，有时伴有肩背部放射。此时患者查体可发现比较典型的腹膜炎体征，影像学检查或诊断性腹腔穿刺可能可以协助诊断。

（4）应激性溃疡多发生在疾病的第2天到第2周，发生时间跟应激或疾病的严重程度有一定关系。

（三）诊　断

当患者具备急性重大应激的病史，就应警惕应激性溃疡的发生。尤其当患者胃肠减压引流液呈咖啡色或血性，或引流物及大便隐血实验阳性时高度怀疑有应激性溃疡伴出血。确立诊断应首选急诊内镜检查，其内镜下特征是胃体胃窦黏膜充血、水肿，点片状糜烂、深浅不一的多发性溃疡，溃疡面与糜烂处有新鲜出血或凝块，边缘整齐。溃疡深度可至黏膜下、固有肌层及浆膜层，但一般溃疡愈合后不留瘢痕；病变以胃体部最多，也可见于食管、十二指肠及空肠。

（四）治　疗

应激性溃疡发生大出血是临床急症之一，需积极治疗。由于患者全身情况差，多合并器官功能不全，难以耐受手术，加之术后再出血发生率高，所以一般先用内科治疗，无效时才考虑外科治疗。内科治疗的方法有以下几种。

1. 留置胃管

留置胃管的主要目的是了解出血情况以便下一步治疗选择；可持续吸引防止胃急性扩张；能部分清除胃内胃酸和积血；便于局部用药。

2. 局部用药

可采用冰盐水或血管收缩剂洗胃，冰盐水灌洗（每次60 mL，每半小时到1 h可重复一次）或血管收缩剂（去甲肾上腺素8 mg放在100 mL生理盐水中）分次灌洗，均可使黏膜血管收缩达到止血目的。也可使用促凝药物，如凝血酶或云南白药等溶解后经胃管注入止血。此外还可采用氢氧化铝凝胶20 mL，一天3～4次管喂保护胃黏膜，促进止血。

3. 药物治疗

最常用的药物是制酸剂，即抑制胃酸分泌药。由于胃酸及胃蛋白酶会干扰内、外源性凝血过程，抑制血小板因子Ⅲ的活性及血小板聚集，并可破坏血凝块，所以治疗上会采用H_2受体拮抗剂或质子泵抑制剂来抑制胃酸分泌，快速提高胃内pH。由于质子泵抑制剂制酸效果迅速而确切，维持pH > 6.0的能力可靠，所以临床上常用奥美拉唑、埃索美拉唑或泮托拉唑等。制酸剂既有预防应激性溃疡发生的作用，也有治疗作用。一般预防剂量为40 mg，一天两次；而治疗剂量，以奥美拉唑为例，可采用"80+8"的用法，即对于溃疡大出血的患者先予80 mg静脉推注，再以8 mg/h静脉持续泵入，可迅速确切地达到治疗所需胃内 pH 要求。另外还可予生长抑素，既可以抑制胃酸分泌及胃蛋白酶、促胃液素的释放，又可显著减少内脏血流。用药方式为开始先静推 250 μg（3 ～ 5 min 内），继以 25 μg/h 静脉滴注（6 mg/d），止血后应连续给药 48 ～ 72 h。

4. 行选择性动脉插管

经胃左动脉内持续泵注垂体后叶素 0.2 U/min，出血停止后逐渐减量。

5. 手术治疗

仅 10% 应激性溃疡出血患者需手术治疗。手术的指征为难以控制的大出血，迅速发生失血性休克，经快速输血而血压仍不能维持；或反复出血，24 ～ 48 h 输血量超过 2 000 mL。在一般情况下采用降胃酸、切除部分黏膜的手术或胃血管的断流术。对于术后再出血的患者应尽早再次手术，最好采用全胃切除术等止血效果可靠的手术，因为这类患者很难耐受反复手术打击。

6. 重症治疗

短时间内大量出血可能导致失血性休克，临床表现可见心率增快、血压降低、口唇黏膜苍白、肢端湿冷苍白、少尿甚至无尿、意识状态变差等。胃管引流液往往为鲜红或暗红色，当胃管被血凝块阻塞时引流液可突然减少。实验室检查能发现血蛋白降低、乳酸增高。需加强监护。除无创血流动力学监测外，若患者血管条件差或循环极不稳定可建立深静脉置管测压，指导液体治疗及血管活性药物应用，按照低容量性休克处理原则进行液体复苏，注意维持患者平均动脉压在 8.0 ～ 9.3 kPa 即可。液体复苏所用液体以晶体为主，若需短时间内快速提高灌注可用人工胶体或清蛋白溶液。局部及全身止血措施如前所述，必要时请相关专科，消化科或胃肠外科会诊。

（五）预　防

重症应激时患者发生应激性溃疡的可能性极大，所以对于这类患者应提高警惕，及时处理。首先控制导致应激的原发疾病最为重要，其他处理包括保证充足循环血容量，纠正循环障碍，改善组织灌注；保证通气，给氧；抗生素预防感染等。应激性溃疡患者的胃酸虽不一定有过度分泌，但胃酸是产生应激性溃疡的必要条件，所以对严重应激时的患者应留置胃管：一是持续吸引酸性胃内容物保持胃内 pH 不致明显下降；二是防止因胃潴留及扩张而加重胃壁缺血；三是可随时观察胃内容物的性状及颜色，早期发现出血征象。预防性使用制酸剂：静脉注射 H_2 受体拮抗剂或质子泵抑制剂，常用药物包括奥美拉唑、埃索美拉唑等。可使用抗酸药（氢氧化铝）管喂中和胃酸。急性期患者，尤其是活动性出血期患者暂禁食，应激情况解除后可进温冷软食或流食。

根据 ASHP 指南，具有以下一项以上高危因素患者即应采取预防措施。

（1）呼吸衰竭。

（2）凝血机制障碍，1 年内有消化性溃疡或上消化道出血病史。

（3）烧伤面积＞ 35%。

（4）器官移植，部分肝切除。

（5）多发创伤。

（6）肝肾功能不全。

（7）脊髓损伤。

具有以下两项以上危险因素患者也应采取预防措施：

（1）败血症。

（2）ICU 住院时间＞1 周。

（3）隐血阳性持续时间＞6 d。

（4）应用大剂量皮质激素（相当于 250 mg/d 以上氢化可的松）。

二、食管胃底曲张静脉破裂出血

食管胃底静脉曲张是门脉高压症的主要临床表现之一，在肝硬化的患者中，30%～70%有食管静脉曲张；门脉高压患者发生上消化道出血最常见的病因是曲张静脉破裂，其比例高达 50% 左右。一旦发生曲张静脉破裂出血，患者预后不良，首次出血病死率可达40%～84%，即使幸存，5 年生存率也很低。

（一）发病机制

门脉高压定义为肝静脉－门静脉压力梯度（HVPG）＞0.679 kPa，其发生机制是肝硬化高动力循环状态时，体循环血管扩张引起内脏血流增加或肝内及门脉侧支血管阻力增加。

各种原因导致的门脉高压症的直接后果是门静脉与体循环之间侧支循环的建立和开放，食管胃底静脉曲张就是其中临床意义特别重要的侧支循环。曲张静脉中的压力受门脉压直接影响，当门脉压力增高时，曲张静脉渐渐半径增大，管壁变薄，而当周围组织的支撑作用因炎症、糜烂等因素受损时，就容易发生破裂。静脉曲张破裂的危险性与血管壁张力密切相关。根据修订的 Laplace 定律，曲张静脉壁的张力（T）＝曲张静脉跨壁压（TP）× 血管半径（l）／管壁厚度（w），其中，TP= 曲张静脉腔内压（TP_1）－食管腔内压（TP_2）。门脉高压时门脉侧支血流增加造成曲张静脉腔内压（TP_1）增加，进而导致曲张静脉扩张及血管壁变薄，直至管壁张力超过曲张静脉所能承受的压力，难以进一步扩张而破裂出血。一般来说，只要 HVPG 低于 1.6 kPa，曲张的静脉就不会发生破裂出血。其他导致食管胃底静脉破裂出血的发病机制还有：胸腔负压使该处静脉回流血量增加；胃内酸性物质反流侵蚀食管黏膜以及进食粗硬食物等机械因素。

（二）临床表现

门脉高压患者一般有三方面临床表现。

1. 原发病的表现

90% 以上门脉高压因肝硬化引起，而肝硬化患者典型临床表现包括疲倦、乏力、食欲减退、消瘦，皮肤晦暗，皮下或黏膜出血点，蜘蛛痣、肝掌及内分泌紊乱表现，如性功能低下、月经不调、男性乳房发育等。

2.门脉高压的表现

腹水、水肿、腹壁静脉曲张、痔静脉曲张及脾大等。

3.出血表现

牙龈、皮下及黏膜出血是常见表现。一旦发生曲张静脉破裂则会有典型上消化道大出血的表现。

呕血和黑便是上消化道大出血的典型临床表现，食管胃底曲张静脉破裂出血也不例外。出血量若不大，呕血可不明显，由于胃酸将血红蛋白转化成正铁血红蛋白，呕出的可以是咖啡色胃液；但因为曲张静脉管壁薄，周围组织支撑作用弱，所以出血量常常非常大。呕血常呈鲜红或暗红色，有血凝块，患者在短期内即可出现失血性休克的临床表现，如心率增快、血压降低、肢端湿冷、烦躁不安、意识不清、尿少等。此外，患者的蜘蛛痣和肝掌可暂时消失，脾脏缩小，而进行容量复苏后又可复原。由于患者常合并肝脏功能不全，因此，在大出血后易出现肝功能恶化，表现为黄疸、腹水增加，甚至肝肾综合征等；由于血液中尿素氮增高，称为肠源性氮质血症；脑灌注不足以及血氨增高，易诱发肝性脑病。

（三）诊　断

结合患者肝硬化或其他肝脏疾病的病史，曾接受输血或血液制品，有血吸虫病史或接触史，长期酗酒，腹部外伤或手术史等，一旦出现上消化道大出血时应首先考虑食管胃底曲张静脉破裂出血。诊断首选急诊胃镜检查，但正在出血时，涌出的血液常会遮盖病灶，难以看清；而出血停止后检查又看不到活动性出血的病灶，所以检查时机的选择目前尚无统一标准，一般主张在出血48 h内行胃镜检查。血管多普勒超声可以显示较大的曲张静脉，可作为胃镜检查的候选检查，其他还有食管和胃的钡餐造影。当患者不能耐受内镜或内镜检查失败时，还可考虑做血管造影，可检出的最小出血速度为0.5 mL/min。少量出血者（速度0.1 mL/min）适宜行核素扫描。

评估曲张静脉的部位和大小，即将出血、首次急性出血或者再出血的征象，以及原发肝病的病因和严重程度也是诊断过程中需注意的。

（四）治　疗

食管胃底静脉曲张破裂出血一般表明门脉高压的存在，所以对基础肝病的治疗也是治疗重点。一般治疗包括充分卧床休息，高蛋白质、高糖、低脂以及富含维生素的食物，蛋白质需要量按1.5～2 g/（kg·d）供给，但当有肝性脑病前兆时需降低含氮物质摄入量。忌粗糙坚硬及酒精。可适当使用免疫增强制剂，如丙种球蛋白等。使用保肝药物要注意长期治疗中的药物不良反应，以免加剧肝损害。

在食管胃底曲张静脉破裂出血时，控制出血的一线治疗是药物，在急性出血停止及患者情况相对稳定时（一般 24～48 h）应做急诊内镜明确诊断，了解静脉曲张的程度与部位。门脉高压药物治疗的目的是通过降低门脉压力达到预防和控制食管胃底静脉曲张破裂出血。药物治疗所期望的血流动力学反应结果是 HVPG 在原基础水平降低 20% 以上或降至 1.6 kPa 以下。一旦内镜治疗失败或为胃底曲张静脉破裂出血，可根据患者肝功能情况决定手术还是颈静脉肝内门腔支架分流术（TIPSS）进行急诊减压。预防再出血的一线治疗仍为内镜治疗和药物治疗。终末期肝硬化患者反复出血可考虑肝移植。

1. 药物治疗

预防和治疗食管胃底曲张静脉破裂出血的药物可以分为以下几类：第一类是缩血管药物，如垂体加压素、特利加压素、生长抑素以及 β 受体阻滞剂，其作用为直接或间接地收缩内脏血管，减少门静脉血流，降低门静脉压力；第二类是血管扩张剂，如硝酸盐类、哌唑嗪、可乐定等，通过扩张肝内和侧支血管，降低门静脉阻力，还可通过刺激压力感受器，反射性地收缩内脏血管，减少门静脉侧支血流降低门静脉压力；第三类药物如利尿剂，通过降低循环血容量达到降低门静脉压力作用。以上药物最终目的都是降低门静脉压力。以下对几种常用药物进行介绍。

（1）血管升压素：血管升压素作用是使动脉平滑肌收缩，引起门脉血流阻力增加，减少门脉血流，从而降低门脉压力。用法是以 0.4 U/min 速度持续静脉泵入或滴注，不超过 12 h；出血停止后减量（0.2 U/min）泵入或滴注 24 h。常与硝酸甘油（舌下含服或静脉滴注）同用以减少并发症的发生和提高控制出血的疗效。

（2）特利加压素：特利加压素是一种合成的长效加压素，其降低门脉压、减少侧支血流及曲张静脉压的作用均十分稳定，不良反应少。推荐剂量为 1～2 mg 静脉注射，4～6 h 1 次，出血控制后可半量使用。特利加压素与硝酸甘油合用可降低病死率，是目前唯一证实有改善生存率作用的控制急性出血药物。

（3）生长抑素及其类似物：生长抑素通过对扩血管激素（胰高血糖素等）的抑制作用导致内脏血管收缩，从而降低门脉和侧支压力；并通过提高下食管括约肌张力而减少曲张静脉血流，降低曲张静脉压力。人工合成的生长抑素（施他宁）用法为：首剂 25 μg 静脉推注后，以 250 μg/h 持续静脉滴注 72 h，如发生再出血，可再次给予静脉推注。

（4）非选择性 β 受体阻滞剂：如普萘洛尔引起心排血量减少，内脏小动脉收缩，门静脉血流减少，从而降低门静脉压力。同时它对门静脉侧支循环有特异性作用，可降低静脉血流。长期使用 β 受体阻滞剂可预防出血。晚期肝硬化或心率过慢（< 60 次/min）的患者，有心力衰竭、支气管哮喘、不稳定糖尿病的患者禁用。普萘洛尔常用剂量 20～30 mg，每日 2 次或每日 3 次，逐渐可增量至 80～100 mg，每日 2 次或 3 次。

对急性曲张静脉破裂出血的处理首选垂体后叶素或特利加压素与硝酸甘油（舌下或静脉滴注）联合应用，硝酸甘油用量以维持收缩压不低于 12.0 kPa 以上为宜；生长抑素或奥曲肽（100 mg 静脉注射以后 20～50 mg/h 滴注）；止血药：维生素 K、卡巴克洛（安络血）、6- 氨基己酸、氨甲苯酸（止血芳酸）、凝血酶、云南白药等全身或局部使用，巴曲酶（立止血）1 kU 静脉及肌内注射，可连用 2 ～ 3 d。利尿剂可以通过降低血容量，引起反射性内脏血管收缩降低内脏动脉血流而降低门静脉压力和奇静脉血流。

即使在病程早期即经成功治疗，食管胃底静脉曲张破裂再出血发生率仍高达 70%，因此，预防再出血具有重要意义。硬化剂治疗、皮圈结扎术、非选择性 β 受体阻滞剂及长效硝酸盐制剂均能降低再出血发生率，可根据患者病情选择。

2. 食管胃底曲张静脉破裂压迫止血

采用三腔双囊管压迫止血是一暂时止血办法，总止血率在 40% ～ 60% 左右，再出血率 6% ～ 60%，不能改善预后，且有诸多并发症。仅用于经积极治疗后仍有出血，为争取时间准备手术的患者。

3. 食管胃底曲张静脉破裂出血内镜治疗

近年来的经验提示内镜下套扎（橡皮圈或尼龙线）加小剂量硬化剂的疗效优于单纯使用硬化剂，而且不良反应小。硬化治疗对食管静脉曲张破裂出血效果好于胃底静脉曲张，甚至胃底静脉曲张也可能是硬化剂注射的后遗症之一。

4. 食管胃底曲张静脉破裂出血介入治疗

（1）经皮经肝门静脉栓塞术。

（2）经皮经股动脉脾动脉栓塞术。

（3）经颈静脉肝内门腔内支架分流手术（TIPSS 手术）：TIPSS 手术是 20 世纪 80 年代末发展起来的一种介入放射学技术，已经广泛用于防治门静脉高压及其并发症。目前关于 TIPSS 的适应证较为一致的意见是：肝移植患者在等待供体期间发生食管胃底静脉曲张破裂大出血，经内镜下注射硬化剂无效者；食管胃底静脉反复出血，经内科及内镜治疗无效以及由于胃十二指肠静脉曲张、回肠或结肠道口附近静脉曲张引起的出血，又不宜进行外科分流者；外科分流术后通道阻塞者；手术风险极大的急诊食管胃底曲张静脉破裂大出血。禁忌证是：凝血功能异常，经内科治疗难以纠正者；肝功衰竭、肝性脑病；心、肺、肾衰竭；感染、败血症；大量腹水。

5. 食管胃底曲张静脉破裂出血手术治疗

（1）肝移植：在国外已作为常规手段治疗终末期肝硬化患者，适用于合并门静脉高压通过药物及内镜治疗仍有反复食管胃底曲张静脉破裂出血的患者，移植后可使门静脉压力恢复正常。但在我国作为常规手段还有一定困难。

（2）门体分流术：分流手术后门静脉压力降低，从而可防止胃食管静脉再次破裂出血。但分流后由于肝血供减少以及门体分流，故肝性脑病发病率明显上升。

（3）门体断流术：通过手术阻断门静脉与体静脉之间的循环，以达到治疗出血的目的。与分流术相比，断流术操作简单易行，由于不降低门静脉压力，可保证肝脏的门静脉血供不易出现术后肝损及肝性脑病，但是术后再出血发生率较高。

6. 重症治疗

食管胃底曲张静脉破裂出血常导致短时间内大量出血，进而发生失血性休克。治疗要点首先要保护患者气道，尤其是无人工气道的患者需注意头侧向一边，相对头低位，若意识状态或呼吸状态欠佳应积极建立人工气道。监测及循环支持治疗同前节所述。

第三节　胆囊炎和胆石症

一、胆道解剖学

（一）胆　囊

胆囊是呈梨形的囊状器官，长 8 ～ 12 cm，容量为 40 ～ 60 mL，可储存和浓缩胆汁。它借疏松结缔组织附着于肝脏脏面的胆囊窝内，故可与肝一起随呼吸上下移动，特别是当胆囊病态增大时，体格检查容易发现这种现象。

胆囊分底、体、颈三部分，底稍突出于肝下缘，其体表投影相当于右锁骨中线或右腹直肌外缘与右肋弓的交点处。体部位于底与颈之间，伸缩性较大。颈部弯曲且细，位置较深，其起始部膨大，称 Hartmann 袋，胆囊结石常滞留于此。

胆囊上为肝脏，下为横结肠及十二指肠，左为胃幽门部，前为腹前壁。胆囊的形态变异并不多见，偶有双胆囊、系膜胆囊、中隔胆囊、憩室胆囊以及肝内胆囊等。此外，还有胆囊阙如或在胆囊颈部只有一指甲大的厚壁囊状结构的情况。

胆囊管长 2 ～ 3 cm，直径约 0.3 cm。一端连于胆囊颈，另一端多呈锐角汇入肝总管右侧壁，并向下延续为胆总管。

（二）肝管、肝总管及胆总管

1.肝内胆管、肝管

肝内胆管起自毛细胆管，继而汇集成小叶间胆管，肝段、肝叶胆管及肝内部分的左、右肝管。肝内胆管和肝内肝动脉、肝门静脉及其各级分支的分布和走行大体一致，三者同为一结缔组织鞘（Glisson 鞘）所包裹。左、右肝管为一级支，左内叶、左外叶、右前叶、右后叶胆管为二级支，各肝段胆管为三级支。

2.左、右肝管和肝总管

左、右肝管出肝后，在肝门部汇合形成肝总管。左肝管较为细长，长 2.5 ～ 4 cm，全程位于肝门横沟内，与肝总管间形成 90° 夹角；右肝管较粗短，长 1 ～ 3 cm，与肝总管间形成约 150° 夹角。肝总管直径为 0.4 ～ 0.6 cm，长 2 ～ 4 cm，位于肝十二指肠韧带中，其下端与胆囊管汇合形成胆总管。有时肝总管前方有肝固有动脉发出的肝右动脉或胆囊动脉越过，胆道手术时应予注意。

3.胆总管

肝总管与胆囊管汇合形成胆总管。胆总管长 7 ～ 9 cm，直径 0.6 ～ 0.8 cm。若直径超过 1 cm，应视为病理情况。根据其行程和毗邻关系，胆总管分为四段。

（1）十二指肠上段：始于肝总管与胆囊管汇合处，止于十二指肠上缘。此段经网膜孔前方，肝十二指肠韧带右缘下行，肝动脉位于其左侧，门静脉位于两者后方。胆总管探查、取石及引流手术多在此段进行。

（2）十二指肠后段：行经十二指肠第一段后方。其后方为下腔静脉，左侧有门静脉和胃十二指肠动脉。

（3）胰腺段：在胰头后方的胆管沟内或实质内下行。

（4）十二指肠壁内段：胰腺段胆总管下行至十二指肠降部中段后，斜行进入肠管后内侧壁，长 1.5～2 cm。85%～90% 的入胆总管与主胰管在肠壁内汇合形成一共同通道，并膨大形成胆胰壶腹，亦称乏特壶腹。壶腹周围有括约肌（称 Oddi 括约肌）使十二指肠黏膜隆起形成皱襞。壶腹末端通常开口于十二指肠降部下 1/3 或中 1/3 处的十二指肠大乳头。另有 15%～20% 的胆总管与主胰管分别开口于十二指肠。Oddi 括约肌主要包括胆管括约肌、胰管括约肌和壶腹括约肌，它具有控制和调节胆总管和胰管的排放，以及防止十二指肠内容物反流的重要作用。

二、急性胆囊炎

急性胆囊炎是胆囊的急性炎症性病变，通常由胆囊结石引起，占 90%～95%。其他原因尚有局部缺血、化学损伤，以及细菌、原虫、寄生虫等感染，胶原病，过敏反应等。急性胆囊炎是一种常见的外科急腹症，在腹痛患者中 3%～10% 为急性胆囊炎，发病率仅次于急性阑尾炎，居第 2 位。

（一）病　因

1. 胆囊管梗阻、胆汁排出受阻

其中 80% 是由胆囊结石引起的，尤其小结石易嵌顿在胆囊颈部引起梗阻。其他原因有胆囊管扭转、狭窄等。梗阻后胆汁排出受阻，使胆汁滞留、浓缩，受压的局部黏膜释放炎症因子，包括溶血卵磷脂、磷脂酶 A 及前列腺素等，引起急性腹痛。

2. 细菌感染

致病菌可通过胆道逆行侵入胆囊，也可经血液循环或淋巴途径入侵。致病菌主要为革兰阴性杆菌、厌氧菌等。并且，一旦胆囊管梗阻或胆囊内胆汁排出不畅时，胆囊的内环境则更有利于细菌繁殖和生长。

（二）病　理

急性胆囊炎病理上主要表现为黏膜充血水肿，上皮细胞变性、坏死脱落，管壁内不同程度的中性粒细胞浸润。常表现为卡他性胆囊炎，病变继续发展可成为蜂窝织炎性胆囊炎，浆膜面常有纤维素和脓性渗出物覆盖。如胆囊管阻塞，可引起胆囊积脓、痉挛、水肿、阻塞以及淤胆等，导致胆囊壁的血液循环障碍，可发生坏疽性胆囊炎，甚至发生穿孔，引起胆汁性腹膜炎。

（三）临床表现

1. 症　状

（1）腹痛：突发右上腹阵发性绞痛是本病的典型症状。多在进食油腻食物后突然发作。早期腹痛可发生于中上腹部，后转为右上腹疼痛。疼痛常呈持续性、膨胀样或绞痛性，可放射至右肩部、肩胛部和背部。呼吸和改变体位常常能使疼痛加重，因此，患者多喜欢右侧静卧，以减轻腹痛。部分患者，特别是急性非结石性胆囊炎，起病时可能没有明显的胆绞痛，而是为上腹部及右上腹部持续性疼痛。由于老年人对疼痛的敏感性降低，可无剧烈腹痛，甚至可无腹痛的症状。

（2）恶心和呕吐：患者常伴恶心、呕吐、厌食等消化道症状，可引起电解质紊乱。严重时可呕吐胆汁，呕吐后腹痛不缓解。

（3）发热：大多数患者伴有38℃左右的发热，通常无畏寒。当发生化脓性胆囊炎时可有寒战、高热、谵妄等。

2. 体　征

右上腹可有不同程度、不同范围的压痛、反跳痛及肌紧张。莫菲（Murphy）征阳性，是急性胆囊炎的特征性表现。Murphy征阳性的特异性为79%～80%。有时由于病程较长，肿大的胆囊被大网膜包裹，在右上腹部可触及边界不清楚的炎性肿块。另外，部分患者可出现黄疸症状。

（四）辅助检查

1. 实验室检查

对于急性胆囊炎目前尚没有特异性的血液检测指标。白细胞计数和C反应蛋白有助于证实炎症的存在。此时，C反应蛋白及白细胞计数增高，白细胞计数为（10～15）×10⁹/L，分类见中性粒细胞增高。严重感染时，白细胞计数可达$20×10^9$/L。血小板计数、BUN、血肌酐、胆红素，以及PT值也可用来评估疾病的严重程度。合并胰腺炎时还可出现血淀粉酶增高。

2. 影像学检查

（1）腹部B超：可发现胆囊增大、囊壁增厚水肿，呈现"双边"征，以及胆囊内结石光团。此法简便易行，无论操作者是专门技术人员还是急诊医师都能获得满意证据，故对于所有怀疑急性胆道感染的患者均应行腹部超声检查。

（2）腹部X射线片：在少数患者胆囊区可见结石影，并发气肿性胆囊炎时可见胆囊壁及胆囊周围有积气。

（3）胆道造影：急性胆囊炎一般均有胆囊管梗阻。如果胆管显影而胆囊不显影支持急性胆囊炎的诊断。

（4）CT或MRI：可以见胆囊区胆囊胀大及结石影。CT可获得与B超相似的效果，前者在证实胆道扩张和胆道积气时更具优势。

（五）诊断及鉴别诊断

1. 诊　断

根据典型临床表现，结合实验室及影像学检查，典型的急性胆囊炎临床上较容易诊断，但一些轻症病例或发病早期容易误诊。诊断时应注意与消化性溃疡穿孔、急性胰腺炎、高位阑尾炎、肝脓肿、结肠肝曲肿瘤或憩室穿孔，以及右侧肺炎、胸膜炎和肝炎等疾病鉴别。

2. 鉴别诊断

（1）消化性溃疡穿孔：大多数患者有 1～5 年或以上的胃或十二指肠溃疡病史，有少数患者无溃疡病史而以溃疡穿孔为首发症状，尤其以老年患者多见。溃疡急性穿孔后，胃、十二指肠消化液及食物流入腹腔，强烈刺激腹膜，出现典型的腹膜刺激征。腹部 X 射线检查、腹腔穿刺和 B 超有助于诊断本病。

（2）急性胰腺炎：该病可继发于急性胆囊炎和胆管炎，腹痛较急性胆囊炎剧烈，呈持续性，范围较广并偏向腹部左侧，压痛范围也较为广泛，并可向腰背部放射。血与尿淀粉酶一般均明显升高。

（3）急性阑尾炎：高位急性阑尾炎常被误诊为急性胆囊炎，鉴别主要在于详细询问病史和认真体格检查。Rovsing 征（按压右下腹阑尾压痛点可引起疼痛）有助于鉴别。急性胆囊炎患者年龄多在中年以上，过去常有反复发作史，疼痛性质为阵发性绞痛，可向右肩放射，并伴有轻度黄疸。

（4）肝脓肿：位于肝右叶前下方的脓肿，触诊时易把肿大的肝脏误认为炎性肿大的胆囊。

（5）胆道蛔虫病：发病突然，腹痛在剑突下呈阵发性钻顶样疼痛，呕吐频繁，常有呕吐蛔虫史，腹痛可自行缓解。早期上腹部压痛不明显，无腹肌紧张。

（6）冠心病：凡 50 岁以上患者有腹痛症状而同时又有心悸、心律失常、血压过高者，应检查心电图和心肌酶以资鉴别。

（六）并发症

急性胆囊炎并发症的发生率为 7.2%～26%。

1. 胆囊穿孔

临床上出现胆囊明显肿大、局部腹膜刺激征明显、高热、白细胞计数显著增高时，高度提示胆囊穿孔的可能。胆囊穿孔引起胆汁性腹膜炎时病死率较高，特别是年老的患者。穿孔有以下几种形式。

（1）游离性穿孔：最少见且最为严重。可引起弥漫性胆汁性腹膜炎，预后差。

（2）局限性穿孔：穿孔后被周围组织包裹粘连，形成胆囊周围脓肿。

（3）穿破肝脏胆囊床形成肝脓肿。

（4）胆囊结石通过瘘管进入肠腔，常形成胆囊－十二指肠、结肠或胆管瘘。

2. 胆囊积脓

因持续性胆囊管梗阻引起。患者表现为右上腹剧痛、全身中毒症状明显，右上腹可触及肿大伴明显压痛的胆囊，白细胞计数及中性粒细胞明显增高。

3. 气肿性胆囊炎

为罕见而严重的并发症。常与产气细菌感染有关，如梭状芽孢杆菌、大肠埃希菌、厌氧链球菌等。腹部 X 射线平片可见胆囊壁增厚积气、胆囊积气、胆囊周围积气等征象。

（七）治 疗

1. 非手术治疗

（1）一般治疗：禁食；呕吐严重者行胃肠减压以减少胆汁分泌；纠正水、电解质紊乱和酸碱平衡失调；营养支持。

（2）解痉、镇痛：可使用阿托品、山莨菪碱、盐酸戊乙奎醚、哌替啶等。

（3）抗生素的应用：应选择在血中和胆汁中浓度较高的抗生素，如氨苄西林、克林霉素、氨基糖苷类、喹诺酮类等，并尽量选择肝毒性小的药物。

非手术治疗对大多数（为 80% ～ 85%）早期急性胆囊炎的患者有效，症状多可缓解，之后可行择期手术以防复发。在非手术治疗期间，必须密切观察病情变化，如病情进展，应及时手术治疗。特别是老年人和糖尿病患者，病情变化较快，更应注意。

2. 手术治疗

（1）手术时机：对于确诊且无禁忌证的急性胆囊炎患者，目前主张早期手术，即患者在入院后经过一段时期的非手术治疗和术前准备，并同时应用 B 超或 CT 检查进一步确诊后，在发病 72 h 内进行的手术。早期手术不增加手术的病死率和并发症发生率，而且具有手术时间短、失血少、住院天数少等优点。但有下列情况时，经对症治疗后，应施行紧急手术：

①临床症状重，不易缓解，胆囊肿大，且张力较大有穿孔可能者。

②急性胆囊炎在非手术治疗下症状未能缓解或病情恶化，腹部压痛明显，腹肌强直，腹膜刺激症状明显，或在观察治疗过程中，腹部体征加重者。

③有寒战、高热、白细胞明显升高，在 $20×10^9$/L 以上者。

④黄疸加深者。

⑤60 岁以上老年患者，胆囊容易发生坏疽及穿孔，如果症状较重应及早手术。

⑥并发重症急性胰腺炎。

（2）手术方法

①胆囊切除术：是急性胆囊炎的最佳手术方式。在急性期，胆囊周围组织水肿，解剖关系常不清楚，操作须谨慎，以免误伤胆管和邻近组织。有条件时，可用术中胆管造影以发现胆管结石和可能存在的胆管畸形。越来越多的临床证据表明，对于无并发症的

急性胆囊炎患者，腹腔镜胆囊摘除术与开腹胆囊摘除术有一样的治疗效果，并且前者更安全，住院时间短，恢复快。

②胆囊造口术：主要应用于一些老年患者，一般情况较差或伴有严重的心肺疾病，估计不能耐受胆囊切除手术者。对于急性期胆囊周围解剖不清而致手术操作困难者，也可先做胆囊造口术。胆囊造口手术可在局部麻醉下进行，其目的是采用简单的方法引流胆囊内炎性液体，使患者度过危险期，待患者一般状况稳定后，一般是在胆囊造口术后3个月，再进行胆囊切除以根治病灶。对胆囊炎并发急性胆管炎者，除进行胆囊切除术外，还须同时进行胆总管切开探查和T形管引流。

（八）预 后

急性胆囊炎的病死率为5%～10%，多发生于老年人并发化脓性感染以及伴有其他严重的基础疾病者。

三、慢性胆囊炎

慢性胆囊炎是胆囊的慢性炎性病变，病程呈慢性迁延经过，是急性胆囊炎反复发作的结果，有70%～95%的患者合并胆囊结石。慢性胆囊炎病例远多于急性胆囊炎，是一种常见疾病，女性多于男性，发病年龄以40岁左右多见。

（一）病 因

慢性胆囊炎的病因为多方面的，多见于局部梗阻、浓缩胆汁的刺激、细菌感染、胰液反流等。主要可分为下列四类。

1. 结石因素

为慢性胆囊炎最常见的病因。如结石较大，且位置较固定，在局部长期压迫、机械性地刺激胆囊壁、可逐渐出现溃疡等慢性炎症改变。

2. 感染性因素

正常情况下胆道系统内无细菌生长，但在胆汁潴留时可存在不同程度的感染。其程度轻重不一，轻者仅囊壁纤维增生和肥厚；重者胆囊囊壁极度肥厚，囊腔缩小，胆囊完全萎缩或硬化，甚至结成一团瘢痕组织，导致功能完全丧失，这种情况称为"自发的胆囊切除"，胆囊周围常有紧密粘连，并可累及邻近脏器，但一般不含结石。

3. 代谢性胆囊炎

代谢性胆囊炎是由于胆固醇代谢紊乱，导致胆固醇酯沉积在胆囊的黏膜上，引起慢性胆囊炎。胆固醇酯或其他脂肪性物质在胆囊黏膜及黏膜下层沉积浸润的机制尚未完全明确，可能是由于含有胆固醇酯的胆汁进入胆囊后再析出而沉着在胆囊壁上，并非一种特殊病变，仅为不同胆囊病变的一种组织表现。

4. 阻塞性胆囊炎

如果胆囊管被结石嵌顿或因瘢痕粘连导致完全阻塞时，胆汁滞留在胆囊内，久而久之胆色素被吸收，而胆囊黏膜不断分泌黏液，导致胆囊逐渐扩大，其内充满无色透明的黏液，俗称"白胆汁"。这种胆囊常扩大成梨状，胆囊壁甚薄，临床上常可扪及。

慢性胆囊炎无论是否伴有结石，约50%可合并有细菌感染，但多数学者认为慢性胆囊炎主要是化学性刺激，感染性炎症仅是一种继发变化。

（二）病　理

由于炎症、结石等反复刺激，胆囊壁有不同程度的炎性细胞浸润、纤维组织增生、囊壁增厚、与周围组织粘连等慢性炎症表现。病变严重者，胆囊壁瘢痕形成，可发生不同程度的萎缩，甚至胆囊仅有拇指头大小，与肝床紧贴，完全失去功能。

（三）临床表现

1. 症　状

慢性胆囊炎的临床表现多不典型，甚至无症状。主要表现为上腹部疼痛。多发生于右上腹和中上腹部，有的患者则感右肩胛下、右季肋或右腰等处隐痛，可伴有腹胀、嗳气、恶心和厌食油腻食物等消化不良症状，站立、运动及冷水浴后更为明显。急性发作时同急性胆囊炎。

2. 体格检查

缓解期可无体征，或胆囊区有深压痛，若触诊右上腹部胆囊区常有触痛感。急性发作期，表现为急性胆囊炎的体征。

（四）辅助检查

1. 实验室检查

急性发作时与急性胆囊炎的实验室检查相同，非急性期可无异常改变。

2. 影像学检查

B超检查显示胆囊壁增厚，内有光团伴声影。腹部X射线片胆囊区可见阳性结石影，口服胆囊造影，胆囊浓缩及收缩功能差，可见阳性或阴性结石。

（五）诊断及鉴别诊断

慢性胆囊炎的诊断主要依据胆石症与胆绞痛的病史、进食油腻饮食后上腹隐痛和消化不良的症状。胆囊造影和B型超声肝胆扫描是诊断慢性胆囊炎很有价值的检查方法。胆囊造影可以发现结石、胆囊缩小变形，以及浓缩和收缩不良等情况，有时胆囊不显影。B超检查除可探及结石和胆囊外形改变以外，还能看到胆囊壁有变毛糙、增厚等征象。慢性胆囊炎需与消化性溃疡、慢性胃炎、慢性肝炎、慢性胰腺炎及胆囊肿瘤等相鉴别。

（六）治　疗

对反复发作或伴有较大结石的胆囊炎，最佳的治疗方式是诊断确定后即行胆囊切除术。对于存在心、肝、肺等严重疾病或身体状况不良、不能耐受手术者，可采用内科治疗。对于非结石性慢性胆囊炎应以非手术疗法为主，临床症状显著者采用胆囊切除术。慢性胆囊炎急性发作期应进行抗生素治疗。

四、急性梗阻性化脓性胆管炎

急性梗阻性化脓性胆管炎（AOSC），也称急性重症胆管炎，是胆管梗阻、胆汁滞留及细菌感染相互作用所引起的急性化脓性感染。如炎症继续发展，以肝胆系统损害为主的病变进一步加重，甚至可发展为多器官系统的严重感染性疾病。

（一）病　因

导致急性梗阻性化脓性胆管炎的原发疾病多为胆管结石及胆道感染，肝内、外胆管的炎症性狭窄亦是重要因素。其致病菌种类与一般胆道感染相同，主要为革兰阴性细菌，如大肠埃希菌、变形杆菌、铜绿假单胞菌等，其中以大肠埃希菌最多见。

（二）病　理

急性梗阻性化脓性胆管炎基本病理变化是胆管的梗阻和胆管内化脓性感染，管腔内充满胆汁或脓液，胆管黏膜充血水肿，上皮细胞变性、坏死、脱落，管壁各层呈不同程度的中性粒细胞浸润。炎症加重后可见胆管及周围肝组织内坏死并形成数个微小脓肿，脓肿可融合为较大或蜂窝状脓肿，肝胆管壁坏疽穿孔后脓性胆汁侵入肝组织及邻近脏器，促进肝脓肿、局限性或弥漫性腹膜炎形成。

（三）临床表现

1. 症　状

发病急骤，病情进展快，除具有一般胆道感染的 Charcot 三联征（腹痛、寒战高热、黄疸）外，还可出现休克、神经精神症状等表现，即 Reynolds 五联征。起病初期即出现畏寒、发热，严重时明显寒战，体温持续升高。疼痛依梗阻部位而异，肝外梗阻者较明显，肝内梗阻者较轻。绝大多数患者可出现较明显黄疸。中枢神经系统症状主要表现为表情淡漠、嗜睡、神志不清，甚至昏迷；合并休克时也可表现为躁动、谵妄等。

急性梗阻性化脓性胆管炎常并发 MODS，其中以急性肾衰竭最多见，其次依次为急性呼吸窘迫综合征（ARDS）、急性肝衰竭、脓毒症休克和弥散性血管内凝血（DIC）。出现 MODS 后病死率明显增高。

2. 体格检查

患者呈急性重病容，体温常持续升高，达 39～40℃或更高；脉搏细速，达 120 次 /min以上；血压降低；约 1/3 的患者可出现意识改变，如嗜睡、昏迷；并可出现皮下淤斑或全身发绀。剑突下及上腹部有不同范围和不同程度的压痛或腹膜刺激征；可有肝大及肝区叩痛；有时可扪及肿大的胆囊。

（四）辅助检查

1. 实验室检查

（1）血常规：白细胞计数升高，多高于 20×10^9/L，中性粒细胞升高，胞质内可出现中毒颗粒。血小板计数降低，最低可达（10 ～ 20）×10^9/L，提示预后严重。

（2）凝血酶原时间延长。

（3）肝肾功能有不同程度受损，低氧血症、酸中毒、水及电解质紊乱也较常见，尤其多见于老年人合并休克者。

2.影像学检查

（1）B 超：是最常用且简便、快捷、无创伤性的辅助诊断方法，可显示胆管扩大范围、程度和梗阻部位，可发现结石、蛔虫、大于 1 cm 直径的肝脓肿、膈下脓肿等。

（2）胸、腹 X 射线片：有助于诊断脓胸、肺炎、肺脓肿、心包积脓、膈下脓肿、胸膜炎等。胆肠吻合手术后反流性胆管炎的患者，腹部 X 射线片可见胆道积气。腹 X 射线片有助于鉴别诊断，排除肠梗阻和消化道穿孔等。

（3）CT：不仅可以看到肝胆管扩张、结石、肿瘤、肝脏增大和萎缩等征象，有时尚可发现肝脓肿。若怀疑重症急性胰腺炎，也可进行 CT 检查。

（4）经内镜逆行胆管引流（ERBD）、经皮肝穿胆管引流术（PTCD）：既可确定胆道阻塞的原因和部位，又可进行应急的减压引流，但有加重胆道感染或使感染淤积的胆汁溢漏进腹腔的危险。

（5）磁共振胆胰管成像（MRCP）：可以清晰地显示肝内胆管树的全貌、阻塞部位和范围。图像不受梗阻部位的限制，是一种无创伤性的胆道显像技术，目前已成为较理想的影像学检查手段。MRCT 比 PTC 更清晰，它可通过三维胆道成像（3DMRC）进行多方位不同角度扫描观察，弥补平面图上由于组织影像重叠遮盖所造成的不足。

（五）诊断及鉴别诊断

1.诊　断

主要是在 Charcot 三联征的基础上，又出现休克和神经精神症状，也就是具备 Reynolds 五联征即可诊断。但应注意，即使不完全具备五联征，临床上也不能轻易除外本病的可能，需严密动态观察，综合分析，随时作出判断。

2.鉴别诊断

（1）消化性溃疡穿孔：典型的溃疡穿孔，表现为突发腹痛，呈刀割样或烧灼样剧烈腹痛，持续性阵发性加重，开始为上腹部疼痛，很快蔓延全腹。腹肌紧张呈板状腹，十二指肠前壁穿孔放射至右肩背痛，若是胃小弯侧前壁穿孔则放射至左肩背痛。穿孔期因腹膜强烈刺激，常导致神经反射性休克，但全身症状并不严重。穿孔 3 h 后进入反应期，此时腹痛有所缓解，腹肌紧张也有减轻，压痛和反跳痛仍明显。此期腹膜受炎性刺激严重，充血，广泛水肿，渗出大量液体，再加上呕吐，血容量明显减少，常导致低血容量性休克。消化性溃疡病史及 X 射线检查见膈下游离气体均有鉴别诊断意义。

（2）急性胰腺炎：上中或全腹部（在饮酒或暴饮暴食后）出现刀割样剧烈腹痛，呈持续性阵发性加重，一般解痉药无效，多向腰背部放射痛。伴恶心、呕吐、腹胀、发热、黄疸。严重者（重症急性胰腺炎）出现面色苍白、表情淡漠、烦躁不安、出冷汗、四肢厥冷、尿少、脉搏快弱、体温可升高、呼吸急促、血压下降等休克表现。部分患者有黄疸、皮肤出血点，脐周两侧腹部或腰部有青紫色斑。上腹正中或偏左，有明显的压痛、反跳痛及肌紧张，全腹部膨隆，有时可触及肿大胰腺。叩诊有移动性浊音，听诊肠鸣音减弱或消失。血尿淀粉酶均增高。重症急性胰腺炎腹穿抽出血性液体，实验室检查腹水的淀粉酶比血清淀粉酶高，可确定诊断。B超、X射线及CT检查均有鉴别诊断意义。

（3）急性胆囊炎：腹痛多为突发右上腹部阵发性绞痛，诱因多为饱餐、高脂肪饮食、粪便干燥等。可放射至右肩部、肩胛痛及右上臂疼痛。常伴有恶心、呕吐、发热等。右上腹部胆囊区稍膨隆，有腹膜炎体征，可触及肿大胆囊底部，莫菲征阳性，少数患者有轻度黄疸。白细胞总数和中性粒细胞升高，超声检查胆囊肿大，可有结石，CT检查及胆囊造影可确诊。

（六）治　疗

治疗原则是紧急手术解除胆道梗阻并引流，及早而有效地降低胆管内压力。临床经验证实，不少危重患者手术切开胆总管排出大量脓性胆汁后，随着胆管内压降低，患者情况短期内即有好转，血压、脉搏渐趋平稳。说明只有解除胆管梗阻，才能控制胆道感染，制止病情进展。在休克前早期诊断，早期手术行胆道减压是治疗本病的关键。

1. 非手术治疗

既是治疗手段，又可作为术前准备。主要包括以下方法。

（1）足量有效的广谱抗生素。

（2）改善和保证组织器官的良好灌流和氧供：包括补液、纠正休克，必要时使用血管活性药物；吸氧，出现ARDS时机械通气以纠正低氧血症等。

（3）对症及支持治疗：包括纠正水、电解质及酸碱平衡紊乱、降温、营养支持治疗等。

非手术时间一般应控制在6 h内。对于病情相对较轻者，经过短期积极治疗后，如病情好转，则可在严密观察下继续治疗。如病情严重或治疗后病情继续恶化者，应紧急手术治疗。对于存在脓毒症休克者，也应在抗休克的同时手术治疗。

2. 手术治疗

首要目的在于抢救患者生命，手术应力求简单、有效。通常采用胆总管切开减压、T形管引流。多发性肝脓肿是本病严重而常见的并发症，应早发现、早处理。还应注意肝内胆管引流通畅，因为有的胆管梗阻是多层面的。

手术的基本方法为胆总管切开引流术。并发胆囊积脓及结石者，可同时取出胆石并做胆囊造口引流术，待病情改善后，再进行二期手术。手术时宜先探查胆总管，取出胆管内的结石，放置T形引流管。若肝管开口处梗阻，则必须将其扩大或将狭窄处切开，尽量取出狭窄上方的结石，然后将引流管的一臂放至狭窄处上方肝管内，才能达到充分引流的目的。但病情危重者，不宜行过于复杂的手术。

3. 非手术方法置管减压引流

常用方法有经皮经肝胆管引流和经内镜胆管引流术。如经治疗，病情无改善，应及时改行手术治疗。

（七）预 后

影响本病预后的因素是多方面的，主要与病程的长短、年龄的大小、原有潜在的肝脏病变状况、休克的早晚和轻重以及有无并发症有密切关系。根据有关经验和临床观察，轻者经积极合理的治疗，其预后尚好，一般很少有死亡；重者则因病情危重，病死率较高。本病是外科临床的一大难题，特别是对病情的准确评估、如何达到早期诊断和及时合理地处理以进一步降低病死率等问题需要有更多的临床研究。

五、胆石症

胆石症是指发生在胆道系统（包括胆囊和胆管）内的结石。其临床表现取决于结石的部位，以及是否有胆道梗阻和感染等因素。

（一）流行病学

胆石症的发病率在西方和亚洲人群中分别为 10% ～ 12% 和 3% ～ 4%，发病率不仅有年龄、性格、职业、肥胖和地区的差异，而且与环境、遗传以及某些疾病和药物有关。胆石症的危险因素有 5F，即 Female（女性）、Faty（肥胖）、Forty（40 岁）、Fertile（多产妇）、Family（家族史）。

随着年龄增加，胆石的发病率有明显增加的趋势。在老年人中，胆囊结石的发病率可达 20%。

胆囊结石在不同的人种中发病率差别很大，遗传因素是造成这种差异的主要原因。胆石症的发病因素中 25% 表现为遗传作用。

除上述因素外，胆石症的发病亦与肝硬化、糖尿病、高脂血症、胃肠外营养、手术创伤和应用某些药物有关。

（二）胆结石的分类

1. 按化学成分分类

可分为两大类，即胆固醇类结石和胆色素结石。根据我国对胆石标本分析结果表明，胆囊结石中，胆固醇类结石占 70%，胆色素结石占 23.8%，其他为混合性结石。

（1）胆固醇类结石：以胆固醇为主要成分，其中纯胆固醇结石可为单发或多发，球形，呈皂白色或黄色，剖面可见放射状结晶，核心可有少量胆色素，胆固醇含量＞90%。

（2）胆色素类结石：以胆色素为主，胆固醇含量＜45%，呈红褐色或黑褐色，形状不定，呈块样或泥样，也可为小沙砾样，较大结石剖面可见年轮样层状结构。

（3）混合性结石：由胆红素、胆固醇、钙盐等多种成分混合而成，根据所含的成分多寡而呈现不同的色泽和性状。

（4）少见的结石：主要由脂肪酸、脂肪酸胆红素、多糖类、蛋白质等组成。

2. 按胆结石所在部位分类

（1）胆囊结石。多为胆固醇类结石。

（2）肝内胆管结石。绝大多数为多发，均为胆色素混合结石。

（3）肝外胆管（或胆总管）结石。多为原发性结石，多为胆色素混合结石。

（三）病　因

1. 胆汁化学性状的改变

正常胆汁中的胆红素多与葡萄糖醛酸结合成酯类，而游离胆红素浓度增高可与胆汁中的钙结合形成不溶性的胆红素钙而析出。肠道细菌大肠埃希菌中的葡萄糖醛酸酶就有分解上述酯类使胆红素游离出来的作用。胆汁如胆固醇含量过多呈过饱和状态则易析出形成胆固醇结石。某些肠疾病丢失胆盐则促进胆固醇的析出形成结石。

2. 胆汁淤滞

胆汁中水分被过多吸收，胆汁过度浓缩，可使胆色素浓度增高、胆固醇过饱合，均可促进胆石形成。

3. 感　染

胆道感染时的炎性水肿和慢性期的纤维增生可使胆道壁增厚，从而引起胆汁淤滞。炎症时渗出的细胞或脱落上皮、蛔虫残体及虫卵等也可作为结石的核心，促进胆石形成，常为多个。

六、胆囊结石

（一）临床表现

1. 症　状

胆囊结石的症状取决于结石的大小和部位，以及有无阻塞和炎症等。

（1）胆绞痛和急性胆囊炎：当结石嵌顿于胆囊颈部或胆囊管时，则出现典型的胆绞痛发作。表现为突然发生的右上腹绞痛，呈阵发性加剧，同时向右肩或胸背部放射，伴有恶心及呕吐。起病多与吃油腻的食物、受劳累、精神因素有关，多见于较小的结石。合并感染时可出现发热、寒战、黄疸。约有 20% 的胆囊结石患者有急性胆囊炎表现。

（2）非特异性症状：包括中上腹或右上腹闷胀不适、嗳气和厌食油腻食物等消化不良症状，常误诊为胃病。多见于较大的结石。

（3）无症状胆囊结石：有的胆囊结石患者终生无症状，即所谓隐性结石。

2. 体格检查

一般无阳性体征，仅当结石嵌顿于胆囊颈管，右上腹胆囊区有压痛，有时可扪及肿大的胆囊，Murphy 征阳性。合并胆道感染时，出现发热、黄疸。

（二）辅助检查

1. B 超检查

腹部超声是胆石症首选的诊断方法。能够清晰地显示胆囊，发现直径 0.3 cm 以上的结石，对胆囊结石的诊断率高达 95% 以上。一般认为 B 超对胆囊结石的诊断优于 CT 及口服胆囊造影等。所以，对怀疑有胆囊结石的患者，一般选用 B 超检查，即可明确诊断。

2. 口服胆囊造影和静脉胆道造影

其诊断准确率仅 50%。口服胆囊造影对了解胆囊的功能有帮助，直接胆道造影判断有无继发胆管结石或 Mirizzi 综合征时有效。

3. 腹部 CT

对判断结石成分有帮助。

（三）诊断及鉴别诊断

1. 胆囊结石的诊断

需结合患者的病史和影像学检查。对那些无症状的胆囊结石诊断则主要依靠辅助检查。有急性发作史的胆囊结石，一般根据临床表现不难诊断。

2. 鉴别诊断

（1）消化性溃疡：胃、十二指肠球部溃疡可表现为慢性间歇发作的上腹部或右上腹痛，伴反酸、嗳气。十二指肠球部溃疡的腹痛呈节律性的饥饿痛或夜间痛，进食少量食物可缓解。胃溃疡多见于 50 岁以上的男性患者，其腹痛发作呈节律性的餐后痛，也可无明显的节律性。胃镜或上消化道钡剂造影检查可鉴别消化性溃疡与胆囊结石。

（2）慢性胃炎：慢性胃炎主要表现为长期上腹部饱胀不适，病情加重时可出现上腹部烧灼感。胃镜或上消化道钡剂检查可与本病鉴别。

（3）心血管疾病：心血管疾病尤其是冠心病导致的心绞痛、心肌梗死可引起上腹部闷感，易与本病混淆。而本病并发心绞痛、心肌梗死临床上亦时有发生，怀疑有心绞痛、心肌梗死发生时应进行心电图及心肌酶检查予以鉴别。

（4）胆总管结石：胆总管结石的主要临床表现，为上腹痛、黄疸或波动性黄疸，胆道完全梗阻时，可出现急性胆管炎的表现，如腹痛、黄疸、发热；部分胆总管结石患者未造成胆道完全梗阻，可以不出现黄疸；胆囊结石的患者需判断有无胆管结石存在，腹部 B 超是胆总管结石诊断的首选方法。

（四）并发症

1. 结石性急性胆囊炎

临床表现见急性胆囊炎节。

2. 继发性胆管结石

由于胆囊的收缩，较小的结石有可能通过胆囊管进入胆总管而发生梗阻性黄疸，然后部分结石又可由胆道排入十二指肠，部分结石则停留在胆管内成为继发性胆管结石。

结石亦可长期梗阻胆囊管而不发生感染，仅形成胆囊积水。

3. 急性胰腺炎

急性胰腺炎是因胆囊结石经胆管排出嵌顿在胆管壶腹部引起。下面 5 项指标对诊断胆石性急性胰腺炎有独立意义。

（1）血碱性磷酸酶（AKP）＞ 300 IU/L。

（2）年龄＞ 50 岁。

（3）谷丙转氨酶（GPT）＞ 100 IU/L。

（4）女性。

（5）血淀粉酶＞ 400 IU/L。若三项以上为阳性者，多为胆石性胰腺炎。

4. Mirizzi 综合征

不常见，是由持续嵌顿、压迫壶腹部和颈部的较大结石引起的肝总管狭窄和胆囊胆管瘘，以及反复发作的胆囊炎、胆管炎及梗阻性黄疸，称为 Mirizzi 综合征。

（五）治　疗

1. 治疗原则

有症状的胆囊结石最有效的治疗手段为胆囊切除术；无症状的胆囊结石，若胆囊尚有收缩功能，可观察病情的发展。无症状的胆囊结石出现下列情况考虑手术治疗。

（1）口服胆囊造影剂胆囊不显影。

（2）结石直径超过 2 cm。

（3）合并瓷化胆囊。

（4）合并糖尿病者在糖尿病已控制时。

（5）有心肺功能障碍者。因后两种情况，一旦急性发作或发生并发症而被迫施行急诊手术时，危险性远较择期性手术大。总的趋势是对年轻人采取较积极的手术态度，对老年人则采取较保守的态度。

2. 治疗方法

（1）手术治疗

①开腹胆囊切除术：是一种较成熟的手术方法，安全性高，适用于大部分有症状的胆囊结石患者，是有并发症患者的首选。

②腹腔镜胆囊切除术：腹腔镜胆囊切除术可以作为有症状同时没有其他并发症的胆囊结石病的标准手术方法。腹腔镜胆囊切除术在显著减轻患者术后疼痛、缩短住院时间、早日恢复日常工作、具有较好的美观效果等方面具明显的优势。但腹腔镜手术胆总管损伤危险性较开腹手术略高。血管损伤及腹腔脏器误伤是其特有并发症。主要原因是由于手术操作不熟练，二维手术视野限制，无法用手直接接触手术部位，手术适应证盲目扩大。

腹腔镜手术禁忌证：弥漫性腹膜炎；化脓性胆管炎；重症急性胰腺炎；肝门静脉高压性肝硬化；有出凝血机制障碍不易纠正；胆囊小肠瘘。

出现下列情况时应将手术转为开腹方式：解剖关系不明确；坏疽性胆囊炎难以处理；出血；技术问题；手术无进展，手术时间过长。

由于有同时存在继发性胆管结石的可能，因此有下列指征时应在术中探查胆总管。探查指征：术前病史、临床表现或影像检查证实或高度怀疑胆总管有梗阻，包括有梗阻性黄疸，胆总管结石，反复发作胆绞痛、胆管炎、胰腺炎；胆囊结石小，有可能通过胆囊管进入胆总管；术中胆管造影显示有胆管结石、胆总管扩张直径超过 10 mm、胆囊壁明显增厚、发现胰腺炎或胰头肿物。

（2）溶石治疗：目前溶石治疗的药物主要是鹅去氧胆酸和其衍生物熊去氧胆酸。两者能使胆汁酸池扩大，肝脏分泌胆固醇减少，从而可使胆囊内胆汁中胆固醇转为非饱和状态，胆囊内胆固醇结石有可能得到溶解消失。但此药对肝脏有一定的毒性反应，如谷丙转氨酶升高等，并可刺激结肠引起腹泻。治疗适应证：胆囊结石直径在 2 cm 以下；胆囊结石为含钙少的 X 射线能透过的结石；胆囊管通畅，即口服胆囊造影片上能显示有功能的胆囊；患者的肝脏功能正常；无明显的慢性腹泻史。治疗剂量为 15 mg/d，疗程为 6～24 个月。溶解结石的有效率一般为 30%～70%。治疗期间每半年做 B 超或口服胆囊造影 1 次，以了解结石的溶解情况。由于此种溶石治疗的药物价值昂贵，且有一定的不良反应和毒性反应，又必须终身服药，如停药后 3 个月，胆汁中胆固醇又将重新变为过饱和状态，结石便将复发。据统计，3 年复发率可达 25%，目前此种溶石治疗还有一定的限制，主要用于无法行腹腔镜或开腹手术的患者。

（3）体外振波碎石：1984 年 Lauerbwch 首先采用体外冲击波治疗胆石症（ESWL）。用振波碎石方法治疗胆囊结石的主要适应证为胆囊内胆固醇结石，口服胆囊造影显示为阴性结石，结石直径在 12～15 mm 者不超过 3 枚，直径在 15～20 mm 者仅 1 枚，并要求有一个正常的胆囊收缩功能。

七、肝内胆管结石

肝内胆管结石大多是继发的，少数为原发性。不论是原发性或是继发性，位于肝左外叶者最多见，其次是右后叶。

（一）临床表现

1. 症　状

发病年龄多在 30～50 岁。根据病程及病理的不同，临床表现可以是多方面的。局限于肝内胆管某段肝管内的结石可无明显的临床症状，而遍及肝内外胆管系统甚至并发胆汁性肝硬化、肝萎缩、肝脓肿等患者的临床表现十分复杂。合并感染者主要为急性胆管炎的表现，包括胆道梗阻三联征（疼痛、寒战发热、黄疸）。疼痛位于上腹部，可为典型的胆绞痛或持续性胀痛，有的患者疼痛不明显，而寒战发热明显，周期发作。可有长期胆道病史，或曾有寒战、发热、黄疸的急性胆管炎史。患侧肝区及下胸部有经常性疼痛不适，常放射至背、肩部；一侧肝管梗阻时，可无黄疸或黄疸甚轻；合并有重症胆管炎时，全身情况比较严重，且急性发作后恢复较慢。

2.体格检查

体检时可扪及肝脏呈不对称性肿大并有压痛。而合并有胆总管结石或胆囊结石的患者则有典型的 Charcot 三联征，肝区压痛和叩击痛明显，可有明显的全身症状，晚期可有肝、脾大及门脉高压的表现。

肝内胆管结石的并发症包括急性期并发症和慢性期并发症。

（二）辅助检查

1.B 超

腹部 B 超是肝内胆管结石诊断的首选方法。肝内胆管结石的超声图像变化较多，一般要求在结石远端的胆管有扩张才能作出肝内胆管结石的诊断，因肝内管道系统的钙化也具有结石样的影像表现。

2.CT

因肝内胆管结石主要是含胆红素钙的色素性结石，钙的含量较高，故在 CT 照片能清楚地显示出来。CT 还能显示出肝门的位置、胆管扩张及肝脏肥大、萎缩的变化，系统地观察各个层面 CT 照片，可以了解结石在肝内胆管分布的情况。

3.X 射线胆道造影

X 射线胆道造影，包括经皮肝穿刺胆管造影（PTC），内镜逆行胰胆管造影术（ERCP），都是用于肝内胆管结石诊断的经典方法，一般均能作出正确的诊断。X 射线胆道造影应满足诊断和手术的需要，一个良好的胆道造影片应能够全面了解肝内胆管系统的解剖学变异和结石的分布范围。胆道造影应注意以下问题。

（1）应有多方位 X 射线摄片。

（2）某一肝段或肝叶胆管不显影时，应注意鉴别，结石梗阻只是其中的原因之一，应进行其他检查以鉴别。

（3）不要满足于某一处病变的诊断，因为这样可能会造成漏诊。

（4）在分析胆道造影片时，尽可能对照最近的造影片，因病情可能有进展。

（三）诊断及鉴别诊断

1.诊　断

在临床上，肝内胆管结石多是在出现了胆管炎、胆管狭窄、梗阻、肝萎缩等严重病理改变后才就诊。尽管肝胆外科影像学诊断和手术水平均有了很大进展，但手术后结石复发率和再手术率高的现状仍无显著改善。因此，对肝内胆管结石早诊断和早治疗可能是改变这一现状的关键。早期肝内胆管结石诊断包括。

（1）右上腹慢性疼痛而不能排除其他疾病。

（2）B 超提示肝内胆管结石（应与肝内其他管道系统的钙化鉴别）。

（3）CT 提示肝内有多发性结石影，且呈节段性分布。

（4）ERCP 证实某段肝胆管有结石者。

2. 鉴别诊断

少数病例无典型的胆道症状，仅时常感到肝区轻微疼痛或不适，伴有畏寒发热，体检时可触及肝脏有不对称的增大和触痛，临床上需要和肝炎或肝脓肿鉴别。影像学检查对诊断很有帮助。

（四）并发症

急性期并发症主要是胆道感染，包括重症急性胆管炎、胆源性肝脓肿及其他感染性并发症。结石梗阻和胆道炎性狭窄常为感染的诱因。急性期并发症不仅病死率高，而且严重影响手术效果。

慢性期并发症包括全身营养不良、贫血、低蛋白血症、慢性胆管炎和胆源性肝脓肿、多发性肝胆管狭窄、肝叶纤维化萎缩、胆汁性肝硬化、门脉高压症、肝功能失代偿，以及与长期胆道感染和胆汁滞留有关的迟发性肝胆管癌。肝内胆管结石的慢性期并发症既增加了手术的困难，也影响手术效果。

（五）治疗

肝内胆管结石的治疗仍是肝胆外科需要研究的重要课题之一。该病的治疗原则是解除梗阻、祛除病灶和通畅引流。这三方面紧密相连，缺一不可，解除结石和（或）狭窄的梗阻是手术治疗的关键；去除病灶是手术治疗的核心，同时又常是解除梗阻的重要手段；而通畅引流则是防止感染复发和结石再生的措施，但又必须以解除梗阻和去除病灶为前提。非手术治疗只有在完成了上述三个基本要求后才能奏效。

基本术式与选择。

1. 肝叶切除术

切除病变的肝组织，并去除化脓性病灶。肝叶切除包括治愈性肝切除和辅助性肝切除。治愈性肝切除的适应证包括某一肝叶（段）狭窄及结石、肝胆管多发性狭窄，或并发有慢性肝脓肿，或有肝胆管外瘘或疑有癌变者。辅助性肝切除的目的是以切除肝方叶或肝中叶下段肝组织，使肝内胆管得到充分的显露，增加处理肝门部胆管病变或胆肠吻合的空间。

2. 胆肠吻合术

胆肠吻合术的基本术式是胆管空肠 Roux-Y 吻合，其桥袢应不少于 50 cm。胆肠吻合术的基本前提是祛除病灶和解除结石或胆管狭窄，否则不应进行胆肠吻合。胆肠吻合口要求低位、口径大（如盆式吻合）、黏膜对黏膜吻合等。

3. 胆管引流术

胆管引流术仅适用于某些特殊的病例，如急诊患者、合并有门脉高压症的过渡性手术或不能耐受肝叶切除等复杂手术的高龄患者或全身情况差的患者。由于需要长期带管支撑引流，可促使结石进一步形成，疗效较差。

八、肝外胆管结石

（一）临床表现

1. 症　状

肝外胆管结石的临床表现及病情的轻、重完全取决于结石阻塞程度和有无胆道感染。胆管结石可无症状地排入十二指肠或长期滞留于胆总管而无症状，有时则可部分阻塞终端胆管，从而产生一过性或持续性疼痛、黄疸和感染等。有些既往无胆囊炎和胆绞痛病史的胆囊结石患者（通常是老年人），可因胆管阻塞时发病。

发作时常有阵发性上腹部疼痛、寒战高热和黄疸三者并存，称 Charcot 三联征，是结石阻塞胆总管继发胆道感染的典型表现。

（1）腹痛：为胆绞痛，疼痛多局限在剑突下和右上腹部，呈持续性剧痛，常向右肩部放射，伴恶心、呕吐，是由于胆结石下移嵌于胆总管下端壶腹部，引起括约肌痉挛和胆道高压所致。

（2）寒战高热：是胆结石阻塞胆管合并感染的表现。

（3）黄疸：胆结石嵌于 Vater 壶腹部不缓解，1～2 d 或以后可出现黄疸。部分患者结石嵌顿不重，阻塞的胆管近侧扩张，胆结石可漂移上移，或者小结石通过壶腹部排入十二指肠，使上述症状自行缓解。这种间歇性黄疸，是肝外胆管结石的特点。

由于胆汁滞留，胆总管扩张，加之胆囊的收缩，胆总管的蠕动，可使结石移位或排出。一旦梗阻解除，胆汁流通，症状得以缓解。如梗阻性黄疸长期未得到解决，将会导致严重的肝功能损害。如胆道感染严重，并发急性梗阻性化脓性胆管炎时，病情发展迅速，近 50% 的患者很快出现烦躁、谵语或嗜睡、昏迷以及血压下降和酸中毒等脓毒症休克的表现。如不及时治疗，常在 1～2 d 甚至数小时内因循环衰竭而死亡。

2. 体格检查

一般继腹痛后 12～24 h 开始出现黄疸，此时腹痛常已缓解，黄疸一般不很深，并有波动性的特点，有时黄疸也可为少数胆总管结石患者唯一的临床表现。黄疸时常伴有尿色变深、粪色变浅以及皮肤瘙痒等。体检时在上腹及右上腹部有压痛和肌紧张，胆囊常不能扪及，在病程较长的患者可扪及增大的肝脏和脾脏，肝脏质地较硬。

（二）辅助检查

1. 腹部 B 超

B 超无创、操作简单、费用低，是诊断胆总管结石的首选方法。结石呈强回声光团，与管壁间有分界，其后出现声影，管壁增厚。胆总管直径的扩大可看作是胆总管结石的间接征象。但胆总管下端常因受胃肠道气体的干扰而使检查准确率降低。

2. 内镜逆行胰胆管造影（ERCP）

内镜逆行胰胆管造影是一种快速的诊断方法（敏感性高、特异性高、精确性高）。这种方法只应用于胆总管结石可能性大且能耐受内镜括约肌切开术的患者，应该认识到这种方法是有创的并且可能给患者带来不适。

3. 磁共振胰胆管成像（MRCP）

磁共振胰胆管成像是一种具有高精确率的诊断方法，因此，它优于其他有创的诊断方法如 ERCP。它的缺点是不方便、可行性低和花费高，不是每一位患者都适合做这项检查（如病理性肥胖、安装起搏器的患者）。

4. 血常规

血常规显示白细胞和中性白细胞的百分比均增加。

5. 血清总胆红素

血清总胆红素升高，其中直接胆红素明显升高、碱性磷酸酶升高、尿胆红素阳性、尿胆原降低或消失。

（三）诊断及鉴别诊断

1. 诊　断

根据病史、体格检查和简单的实验室检查可作出肝外阻塞的初步诊断，并可指导下一步检查方案的确定。对可能发生肝外阻塞的患者，决定手术或内镜治疗前必须进行直接胆管造影，了解胆管系统的状况。当临床表现还不明显时，可先进行超声检查。检查结果可提示是否需要进行肝活检，以了解肝内胆汁淤积情况，从而避免过多的有创性检查。对肝外阻塞性黄疸的病例应考虑胆总管结石诊断，同时应排除是否由恶性肿瘤或良性狭窄引起的可能。肝功能检查显示为阻塞性黄疸（血清胆红素和碱性磷酸酶升高）。如出现腹痛、黄疸、寒战和高热（Charcot 三联征）提示急性胆管炎，需急诊处理。

2. 鉴别诊断

（1）传染性肝炎：有传染源接触史，在出现腹痛和黄疸以前常有明显的前驱症状，如全身乏力、食欲缺乏等。其腹痛为肝区钝痛。黄疸出现迅速而消退比较缓慢。肝功能在病变初期即有明显减退。

（2）胆道蛔虫病：患者年龄一般较轻。发病突然，绞痛剧烈，有阵发性加剧，并有特殊钻顶感，发作时常伴有恶心、呕吐，常可吐出蛔虫。黄疸一般多不明显。

（3）胰头癌：患者往往先出现黄疸而后有腹痛，黄疸呈进行性加深，而无波动表现。病程晚期常有消瘦和恶病质表现。

（四）治　疗

尽管胆总管结石患者的临床表现各异，但结石是该病的重要原因，一旦发现，就必须清除。治疗原则包括以下几点。

（1）解除胆道梗阻。

（2）取净结石。

（3）畅通引流，预防结石复发。

（4）合理应用抗生素。对合并急性胆管炎的患者在手术或内镜下清除结石前，需进行抗生素治疗。手术治疗的目的，在于去除胆石以解除阻塞，引流胆道以控制感染；伴有慢性胆囊炎或胆囊结石者，应同时切除胆囊，还需要保证胆道在术后能引流通畅，防止结石和感染在胆道内再发。

1. 非手术治疗

应用抗生素，应根据敏感细菌用药，经验治疗可选用在胆汁浓度高、主要针对革兰阴性杆菌的抗生素；解痉；利胆；纠正水、电解质及酸碱平衡紊乱；加强营养支持和补充维生素，禁食患者应给予肠外营养；护肝及纠正凝血功能异常。

2. 手术治疗

（1）胆总管切开取石、T 形管引流术：可采用开腹或腹腔镜手术。适用于单纯胆总管结石，胆管上、下通畅，无狭窄或其他病变者。若伴有胆囊结石和胆囊炎，可同时行胆囊切除术。术中可采用胆道造影、B 超或纤维胆道镜检查。术中应尽量取尽结石，如条件不允许，也可以在胆总管内留置橡胶 T 形管（不提倡用硅胶管），术后应行造影或胆道镜检查、取石。放置 T 形管后应注意：观察胆汁引流的量和性状，术后 T 形管引流胆汁 200 ～ 300 mL/d，较澄清；术后 10 ～ 14 d 可行 T 形管造影，造影后应持续引流 24 h 以上；如造影发现结石遗留，应在术后 6 周待纤维窦道形成后行纤维胆道镜检查和取石；如胆道通畅无结石和其他病变，应夹闭 T 形管 24 ～ 48 h，无腹痛、黄疸、发热等可予以拔管。

（2）胆肠吻合术：近年来使用较少，仅适用于胆总管远端炎症狭窄造成的梗阻无法解除，胆总管扩张；胆胰汇合部异常，胰液无法直接流入胆管；胆管因病变而部分切除无法再吻合。

第四章　结肠急症

第一节　恶性大肠梗阻

　　恶性大肠梗阻常发生在高龄的患者中。尽管在欧洲和北美，结肠肿瘤是大肠梗阻最常见的原因，但是在肠梗阻的患者中只有 8% ~ 29% 存在结直肠肿瘤，85% 的结肠急症是由于结肠癌，大约一半的梗阻是由于结肠脾区的恶性肿瘤，25% 是由于左半结肠的肿瘤，6% 是由于直乙结肠交界处的损害，8% ~ 30% 是由于右半结肠的肿瘤。在全部结肠癌中梗阻和穿孔共同发生的发生率大约为 1%，但在癌性梗阻中 12% ~ 19% 将会发生穿孔。穿孔可以发生在肿瘤部位或盲肠，是由于远端梗阻性损害引起的压力导致的。

　　梗阻对预后的影响还存在争议。一些研究认为，梗阻对预后的影响在于梗阻是疾病本身发展的一定阶段，而不仅在于肠梗阻本身，因为 27% 的患者在手术时已经有肝脏转移，另一些研究表明，梗阻对预后不良有独特提示作用。

一、症　状

　　部分患者大肠梗阻的症状在一定程度上反映出肿瘤的部位。右半结肠梗阻，尤其是在回盲瓣水平的梗阻，脐周腹痛发作剧烈和呕吐是较早出现的特征。如果梗阻发生在直乙交界处，则会有大便习惯的改变和直肠出血的病史。低位肿瘤呕吐较少见。

　　在查体方面，腹胀是最显著的特征，腹胀的范围可以提示梗阻的水平。胀气，尤其是在右下腹的胀气，提示盲肠胀气。腹膜炎症提示穿孔即将发生或已经发生。触及不规则的肝脏边缘提示存在肝转移，直肠指检触及明显肿块提示存在直肠癌，少数情况下是乙状结肠肿瘤脱垂进入骨盆累及直肠前壁。

二、检　查

　　腹部平片通常可以提示大肠梗阻的诊断。气体在大肠和小肠内的分布形式依赖梗阻的部位，也依赖回盲瓣是否有功能。

　　所有可疑大肠梗阻的患者在没有穿孔迹象时都应该行水溶性造影剂对比检查，否则平片检查可能会被漏诊。

　　检查应该除外其他情况，如扭转或急性假性肠瘫，此外，还应该进行梗阻远端肠道的清洁。应该运用结肠镜或乙状结肠镜，尤其可疑低位肠梗阻时。此外，还应该同时除外在梗阻部位下的肿瘤或腺瘤。增强 CT 或钡灌肠检查应及时使用，将会为术前诊断提供更多的信息。

三、治　疗

（一）非手术治疗

充分的证据表明，急诊处理梗阻的并发症和死亡率至少是择期手术处理的两倍。在近几年，大量的技术已经允许肠梗阻患者进行择期手术。相关的减压技术有：①激光治疗，尤其是 Nd-YAG。②使用自膨胀式金属支架。③使用经肛门内镜减压管。

前两种方法开始限用于不可切除的远端结肠肿瘤，但最近这些方法开始运用于可以手术治疗的低位大肠肿瘤患者。

自膨胀式金属支架可以在放射线或内镜下植入，或者联合使用两种技术。支架植入后进行手术切除的死亡率是 2.6%。一项术前放置支架和急诊手术的对照研究表明，在 18 例多处转移和"大量结肠造口术"的患者中有 17 例避免了不必要的手术。在不同的研究中，急症手术一期吻合率也不同。进一步的研究，在 15 名患者中 13 位使用了支架后症状获得缓解，但后期并发症包括 2 例患者支架移位，3 例肿瘤内生性生长。

减压管经结肠镜经导丝置入，近端结肠减压后，可以经过减压管或口服聚乙二醇溶液进行结肠灌洗。在一期的研究中从置入减压管到手术需要的平均时间是 4.2 d（3～5 d），一期吻合后没有发生吻合口漏。二期研究报道 36 位患者中 34 位获得了成功。

（二）手术治疗

右半结肠梗阻的患者应该平卧在手术台上。左半结肠梗阻的患者应该置于截石位，这样便于通过肛门进行直肠残端冲洗或经肛门置入外科吻合装置。同时也允许助手可以选择站在患者两腿之间。

选择腹部正中切口。如果肠管张力高，应该进行减压：首先，可以扩大手术视野，其次，阻止肠内容物的渗漏。大肠减压可以通过结肠壁斜行植入 16G 的静脉导管，外接吸引器吸引。这样如果肠管的扩张主要是积气时，就可以防止在握持结肠时发生肠管破裂。当局部肿瘤被切除后，它处同源的肿瘤也应该切除。除了肿瘤腹膜种植及肝脏的远处转移，肿瘤直接播散到邻近组织结构的情况也应该进行评估。在这些观察的基础上，来决定手术的范围大小。

如果预期要进行治疗性切除，就应该采取根治性术式，包括扩大切除累及的血管和网膜。如果肿瘤侵犯邻近的结构，可行的话应该连同原位肿瘤切除邻近部分累及的组织。如果没有淋巴结和远处转移，进展期肿瘤的高切除率是可以达到的，但要采取根治性术式，保证切缘无瘤。肝脏和腹膜的转移不影响原位肿瘤的根治性切除。如果认为手术是姑息性的，那么一定要保证胃肠道的连续性，应避免分期手术（即造瘘后再次手术）。

1. 右半结肠梗阻

由于回盲瓣的作用形成闭袢性肠梗阻，盲肠和右半结肠张力会非常高。在进行切除手术前在末端回肠进行小的切开，经过回盲瓣置入 FOLEY 尿管到达盲肠可以达到完全减压。这种方法在当捆绑在盲肠上的绳子断裂，表明即将发生肠管破裂时是非常有用的。

右半结肠肿瘤导致肠梗阻的手术方法有右半结肠切除肠吻合，右半结肠切除行双腔造瘘，回肠横结肠吻合。普遍接受的观点是大多数患者可行右半结肠切除肠吻合术，这种术式毫无疑问并发症很少。一项报告表明在 195 例右半结肠肿瘤梗阻患者急诊行右半结肠切除肠吻合，手术切除的死亡率是 17%。此外，179 例因梗阻行右半结肠切除肠吻合术的患者中，吻合口漏的发生率是 10%，相比较 579 例没有发生梗阻的右半结肠肿瘤患者吻合口漏的发生率是 6%。其他的一些研究显示了相似的死亡率，而且许多患者死亡是由于肠吻合的失败。这表明不应该将右半结肠切除肠吻合术的危险都归因于肠梗阻，进行肠切除和造瘘术才是减少肠吻合危险性的明智之举。

肠吻合技术的应用是依赖于外科大夫的优先选择。如果梗阻的肠管壁厚而且水肿严重，那么使用吻合器一定要非常小心，防止吻合器损伤水肿的肠管。只有在少数情况下局部肿瘤无法切除才行回肠横结肠吻合。在目前的治疗右半结肠梗阻的手术中，盲肠穿孔手术已经没有位置；回肠造口手术可以在局部吻合时使用，在病情非常重的患者不适合行一般手术吻合时可以应用。

2. 横结肠梗阻

对于横结肠肿瘤绝大多数外科医生会选择扩大右半结肠切除术，结肠减压有利于促进肠管运动。对于横结肠肿瘤梗阻的患者，很难进行廓清手术，因为肿瘤会侵犯横结肠系膜和周围的器官要游离脾区并行回肠和降结肠上段的吻合。在重症患者已经发生盲肠穿孔应该行造瘘术。

3. 左半结肠梗阻

对于左半结肠肿瘤梗阻现在越来越倾向于肠切除肠吻合术。先前围绕着施行 Hartmann′s 术式还是单纯的 loop stoma 减压手术。后来讨论的焦点集中于急诊肠切除行一期肠吻合还是二期肠吻合。目前的观点认为一期肠吻合是最好的。

三期手术：很多年以来，左半结肠三期治疗是标准的治疗术式。包括无功能的结肠切除，通常是横结肠，二期行肿瘤切除，三期行结肠切除关闭。这种方法理论上的优势在于对重症患者而言是一种相对较小的操作，行二期肠吻合术在横结肠切除术中多用。但在实际应用中有许多不利之处。首先横结肠切除患者不易进行造口护理，尤其当造口位于右上腹部时，其次，横结肠造口有较高的疝的发生率，既有造口旁疝也有切口疝。对于 25% 左半结肠梗阻的患者因为肿瘤无法切除而行永久横结肠造口，这尤其是个问题。第三，这些患者的平均住院时间是 30～55 d，尽管三期手术在 20 世纪 70 年代的死亡率是 20%，在 20 世纪 80 年代末期及 20 世纪 90 年代初期外科文献表明死亡率是 11%，与二期及一期吻合的死亡率是相似的。多数报道表明与肠切除延期肠吻合相比，三期手术的长期生存率是降低的。

二期手术：研究表明，二期手术与一期手术相比的优势在于：①肿瘤在一期手术中就被切除，这样可以达到相对好的预后。②二期手术缩短了住院时间。③可以避免肠吻合及其并发症导致吻合失败的危险因素发生。这种术式在 20 世纪 70 年代非常流行，现在仍然是许多外科医生的选择。二期手术的死亡率大约是 10%。平均住院时间是 17 ～ 30 d，较三期缩短。但是这种术式的一个主要的缺点是大约 60% 的患者在后期可以保持肠道的连续性，而 40% 的患者将会面临永久造口及造瘘口护理问题。

直肠残端位于腹膜内位，保持结肠的连续性相对比直肠在腹膜返折部以下容易处理。二期手术时间的选择也非常重要。在一项 80 位 Hartmann′s 患者行再次肠吻合术的研究中，最重要的是一期肿瘤切除与二期肠吻合之间间隔的时间发生变化。在 Hartmann′s 手术后 6 个月患者行二期手术没有吻合口瘘和死亡发生。

现在越来越多的二期手术采用腹腔镜手术。早期的研究表明，应用腹腔镜可以缩短住院时间，但是要记住，二期手术若难度很大，要及时中转为开腹手术。

一期手术：尽管左半结肠恶性肿瘤一期肠切除吻合在 20 世纪 50 年代的外科文献中就有报道，在 20 世纪 80 年代，这种术式开始普及。越来越多的研究报道一期肠切除肠吻合的优点，有缩短住院时间，降低死亡率和并发症发生率，避免进行造口。术式依赖于外科医生的选择。

节段性结肠切除行一期肠吻合术而不进行结肠灌洗。将 60 位左半结肠肿瘤梗阻患者中 40 位进行了一期肠切除肠吻合与 Hartmann′s 手术的比较。在两种术式之间没有时间和结果的显著区别，唯一的死亡率是发生在 Hartmann′s 手术组。没有乙状结肠以下的肿瘤。

在一些特殊情况下，其他的一些术式更加可取。如节段性肠切除在老年患者中可优先选择，如果结肠中有同源的多发肿瘤时，次全结肠切除是可选的术式。

如果次全结肠切除加回肠直肠吻合是手术选择，全部结肠需要按常规方式进行动员，并进行直肠冲洗。结肠切除术后，可行缝合或吻合器进行回肠 - 直肠、回肠 - 乙状结肠端端吻合。1995 年报道了第一项关于次全结肠切除和节段性肠切除的随机对照研究。这项研究在 12 个研究中心由 18 位外科顾问收集 91 例符合条件的患者；47 名随机分配到次全结肠切除组，44 名随机分配到台上灌洗和节段性结肠切除术。两组之间在手术死亡率，住院时间，吻合口瘘，切口感染方面没有明显的差异性。在次全结肠切除组，造口旁疝发生率显著升高。结肠次全切除组造口旁疝发生率高的主要原因是有 4 例患者是在 Hartmann′s 手术后被随机分配到该组。还有两例患者后期切除吻合口和进行了造瘘。在术后随访中，结肠次全切除组中每日有 3 次或更多的结肠蠕动的患者数量比节段性结肠切除术后患者的数量显著增多。一例患者在结肠次全切除术后每日结肠蠕动 12 次。大约三分之一随机分配到结肠次全切除术的患者中在术后几个月内有夜间肠蠕动。相比较，不到 10% 的节段性肠切除术患者有同样的情况。

作者小结：尽管两种术式都被接受，节段性肠切除术中灌洗更适用于左半结肠恶性肿瘤梗阻的治疗。

这项研究报道了两种术式术后即刻及早期的结果，但没有进行两种术式长期并发症的随访研究。有争议认为次全肠切除优于节段性肠切除，因为结肠同时性肿瘤可以随同梗阻处损害共同去除，既然左半结肠长度小，那么发生异时性肿瘤的危险性也相对较小。

第二节　急性结肠出血

结肠、直肠出血占全部急性胃肠道出血的20%。大多数是老年患者，在153例报道中平均年龄是66岁。低位的胃肠道出血不如高位的胃肠道出血易于确定部位和来源。由于在大多数患者中出血停止没有人为的干预，常常很难找到出血原因。即使进行手术切除标本检查后，最终的诊断也很难确切。

急性低位胃肠道出血的严重程度可以分为轻度、中度、重度。轻度出血指丢失的血容量小于20%，20%～40%，重度出血丢失血容量大于40%。

一、病　因

（一）（肠）憩室病

选择性的血管造影和结肠镜对于确定急性结肠出血的来源有非常重要的作用。在这些技术应用之前，依靠乙状结肠镜和钡灌肠检查，使人认为70%的严重结肠出血是由于憩室性疾病。最近的报道则认为憩室性疾病占出血原因的50%。尽管憩室多发于乙状结肠，大约60%的患者憩室源性出血来自右半结肠。憩室多发于结肠营养性血管部位，出血常常是由于动脉破裂进入憩室。研究还表明，右半结肠宽颈和圆形的憩室较左半结肠憩室易于出血，导致黏膜直下血管过度变细。这种出血是大的持续性的出血，而不像血管膨胀的间断性出血。

（二）血管发育不良

自20世纪70年代起，小肠血管畸形，作为一种血管扩张和发育不良性疾病，越来越多地被诊断为大肠间歇性出血的原因。表明血管发育不良需要重复进行黏膜下小血管的低度阻塞，但会导致动静脉分流形成。尽管80%的血管发育不良的患者会影响末端回肠、盲肠、升结肠或结肠肝曲，20%会影响降结肠和乙状结肠。血栓性疾病和心血管疾病常常会被联系起来，在一项研究中，这种情况分别占患者的28%和25%。研究表明，动脉瓣膜狭窄和血管发育不良之间的关系可以通过vonWillebrand因子缺乏进行解释，在很多患者中进行瓣膜置换可以阻止胃肠道出血。血管发育不良可以导致一系列贫血和急性结肠出血性疾病。血管扩张迂曲和鲜明的樱桃红区域是结肠镜下的显著特征。在急性发病没有进行肠道准备时，相对细小的出血就会被遗漏，诊断常常要依赖动脉造影。血管造影的特征包括早期充盈，血管迂曲；在毛细血管相，在肠壁可以看到扩张的血管池，然后汇入大静脉，比正常时充盈提前。在临床中当看到明显的出血部位但是没有活动性的出血时，众所周知很难根据血管造影或结肠镜来明确出血的部位。此外，常规结肠镜检中大约有 3% ～ 6% 发现血管发育不良，在老年群体中发现率是 25%。

（三）其他引起出血的原因

尽管憩室和血管迂曲是老年患者结肠出血的重要原因，其他原因也常常可以见到。左半结肠肿瘤也常常可以导致出血。炎症性肠病患者很少发生严重的低位的需要外科手术治疗的出血。萎缩性大肠炎也是公认的直肠出血的原因。在可疑诊断或明确诊断 AIDS 时，AIDS 也可能是潜在的病因。在一项 18 名 AIDS 患者的调查研究中，72% 是由于 HIV-1 缺陷相关的功能失调导致的，包括 7 例巨细胞病毒感染，5 例先天性结肠溃疡，一例小肠 Kaposi's 肉瘤，两例 HIV 相关的血小板减少症。在免疫抑制的患者中应该除外巨细胞病毒感染，比如那些正在化疗的患者。

二、症　状

根据详细的病史和检查可以为明确出血部位提供线索。黑便常常提示出血来自上消化道，但偶然可以发生在小肠和近端结肠。大量新鲜的出血常常提示结肠疾病，但也可能是来自上消化道的新鲜出血。先前进行血管手术的患者有血管补片植入可以增加血管 - 肠管瘘发生的可能性。腹痛可能与萎缩性肠病或炎性肠病有关。血性腹泻表明炎症肠病或感染性结肠炎，肛门出血的病史可能提示有痔疮。直肠的数字化检查和血液检查是必须进行的。

三、初步处理

严重的结肠出血有两种主要的模式。一种情况是开始出血严重，出血停止，可以在出血间歇期进行检查。另一种情况是在急性出血停止后，仍然持续出血或再出血，需要急诊进行检查。大多数患者出血可以自发停止。

总之，需要全面评估患者的血流动力学状态。严重的休克需要及时纠正。老年人及器官功能严重损害的患者比年轻及全身情况较好的患者不易耐受大量的血液丢失。建立好静脉通路后应该进行全血细胞计数和凝血试验。任何凝血的异常都应该积极纠正。在急性的结肠出血，应该统计尿量，置入中心静脉导管来检测静脉血容量。鼻饲插管和胃灌洗在明确高位胃肠出血中有非常重要的作用，但是在高位胃肠道出血中胃灌洗的阴性率是 16%。高位胃肠内镜是最直接的除外高位胃肠出血的手段。

四、检　查

检查的目的是明确出血的部位。通常采用的手段是结肠镜，动脉造影和放射性核素扫描。一些医学中心已经开始着手建立关于针对这方面的技术，而且表明使用这种技术可以将对出血部位的诊断准确率提高到大约 90%。绝大多数患者需要临床医生陪同，因为患者多数没有这种患病经验和进行这项检查的经验。出血部位常常难以捉摸，导致治疗这些疾病非常困难。

（一）结肠镜

结肠镜检查在处理急性结肠出血方面早期不受重视，因为有粪便和血块残留影响视野。如果内镜师有足够的经验和技术则结肠镜可以作为治疗大肠急性出血的常规方法。因为出血可以排泄，那么对于急性严重出血的患者应该急行内镜治疗。即使内镜检查时仍在急性出血，诊断率仍然只有 76%。结肠灌洗可能在明确低位的肠道内粪便和血块方面提供帮助。但是这种观点仍然是很贫乏的，因为排泄物和血块可以吸收大多数的可见光。即使病理证实，寻找近期出血的证据也比高位胃肠道困难。此外，结肠镜可能有并发症发生，如穿孔。由于技术原因导致的不确定性因素很多，不能得到确定的诊断反映的是更加严格的诊断标准，而不仅是检测技术的不足。

进行电子结肠镜检查时，患者应该进行严密的监护和吸氧。镇静剂应该小心使用，保持患者合作检查。结肠镜应该使用宽孔的吸引器，应该避免过量的充气，防止结肠壁膨胀而加重出血。应该预先使用硬的乙状结肠镜来去除直肠壶腹处的血块。治疗方案包括注射血管收缩物质、激光电凝、透热疗法或加热探针处理畸形的血管和息肉。

对那些出血停止的患者，在同一医院得到许可后，可以口服法进行温和的肠道准备。

（二）血管造影

血管造影非常有用，当看到造影剂进入肠腔时，可以进行栓塞止血和对外科治疗进行引导，这要求患者活动性出血速度在 1 ~ 1.5 mL/min，首先行肠系膜上动脉的造影，因为出血常常是在这个动脉的分支处发生。如果没有看到出血点，应该行肠系膜下动脉的造影。如果需要检查全部的出血区域，超选择性的动脉分支插管和大量注射造影剂是非常必要的。拍摄静脉期的后期照片是非常重要的，因为许多显著的病变在动脉期可能看不到。如果出血点看不到，但是动脉造影看到血管发育异常，不必要认为这就是出血部位。在一项研究中，动脉造影可以准确识别 58% ~ 86% 的出血部位。动脉造影的并发症包括造影剂导致的血栓形成、栓塞和肾衰。

当标准的血管造影不能明确出血的部位时，超选择性血管造影在一些特定的情况下是非常有用的。术中血管造影，可以在超选择性插管后追加亚甲蓝来明确出血部位。

常规使用血管造影的争论之一是其潜在的治疗作用。动脉内应用垂体后叶素治疗可以止血，在一定程度上可以减少外科手术治疗。在一组 22 个患者的临床研究中，在使用垂体后叶素治疗后，20 位患者出血得到控制，尽管 50% 的患者在后期不同的时间复发，57% 的患者需要进行选择性外科治疗。

血管造影中垂体后叶素治疗后的高再出血率促使更加权威的治疗方法应用，如超选择性血管栓塞，在控制结肠出血中非常重要，但是有低的栓塞后缺血发生的可能。在一项 27 位病例的研究中，开始通过动脉栓塞来控制出血，6 例发生再出血，5 例需要进行外科干预。

最近的研究观察了用吸收性明胶海绵粒子或弹簧圈行超选择性栓塞后肠管的大体形

态和组织学改变。14 个患者进行了回顾性研究，11 个患者有结肠出血，栓塞治疗成功地控制了出血，没有发生再出血。在 13 例患者中没有发生显著的肠管损害（93%）。一位患者从肠系膜上动脉血管弓近端用大量的吸收性明胶海绵粒子进行栓塞，导致严重的肌肉纤维化。

（三）放射性核素扫描

用 ^{99m}Tc- 硫胶体或 ^{99m}Tc 标记的红细胞闪烁扫描法来进行胃肠道出血的检查是非常重要的，因为这是相对无创的检查，可以探查遗漏的出血部位，即使出血速度低至 $0.05 \sim 0.1$ mL/min。^{99m}Tc- 硫胶体在血液中可以快速清除，在肝脏和脾脏中有很高的背景活性；然后很快被置换为 ^{99m}Tc 标记的红细胞。这样可以在一次注药后持续观察 24 h，对于间断出血的患者会非常有意义。尽管这项技术非常敏感，但红细胞快速向肠腔内移动，可能导致在间歇拍片中进行出血定位不准确，而且小肠灌洗导致肠腔血液逆流及向前移动。由于一些扫描能够看到出血但是不能定位，在另一些患者中没有看到出血停止的确切证据，因此，闪烁扫描的确切效果还很难评价。六项报告的数据，共包括 641 名患者的闪烁扫描的结果，表明该项技术的诊断率是 40% ～ 97%，准确定位率是 40% ～ 97%，不正确的定位率是 3% ～ 59%。

一些临床医生认为闪烁扫描可以作为急性低位胃肠道出血患者的初筛检查，^{99m}Tc 标记的红细胞闪烁扫描法的主要缺陷是只能定位腹部出血的区域。其他的一些不足还包括溶解性差，对出血很少或停止的患者没有意义。

五、诊断程序概述

对于结肠急性出血患者选择检查方法首先要明确出血的严重程度，其次是进行可能的定位。作者采用的方法是首先排除上消化道出血。即使是非常小的可能性，应该使用上消化道内镜技术。应用刚性的乙状结肠镜来除外肛门直肠的出血，可以预先通过结肠镜来除去血块。大约 80% 结肠出血的患者可以自发止血，一些患者可以选择这种检查方法。通常在进行温和的肠道准备之后进行结肠镜检查。如果出血继续就要进行血管造影检查，如果出血部位在血管造影中不明确，就要尝试通过结肠镜进行进一步检查。当缺乏血管造影技术或内镜不能进行出血定位时，就应该进行放射性核素扫描。当药物、内镜和血管造影技术应用后仍有持续大量的出血，就应该进行外科干预。

（一）控制出血

结肠镜是一线的治疗方法。单极或双极的透热疗法，氩气血浆凝结，Nd-YAG 激光治疗，加热探针已经可以成功治疗血管发育不良。一般来说，这些技术发生穿孔的危险性不大，尤其是使用单极透热疗法。加热探针可以治疗出血性憩室。

尽管在血管造影中施加垂体后叶素可以有效治疗 90% 血管发育异常和憩室性的出血，但这种方法只是一种姑息性治疗，因为一旦血管痉挛解除，就会发生大出血，大多数的患者需要外科手术治疗。对于不适合行外科手术治疗的患者可以考虑行选择性动脉栓塞治疗。

结肠的失血比例将决定急诊手术的缓急。如果出血来源已经明确，经过血管造影或结肠镜治疗，出血仍在继续，腹腔镜和节段性切除可以引起的手术死亡率和再出血的发生率较少，对于结肠大量出血患者，台上灌洗和术中结肠镜可以进行出血定位和为一期肠吻合做准备。事实上，腹腔镜，高流量的灌洗，术中结肠镜都可以作为出血纠正后进一步治疗的选择方法。在一项报道中，这种方法在9名出血患者中，7名明确了出血部位。如确定血管畸形存在右半结肠，在保留的结肠中存在憩室，出血部位明确但是没有活动性出血，那么在治疗方面还存在争议。对于小肠或直肠出血，尽管次全切除似乎是明智的选择，但患者在术后可以继续出血。清洁灌肠后行结肠造影和台上结肠镜检查可以减少这种危险发生。

在急症情况下，可以在剖腹探查过程中顺行从末端回肠将结肠镜送入小肠，或通过外科治疗顺行经口进入胃、十二指肠和小肠。

术中造影的潜在价值在不同的病例中得到体现。先前已经描述在术中肠管暴露良好时在适当的血管中注入亚甲蓝。另一种方法是关掉无影灯，通过内镜在术中进行透视法确定出血部位。

第三节　急性结肠憩室炎

随着年龄增加，结肠中发现憩室的概率在增加。据估计，年龄达50岁的患者有三分之一有结肠憩室，80岁以后有三分之二的患者发生结肠憩室。尽管大多数结肠憩室的患者是无症状的，但是许多患者还是因为炎症并发症需要进行外科治疗。急性憩室炎可以影响部分结肠，在西欧和北美，左半结肠常常累及，但是在中国和日本，右半结肠憩室更加常见。

憩室炎并发症状发生在10%～30%的患者中。20世纪60年代，急性憩室炎患者15%～30%需要进行手术治疗，现在因为急性憩室炎进行手术的已经比较少见了。

一、症　状

憩室炎被认为是由于憩室颈部的大便浓缩，继发炎症和小的穿孔，局部细菌繁殖，导致结肠壁和网膜的炎症包绕（急性乳头性憩室炎）。脓液可以在结肠系膜和邻近的结肠壁聚集。当脓液聚集增多时，会集中在小肠袢或腹膜的返折处。有时，脓液会破溃进入腹膜腔，引起脓性或粪性的腹膜炎。急性憩室炎的 Hinchey 评分系统已经被广泛接受，在研究结果方面还要进行对比研究。

有时其他的并发症也会发生。有时会发生肠管与邻近组织之间的瘘，如膀胱。大约

10%的左半结肠梗阻是由于憩室疾病，在临床上与恶性左半结肠肿瘤疾病易于鉴别。出血是罕见的并发症。年轻的恶性结肠憩室性疾病是否进行外科治疗还存在争议。通常，对急性憩室炎治疗的争议倾向于以下情况，早期的检查和确定诊断是疾病治疗的基础。如果进行急诊手术死亡率和并发症发生率将会升高。

二、检　查

在西方罕见的情况是，急性右半结肠憩室炎，可与发生左半结肠的盲肠炎发生混淆。超声报告的敏感性是91.3%，特异性是99.8%，诊断急性右半结肠憩室炎的准确率是99.5%。

在常见的左半结肠疾病中，腹部平片可以显示非特异异常，如大约3%～12%的患者发生腹胀，30%～50%的患者发生小肠梗阻或软组织的损伤。Rigler′s征表明腹部胀气，双侧肠管胀气，可以看到特征性的镰状韧带显像，有时在右上腹部可以看到线状的密度影，侧方脐韧带在骶骨上方呈倒置的"V"形。对于其他检查的价值还存在争议。临床医生认为初始需要外科手术对患者进行分级评估。其他医生认为评估可以推迟到保守治疗失败，出现并发症并且需要进行治疗时。

急性憩室炎的特征包括肠壁增厚，在炎症后脂肪和周围软组织中出现节段性密度增高，这提示是蜂窝组织炎或软组织肿块形成。CT的优点包括准确评估肠周受侵的范围，对于穿孔和脓肿形成的诊断非常有意义。对于其他脓肿的经皮治疗也是有意义的。对于造影检查不能明确描述形态，外科治疗有困难的患者而言，行CT检查是有意义的。CT可能影响急性憩室炎的治疗，因为大量软组织的累及多需要外科手术治疗。

与钡灌肠相比，CT没有增加诊断的准确性，但是毫无疑问对诊断疾病严重程度和软组织累及范围方面更加准确，在长期和短期的治疗中有很好的预测价值。尽管超声显像不像CT那样用于憩室炎的定位，但是超声可以作为初步的诊断。与造影或外科治疗后的最终诊断相比，超声的敏感性是85%，特异性是80%。超声诊断标准包括在左侧腹部，肠壁增厚超过4 mm，范围超过5 cm，表明有憩室或邻近肠管的脓肿形成。其潜在的优点在于对脓肿的治疗有价值。不足在于超声评估肠管厚度是非特异的，评估水平依赖操作者的水平。对于低位乙状结肠的病例，经直肠超声和经腹部超声联合应用可以提高检查的准确性。

另一项可以选择的检查方法是钡灌肠对比造影。尽管大量文献报道在急性憩室炎时运用钡灌肠对比造影进行诊断，但是还没有在最好的造影剂和最佳的检查时间之间达成共识。尽管很多人提倡用水溶性造影剂，但有人坚持用钡剂，现在已经不再运用注气进行检查了。其他学者则不建议在急性期进行造影剂检查，而是推迟到急性期后两周进行。

在英国的许多医院，急性期优先使用水溶性造影剂，而不使用空气对比造影。水溶性造影剂在急性憩室炎的成像特点是：①憩室伴有或不伴有痉挛。②憩室周围炎及乙状结肠不规则的狭窄或梗阻。③造影剂外漏是诊断穿孔最可信赖的手段。如果没有发现憩室，则必须回顾检查。检查对于预测是否进行外科治疗非常重要。30 例伴有或不伴有痉挛的憩室炎患者中只有 3 例经过水溶性造影剂检查后需要进行外科治疗，造影剂外漏的 16 例患者中 13 例需要手术治疗。

最近，在一项前瞻性的研究中通过磁共振来诊断急性憩室炎。结果非常令人鼓舞，但是还需要进行正规的评价。

右半结肠疾病可能在术中偶然发现或在术前进行详尽的检查。治疗的观点仍存在争议，从阑尾切除术到部分结肠切除术。保守治疗，部分结肠切除术和抗生素应用的死亡率、发病率和复发率与憩室切除相似。一些西方的外科医生不常用这种方法而是进行更大范围的切除，对于单发的盲肠憩室则采用局限性的回盲部切除术，在右半结肠存在多个病灶时行右半结肠切除术。当不太可能排除肿瘤存在时，进行右半结肠切除是正确的。在术中运用分支内镜经过阑尾的残端进行观察可以确定憩室炎症的诊断。但是只在一些医学中心将这项检查作为常规。

典型的憩室炎患者会主诉左侧髂窝的疼痛和发热。腹部触诊或肛诊有轻压痛或弥漫性疼痛。妇女应该进行阴道的检查帮助除外妇科疾病。如果进行乙状结肠镜检查，一定要轻微操作，少量注气。

没有弥漫性腹膜炎时，应该采取非手术治疗，采用针对革兰阴性菌和厌氧菌的抗生素。许多临床医生提倡让肠道休息，经静脉途径给液体和抗生素。如果疼痛和发热在几天好转，患者可以回家，出院后几周进行钡灌肠或乙状结肠镜或结肠镜检查，除外恶性病变。

如果患者持续发热，疼痛没有缓解，或者低位腹部肿块增大，应该进行 CT 检查。如果不能进行 CT 检查，在此期应该进行超声或水溶性双重对比造影检查。如果有脓肿形成，要在放射引导下进行穿刺引流。如果局部的腹部体征变得弥散或者经过足够的保守治疗感染得不到控制，应该进行手术治疗。少数患者局部的憩室炎需要进行手术治疗，一期切除，术中灌洗和一期吻合已经成为常规术式。

乙状结肠的憩室穿孔常常发生在下腹部，多在腹部左侧，逐渐在全腹播散。大约 25% 的患者，症状和体征在右腹部。体检时有全腹的弥漫性腹膜炎，包括压痛和反跳痛。大约四分之一的患者在腹部平片上可以看到膈下游离气体，而且脓性腹膜炎比粪性腹膜炎更常见。在 93 例憩室穿孔和弥漫性腹膜炎患者的连续报道中，18 例是粪性腹膜炎，75 例是化脓性腹膜炎。大多数这样表现的患者明确需要手术治疗，进行其他检查是没有意义的。在这个阶段最主要的是纠正一般情况，因为患者多数年龄大，心功能储备差。对于这组人群主要是通过测定中心静脉压来估计液体输入量。短期的复苏对于患者的生存而言将会付出代价，这时将患者送进手术室是极大的错误。这个时期的任务是恢复耗竭的血管内外的血容量，保证尿量的心肺功能。尽早开始抗生素治疗来抑制厌氧菌和革兰阴性菌。

一些患者经保守治疗恢复很快，可以考虑腹腔镜治疗。如果腹痛和体征加重，就应该继续进行更长时间的保守治疗。

三、手术治疗

患者置于截石位，可以选择正中切口入路。脓液和肠内容物必须从腹膜腔清除，标本送病理检查，要做需氧菌和厌氧菌的培养。术中腹腔灌洗的意义仍存在争议。用6～8 L温盐水进行灌洗是有意义的，同时在盐水中加抗生素，在逻辑上是合理的，受到普遍的接受。除了治疗腹膜炎，外科治疗的主要目的是降低持续腹腔感染的危险性。过去认为急性发病的患者无法承受肠切除手术。事实上恰好相反，因为无法切除结肠导致了很高的死亡率。

提倡行结肠切除进一步的问题是在于决定病变是肿瘤穿孔还是憩室炎症。在腹腔镜手术时，当结肠炎症水肿时，两种损害的表现是相似的。据估计大约有25%的术前诊断为憩室炎的患者在手术中发现是肿瘤穿孔。如果有足够的理由怀疑肿瘤，应该进行病变的根治性切除，包括结肠系膜都要切除。对切除的标本进行病理检查作为决定下一步治疗的依据。

不能完全切除乙状结肠远端是导致憩室炎症复发的危险因素。因此，Hartmann切除术要完整切除乙状结肠，封闭直肠，左侧髂窝结肠造口，是许多外科医生采用的标准术式。如果由于结肠与邻近组织粘连严重，手术异常困难，导致肠道不通畅，那么合理的治疗应行远端造瘘，局部清除干净，将患者转诊到三级医疗中心。

对于选择进行急性憩室炎手术治疗的患者进行一期肠吻合的数量在增加。主要的原因是：①患者需要一次手术而不是两次。② Hartmann切除术后患者永久使用人造肛门，不愿意或不适合进行进一步的手术。③ Hartmann切除术后进行造口还纳是非常困难的。

据相关研究结果显示，一些憩室穿孔患者进行一期肠切除肠吻合手术没有发生死亡和吻合口瘘。100例一期肠切除肠吻合的患者手术死亡率是9%，而一期肠切除未行肠吻合的死亡率是12.2%。但是他们指出报道的病例可能是经过选择的，好的结果更多反映的是外科医生施行手术的热情和手术技巧，而不是手术操作本身的内在价值。对124例复杂憩室疾病患者中的55例施行了肠切除，术中灌洗和一期肠吻合，55例患者中49例患憩室炎症，其中33例有局限性腹膜炎，16例有弥漫性腹膜炎。肠内容性腹膜炎被认为是一期手术的禁忌证。2例发生吻合口瘘，3例腹部伤口哆开，4例死亡，1例死于吻合口瘘。

这项研究表明，一期肠切除对于选择性的患者而言是可行的。

进一步研究表明，在急诊直肠结肠切除术中，一期肠吻合在并发症方面没有显著的区别，即使患者并发腹膜炎（21.9%由于穿孔，17.7%是局限性脓毒症）。在一项回顾性研究中，33例患者术前没有行肠道准备和术中灌洗，行一期肠切除肠吻合。12例患者Hinchey评分是1分和2分，7例患者是3分，2例患者是4分。1例发生吻合口瘘，3例死亡，其中1例怀疑发生吻合口瘘而死亡。尽管越来越多的人支持憩室穿孔的患者行一期肠切除吻合术，但是适合进行这种手术的患者人数却很少。

第五章　危重症循环监测与支持技术规范

第一节　桡动脉置管技术规范

一、名词定义

桡动脉置管技术：动脉留置针由不锈钢的针芯，软的外套管组成，穿刺时将外套管和针芯刺入动脉血管中，当套管送入血管后，抽出针芯，将柔软的套管留在血管中进行的操作。

二、适应证

（1）重度休克、复杂重大手术患者需要持续监测血压变化患者。

（2）血流动力学不稳定，应用血管活性药物，指导药物使用的患者。

（3）需要反复抽取动脉血标本的患者。

（4）严重创伤及多器官功能衰竭的患者。

（5）监测无创血压不准确或不能行无创测压者。

（6）危重及大手术术后血流动力学不稳定需要进行动脉压监测者。

（7）需行低温和控制性降压的手术。

三、禁忌证

（1）有出血倾向者或凝血功能异常。

（2）穿刺部位皮肤有炎症、感染、伤口等。

（3）动脉炎或血栓形成者。

（4）桡动脉穿刺前应进行改良 Allen 试验，阴性者不应做穿刺（2017 年 Allen 改良试验更改了阳性体征标准）。

（5）该动脉是某侧肢体或部位唯一血供来源。

四、目　的

（1）连续直接的血压监测，及时、准确反映患者血压变化情况。

（2）通过动脉置管处采集标本或者进行药物输注。

（3）避免频繁动脉穿刺给患者带来疼痛及血管壁损伤。

（4）为制订治疗方案和护理计划提供了临床循证依据，提高护理质量。

五、制度与依据

本规范理论及操作部分主要依据 2017 版《中国麻醉学指南与专家共识》桡动脉置管操作与压力监测专家共识。

六、准 备

（一）用物准备

医嘱单、移动医护信息系统（PDA）、专用动脉留置针（成人选用 18～20G）、安尔碘消毒液、棉签、利器盒、洗手液、污物桶、透明敷料、纱布卷、无菌巾、一次性注射器、250 mL 生理盐水、换能器、数据线。物品符合无菌原则，处于备用状态。

（二）环境准备

病室安静整洁，光线充足，适宜操作，请无关人员回避，保护患者隐私。

（三）护士准备

衣帽整洁，洗手戴口罩。

（四）患者准备

患者处于安静状态，配合操作。

七、操作流程

桡动脉是最常用的动脉穿刺部位，通常选用左侧桡动脉。腕部桡动脉在桡侧屈腕肌腱和桡骨下端之间纵沟中，桡骨茎突上下均可摸到桡动脉搏动。由于此动脉位置浅表、相对固定，因此穿刺置管比较容易。

（1）素质准备。服装整洁，仪表符合要求。

（2）用物准备。医嘱单、PDA、无菌治疗盘、专用动脉留置针、检查手套、安尔碘消毒液、棉签、利器盒、洗手液、无菌巾、纱布卷、一次性注射器、加压袋、换能器等。

（3）核对告知。自我介绍，采用两种身份识别的方法进行患者身份确认，告知操作目的，告知配合事项，取得合作。

（4）评估桡动脉及 Allen 试验。

①评估患者身体情况、年龄、病情、治疗情况、置管史。

②嘱患者握拳，观察两手指尖，同时压迫桡、尺动脉，然后在放松压迫尺动脉的同时，让患者松拳，观察手指的颜色。如 5s 内手掌由苍白变红，则表明桡动脉侧支循环良好，Allen 试验阴性，如长于 5s 手掌颜色仍不变红动脉侧支循环不佳，Allen 试验阳性。提示该侧尺动脉不足以保障该手部血供，该侧桡动脉不宜进行穿刺或置管。

③评估穿刺部位皮肤情况及肢体活动度。

（5）穿刺肢体放置。护士站在穿刺侧，取站立位，视线保持在采血部位区域内。上肢外展于托手架上，患者手臂平伸外展 20°～30° 角，手掌朝上，手指指向穿刺者，将纱布卷放置患者腕部下方，使腕关节抬高 5～8 cm，并且保持腕关节处于轻度过伸状态。

（6）洗手戴口罩。七步洗手法，正确洗手。

（7）定位法。穿刺时将穿刺者左手的示指、中指、环指自穿刺部位轻放于患者桡动脉搏动最强处，食指为穿刺的"靶点"穿刺点一般选择在桡骨茎突近端 0.5 cm 即第二腕横纹处。

（8）放置治疗巾。手不触及无菌治疗巾内侧。

（9）消毒。

①以动脉搏动最强点为圆心。

②消毒范围大于 8 cm×8 cm 消毒 2 遍。

（10）戴手套。遵循无菌原则进行操作。

（11）拆专用动脉留置针。将动脉留置针取出，除去针头护套。

（12）穿刺。确定动脉的搏动部位和走向，选好进针点，针尖指向与血流方向相反，一般为 30°～45° 角，缓慢进针，当发现针芯有回血时，压低穿刺针并再向前推进 2～3 mm，针芯见回血涌出，可向前推送外套管，随后撤出针芯，此时套管尾部应向外搏动性涌出血液，说明穿刺置管成功。

（13）拔针芯。一只手压迫穿刺点前方动脉，另一只手拔出针芯，弃去。

（14）连接换能器。操作成功后正确连接换能器，保持通畅，无气泡，无血栓，并将加压袋压力调节至 300 mmHg（可以达到 3～5 mL/h 自动冲洗的效果）。

（15）固定。以穿刺点为中心，单手无张力持透明敷料固定，并标示留置日期、时间、操作者姓名。

（16）校正零点。将换能器固定于患者心脏水平（腋中线第四肋间位置），转动换能器上三通，关闭患者端，按"校零"等待机器归零，屏幕显示"0"时，转动换能器上三通，使换能器与动脉相通。

（17）整理床单位。取舒适体位。

（18）记录。准确无误记录。

八、注意事项

（1）严防动脉内血栓形成：注意观察，及时发现血管痉挛、血栓、巨大血肿等并发症。一旦发现血栓形成和远端肢体缺血时，必须立即拔除导管。

（2）严格无菌操作：预防感染。穿刺部位每 24 h 更换敷料一次，测压管内及导管接头处不可有血迹，测压管路保持无菌及密闭性。

（3）保持测压管路通畅，妥善固定：防止直上直下固定，应将导管从拇指绕一下再固定。

（4）防止气栓：调节零点及采血等操作时防止空气进入。

九、并发症及处理

（1）远端肢体缺血：密切观察手指颜色及温度，如发现有皮肤发白、发凉、发绀等异常变化，及时通知医生，必要时给予拔除。

（2）局部出血、血肿：穿刺部位出现血肿时应立即拔出留置针，有效压迫止血，并局部加压包扎 30 min。

（3）感染：置管时间一般不超过 7d，一旦发生感染迹象应立即拔除。

十、前沿进展

（1）有创血压监测在心肺复苏中的应用：2017 年《救治指南》提到心肺复苏的有效指征为患者口唇及甲床转红，瞳孔回缩，眼球活动等，目前国内外没有如何提高及时反映心肺复苏的客观操作指标，对于提高 CPR 质量，有创血压监测有临床应用意义。

（2）生理盐水持续冲洗应用效果高于肝素稀释盐水：在避免肝素潜在危险及可能出现的不良反应的同时，还能减轻护理人员工作量，降低家庭经济负担，避免了使用肝素的禁忌证及与其他药物的配伍禁忌。

（3）改良穿刺技术提高穿刺成功率，降低并发症：在桡骨茎突内侧搏动最明显处，再沿桡动脉向心方向走约 2 cm 处动脉搏动点穿刺，此处动脉血管虽然被肱桡肌覆盖，位置较深，但是与传统桡骨茎内侧搏动最明显处相比，该处动脉血管更平直，穿刺成功率更高，渗血与肿胀等并发症更低，该处动脉导管不易随患者腕部活动而发生移位，血压波形更稳定。

（4）超声引导下进行动脉穿刺置管能够提高穿刺成功率，降低置管并发症的发生率，效果明显：《2016 年安全血管通路指南》如果动脉插管有困难时应尽早考虑使用超声，超声波可用于评估血管尺寸及是否通畅，超声引导具有绝对的优势。

第二节　主动脉球囊反搏穿刺护理配合技术规范

一、名词定义

主动脉球囊反搏技术是通过穿刺股动脉在降主动脉左锁骨下动脉开口的远端处放置一个体积约 40 mL 的长球囊。主动脉瓣关闭后，球囊被触发充盈，导致主动脉内压力增高，使心排血量和舒张期冠脉的灌注增加。在收缩期前球囊被排空，使左室的后负荷降低，心脏做功降低，心肌耗氧量降低。

二、适应证

（1）心力衰竭：如急性心梗并发心源性休克，心脏术后难以纠正的心源性休克，病毒性心肌炎、心脏挫伤、围手术期并发急性心梗。

（2）急性心肌梗死的机械并发症：如梗死后室间隔缺损、急性二尖瓣关闭不全、大室壁瘤、乳头肌断裂等。

（3）内科治疗无效的顽固性不稳定型心绞痛。

（4）缺血相关性顽固室性心律失常。

（5）高危非心脏外科手术的心脏支持。

（6）高危患者行冠脉血管造影、血管成形术的循环支持。

（7）心脏移植前后的辅助治疗、人工心脏的过度治疗。

三、禁忌证

（1）严重的主动脉瓣关闭不全。

（2）腹主动脉瘤或胸主动脉瘤。

（3）严重髂主动脉钙化或外周血管疾病。

（4）脑出血或不可逆的脑损害。

（5）心脏病或其他疾病的终末期。

（6）严重的凝血机制障碍。

四、目的

（1）降低左心室负荷，在心脏收缩期 IABP 气囊内气体迅速排空，主动脉压力瞬间下降，心脏射血阻力降低，心脏后负荷下降，心脏排血量增加，心肌耗氧量减少。

（2）改善冠脉灌注，在心脏舒张期，主动脉瓣关闭同时气囊迅速充盈向主动脉远、近侧驱血，使主动脉根部舒张压增高，增加冠状动脉血流和心肌氧供。

（3）改善心肌氧供 / 氧需比率的同时伴有外周灌注的增加。

（4）是临床应用广泛和有效的一种机械循环辅助方式之一。

五、制度与依据

（一）本规范理论部分主要依据

《危重病护理科学与实践》，该实践是将危重病护理临床实践的知识和要点与相关的理论相结合，指引护士提高临床专业能力。其主动脉球囊反搏部分对 IABP 的适应证、禁忌证、工作原理均做了详细的描述。

（二）本规范操作部分主要依据

《危重症护理监护技术 MICU 临床护理思维与实践》，该实践针对 IABP 操作过程中的护理配合、护士掌握的要点及注意事项做了详尽的描述，重点突出了技术的新颖性和可操作性。

六、准 备

（一）用物准备

医嘱单、无菌治疗盘、主动脉气囊反搏导管套包1个、压力监测装置（专用的换能器、软包装生理盐水）、无菌手术衣、无菌手套、安尔碘消毒液、利器盒、洗手液，检查用物的有效期，物品处于备用状态。

（二）环境准备

病室安静整洁，光线充足，适宜操作，关闭门窗（或窗帘），请无关人员回避，保护患者隐私。

（三）护士准备

衣帽整洁，洗手，戴口罩。评价患者股动脉和足背动脉搏动，双下肢皮肤颜色、温度。

（四）患者准备

患者处于安静状态，配合操作。

七、操作流程

（1）素质准备。服装整洁。

（2）评估：股动脉和足背动脉。协助医生评价患者股动脉和足背动脉，判断搏动是否正常；观察双下肢皮肤颜色、温度。

（3）洗手戴口罩。七步洗手法正确洗手。

（4）物品准备。医嘱单、无菌治疗盘、主动脉气囊反搏导管套包1个、无菌手术衣、无菌手套、安尔碘消毒液、利器盒、洗手液。

（5）解释核对。采用至少两种身份识别的方法进行患者身份确认（腕带、反问式、PDA）。

（6）体位准备。仰面平卧位。

（7）穿刺肢体放置。双下肢外展伸直位。

（8）备皮。穿刺部位备皮。

（9）消毒。

①协助医生局部消毒。

②以动脉搏动最强点为圆心。

③消毒范围大于 5 cm×5 cm 消毒 2 遍。

（10）戴手套。提醒医生严格无菌操作戴手套。

（11）处理医嘱、记录。在护理记录中记录患者穿刺时间、位置、生命体征、IABP 参数、患者穿刺侧肢体状态，在检验申请单上注明采血时间、氧疗方法与浓度、持续时间和体温，马上送检。

八、注意事项

（1）置管侧肢体应保持伸直状态，如需翻身应呈轴状，以防导管打折。

（2）定时冲洗反搏导管的动脉端，肝素 50 mg 生理盐水 500 mL 每次 1～2 mL，1～2 h 冲洗一次，如动脉波形有衰减趋势，则应随时冲洗。

（3）换能器应保持与心脏同一水平。

（4）最佳触发方式为心电图触发，当有些操作干扰心电图时，要提前转为血压触发。

（5）注意观察下肢血运情况，注意穿刺侧肢体皮肤的颜色、温度及足背动脉搏动情况，定期测量双侧肢体的周径。

（6）注意氦气管及动脉延长管勿折。

（7）患者回病房后记录导管外端的长度，搬动患者后要及时检查外管的长度。

（8）注意穿刺部位有无渗血等情况。

九、前沿进展

（1）体外膜肺氧合（ECMO）与主动脉球囊反搏（IABP）联合辅助在心血管外科术后心源性休克（PCS）患者中的救治经验，经过 ECMO 和 IABP 联合辅助的 PCS 患者有良好的远期结局，尤其是行心脏移植术的患者。

（2）体外膜肺氧合联合主动脉球囊反搏救治重症患者院内转运护理，构建专业的转运团队并做好转运前的病情评估及预处理是成功转运的前提，转运路径的通畅及转运中的同质化管理是安全转运的护理重点，转运后的有效交接是转运后护理工作继续的有效保障。

第三节　体外膜肺氧合护理配合技术规范

一、名词定义

体外膜肺氧合（ECMO）是以体外循环系统为基本设备，采用体外循环技术进行操作和管理的一种辅助治疗手段。体外膜肺氧合是将静脉血从体内引流到体外，经模式氧合器氧合后再用血泵将血液灌入体内。临床上主要用于呼吸功能不全和心脏功能不全的支持，体外膜肺氧合能够使心脏和肺脏得到充分休息，为心肺功能恢复赢得了时间。体外膜肺氧合有静脉–动脉（V-A）和静脉–静脉（V-V）两种辅助模式。

二、适应证

（一）V-V 模式

（1）新生儿肺部疾患引起的呼吸衰竭。

（2）呼吸窘迫综合征：各种原因（外伤性、感染性、手术后、肺移植前后）导致的、内科治疗无效的严重 ARDS。

（二）V-A 模式

（1）心脏术后心源性休克。

（2）各种原因引起的心搏骤停或心源性休克：如急性心肌梗死、爆发性心肌炎、心脏介入治疗突发事件、等待心脏移植、长期慢性充血性心力衰竭患者急性失代偿等。

三、禁忌证

（一）V-V 模式

（1）不可恢复性中枢神经系统损伤。

（2）严重慢性肺疾患。

（3）伴有重度预后不良性疾患（如终末期癌症）。

（4）免疫抑制性疾患。

（5）多器官功能衰竭。

（6）由于肝素涂层管理的运用。

（7）颅内出血＞Ⅱ级。

（二）V-A 模式

（1）慢性器官功能不全。

（2）肝衰竭：门脉高压、肝硬化为绝对禁忌证。

（3）年龄＞70 岁为相对禁忌证。

（4）介入时机：决定时机（第 1 次试图脱离体外循环机到开始 ECMO 循环辅助）超过 6h 生存率降低：由 44% 降低为 14%。

四、目　的

（一）保障组织灌注

体外膜肺氧合可以通过机械的血液灌注，使正性肌力药物或血管活性药物的用量明显减少，微循环收缩得以改善，从而使组织灌注得以保障。

（二）等待心肺功能恢复

对重症呼吸衰竭的患者，体外膜肺氧合支持时呼吸机的参数可调节到较低的范围，已达到肺保护性通气的目的；对重症心力衰竭的患者，体外膜肺氧合支持时可有效地降低心脏的前负荷、后负荷，并减少正性肌力药物或血管活性药物的应用，进而使心肌氧耗减少，氧供增多。

（三）等待心肺移植

对重症慢性肺功能衰竭和心功能衰竭不能维持正常新陈代谢的患者，体外膜肺氧合的支持可维持充分的组织灌注和内环境稳定，阻断病理生理的恶性循环，并在肺或心脏的移植术后使其功能得到尽快恢复。

（四）供体捐献

体外膜肺氧合支持可提高移植供体的质量，并在移植术后使被移植的器官功能得到尽快恢复。

五、制度与依据

（一）本规范理论部分主要依据

国际体外生命支持组织（ELSO）2017 年出版的《体外生命支持：ELSO 红皮书，第5 版》。该书围绕体外膜氧合治疗期间的管理及患者的护理，包括了基于证据的指南。体外膜氧合指南的背景、理论依据和参考文献均来自本书。对体外膜氧合的适应证、禁忌证、并发症、技术方法及团队建设都做了详细的描述。

（二）本规范操作部分主要依据

中国医师协会体外生命支持专业委员会 2018 年 5 月发布的《成人体外膜氧合循环辅助专家共识》，该标准由来自全国 20 余家医院的医疗、护理、呼吸治疗等不同领域的权威专家，参照国内外相关指南、共识及重要文献，经过多次讨论和修改后形成的较全面的体外膜氧合临床操作实践标准。旨在规范体外膜氧合临床操作，提高体外膜肺氧合期间的技术和患者安全。

六、准　备

（一）患者准备

（1）病情评估：制订 ECMO 支持方案前，评估患者的心肺功能，并明确行 ECMO 的治疗模式。

（2）体位摆放：取平卧位，穿刺部位下方铺清洁垫巾。

（3）手术部位：常规选择右侧颈内静脉和右股静脉置管，予以穿刺部位备皮。

（4）皮肤保护：保护骶尾部位和骨突处皮肤，以免形成压疮。

（5）静脉通路：患者常规避开置管穿刺部位，在对侧肢体开通静脉通道，便于术中给药。

（6）有效监护：进行有效心电监护，有创动脉血压监测，利于术中连续动态监测血压。

（7）抗凝准备：插管前 5 min 给患者肝素，ACT > 300 s。

（二）用物准备

ECMO 主机完好、手动离心泵、UPS 电源性能良好、水箱完好、彩色多普勒（超声）、ACT 机、预充套包、0.9% 氯化钠注射液 1 000 mL、无菌管钳、穿刺针、鞘管、导丝、微创扩张引流套件、动静脉导管、手术衣、无菌铺巾包、血管切开包、换药包、缝合包、缝线、

75% 乙醇、络合碘、耦合剂、手电筒、监护记录单等。

（三）护士准备

着装整洁，洗手，戴口罩。

七、操作流程

（1）病情评估。制订 ECMO 支持方案前，评估患者的心肺功能，并明确行 ECMO 的治疗模式。

（2）物品准备。ECMO 主机完好、手动离心泵、UPS 电源性能良好、水箱完好、彩色多普勒（超声）、ACT 机、预充套包、0.9% 氯化钠注射液 1 000 mL、无菌管钳、穿刺针、鞘管、导丝、微创扩张引流套件、动静脉导管、手术衣、无菌铺巾包、血管切开包、换药包、缝合包、缝线、75% 乙醇、络合碘、耦合剂、手电筒、监护记录单等。

（3）核对患者。采用两种身份识别的方法进行患者身份确认（腕带、反问式）。

（4）体位准备。取平卧位，穿刺部位下方铺清洁垫巾，予以穿刺部位备皮。

（5）皮肤准备。保护骶尾部位和骨突处皮肤。

（6）静脉通路。常规避开置管穿刺部位，在对侧肢体开通静脉通道。

（7）有效监护。进行有效心电监护，有创动脉血压监测。

（8）抗凝准备。插管前 5 min 给予肝素，ACT > 300 s。

（9）洗手戴手套。七步洗手法。严格按照戴无菌手套方法进行操作。

（10）消毒穿刺部位。用酒精脱脂后络合碘大面积消毒（范围在 15 cm 以上），铺无菌巾。

（11）协助医生穿刺。由医生在超声引导下穿刺置管，护士协助准备用物，遵医嘱应用药物等。

（12）ECMO 预充。

①打开 ECMO 套包，检查各部分是否完好，在有效期内，整理管道确保各接口、密封帽、三通连接紧密，去除保护帽将导管和泵头连接紧密，并用扎带双固定，在氧合器前后连接三通或单腔输液接头。

②0.9% 氯化钠注射液 1 000 mL 接连接管并排气，将连接管接在管路泵头前第一个三通处，第二个三通接排气管后与 0.9% 氯化钠注射液 1 000 mL 另一接口相连，两个三通之间管路用管钳夹闭。

③将氧合器固定在专用卡座上，去除排气孔上密封帽，将氧气管一端与氧合器进气口相连，另一端连接空氧混合器上，打开第一个三通使 0.9% 氯化钠注射液随重力流入管道内，保证泵头内不能有气泡。

④连接气源，连接 ECMO 电源，打开主开关，调节模式，按下管钳夹闭标识，旋转转速调节至 0 r/min，需 "0" 键 3s 归零，按报警消音键。

⑤涂抹耦合剂，将泵头安全卡在驱动泵上，关闭保护盖，调节转速 1 000 r/min，0.9%

氯化钠注射液到达第二个三通时将排气孔关闭，使 0.9% 氯化钠注射液回流至液袋内。排出管钳前后管路内气体，再次查看氧合器和管路，确保无气泡（轻轻拍打氧合器和管路）。

⑥将两个三通管道端关闭，松开管钳，调节转速 3 000 r/min、气流量 3 ～ 5 L/min、氧浓度 100% 运行 3 min，再次确认管道和氧合器内无气泡，密封帽密封排气孔。撤去预充 0.9% 氯化钠注射液，三通处接肝素帽。将转速调至 1 000 r/min 以下，用管钳在氧合器前、后分别夹闭管路。连接水箱，调整合适温度（35 ～ 37℃）。

（13）连接管路。

①置管成功后将管路无菌包装盒打开，使用无菌管钳夹闭管道动静脉两端，使用无菌剪刀剪断管路并分别与动静脉管路连接，确保无气泡进入。

②医生松开管路动静脉端管钳后，护士缓慢松开氧合器前、后管钳，同时缓慢调节转速，血流量达到 1.5 ～ 2.0 L/min，密切监测心率、血压，无异常后逐渐调节转速将血流量升至目标量 [新生儿：150 mL/（kg·min）；儿童：70 ～ 100 mL/（kg·min）；成人：50 ～ 75 mL/（kg·min）]。

③接口处用扎带进行双固定，确保管路连接紧密。

（14）处置用物。按照医疗废物进行分类处理。

（15）整理床单位。整理床单位，取半卧位。

（16）洗手、记录。洗手并做好记录。

（17）撤离 ECMO。

①核对患者腕带信息。

②由医生评估患者血管内有无血栓形成。

③缓慢调节转速至 1 000 r/min 以下，血氧饱和度、血压无明显变化后夹闭氧合器前、后管道。

④拔除导管，按压 30 min 后弹力绷带加压包扎，观察穿刺部位出血情况。

（18）处置用物。按照医疗废物分类处理，擦拭机器存放仪器间备用。

（19）整理床单位。整理床单位，取舒适卧位。

（20）洗手、记录。洗手并做好记录。

八、注意事项

（一）ECMO 上机前的注意事项

（1）用物准备齐全。

（2）做好患者穿刺部位、血管评估和家属解释工作。

（3）75% 乙醇清洁局部皮肤，清除皮肤角质层和汗渍，络合碘消毒，范围在 15 cm 以上。

（4）医护配合默契，严格无菌操作。

（二）预充管道注意事项

（1）检查管道有效期和包装，严格无菌操作，双扎带固定，连接紧密。

（2）确保管道内无气泡。

（3）ECMO 主机 UPS 电源性能良好，确保转运或检查过程中电量充足。

（4）手摇驱动泵性能良好，位置合适，固定牢固。

（5）空氧混合器、水箱性能良好，各物品摆放合理。

九、前沿进展

（一）"清醒"ECMO 及早期活动的意义

（1）应用"清醒"体外膜肺氧合策略，减少镇静和机械通气相关并发症。

（2）早期活动改善患者生理状态，促进康复，改善预后。

（3）"清醒"ECMO 及早期活动能够增加患者的自主性，改善其心理状态。

（二）体外膜肺氧合（ECMO）院间转运的管理

国外不少医学中心已开展 ECMO 院间转运，单程转运距离可达上万千米，转运人群覆盖了新生儿、儿童、成人，积累了较多的 ECMO 转运经验。但目前我国尚未建立完善的 ECMO 协作网络和转运流程，ECMO 院间转运还处于起步及探索阶段，国内相关报道并不多。

（三）体外膜肺氧合（ECMO）团队建设及人员规范化培训

英国于 2017 年发布了《英国成人静脉 - 静脉体外膜氧合治疗住院患者物理疗法的专家共识》中提出团队成员应该包括：重症监护医生 /ECMO 会诊医生、ECMO 协调员、ECMO 培训的专科护士、体外循环治疗师 / 灌注师、高级主管护士、高级 ICU 专科物理治疗师。但目前国内体外膜肺氧合（ECMO）团队还未真正做到多学科的团队合作及团队人员的培训模式和培训计划并未完善。

第四节　心室辅助系统护理技术规范

一、名词定义

左心室辅助装置泵缆护理技术是指对装置泵缆出口部位的皮肤进行评估、清洁消毒及泵缆固定，从而预防和控制泵缆出口部位的感染。

二、适应证

短期应用左心室辅助装置的患者。

三、目　的

（1）评估泵缆出口部位皮肤生长情况。

（2）保持泵缆出口部位清洁，预防泵缆出口部位感染。

（3）定期更换泵缆锚固装置，预防泵缆出口部位损伤。

四、制度与依据

本规范部分主要依据：国际心肺移植协会和国际循环辅助临床医师联合会 2015 年发布的《持续性机械循环支持感染的控制、预防及管理措施的专家共识》，该共识主要针对持续性机械循环支持感染的流行病学和微生物学、围术期和抗感染预防策略、术后驱动系统管理等问题进行了详细的描述。

五、准　备

（一）用物准备

无菌治疗盘、消毒液（75% 酒精、0.5% 活力碘）、一次性消毒套包各 1 个、检查手套、洗手液，检查用物的有效期，物品处于备用状态。

（二）环境准备

病室安静整洁，光线充足，适宜操作，关闭门窗（或窗帘），请无关人员回避，保护患者隐私。

（三）护士准备

衣帽整洁，洗手戴口罩。

（四）患者准备

取半卧位或坐位。

六、操作流程

（1）物品准备。无菌治疗盘、消毒液（5% 酒精、0.5% 活力碘）、一次性消毒套包各 1 个、检查手套。

（2）洗手戴口罩。七步洗手法正确洗手。

（3）体位准备。取半卧位或坐位，暴露泵缆区域。

（4）撕除纱布 / 敷料。由出口远侧到近侧，缓慢地撕下纱布 / 敷料，以免泵缆被拉扯。

（5）皮肤观察。

①观察敷料附着的出血量、渗出液量。

②观察泵缆出口部位皮肤有无感染表现。

A. 气味、分泌物、肉芽组织状态。

B. 询问患者是否疼痛、发痒。

③拍照记录。

（6）周围皮肤消毒。

①抬起泵缆，以泵缆出口处为中心由内向外消毒，消毒半径 10 cm，重点是 7 — 8 点

钟方向的皮肤。

②消毒 3 次：顺时针 1 次，逆时针 1 次，顺时针 1 次。

③待干。

（7）泵缆消毒。

①轻柔、反复擦拭泵缆出口皮肤污物。

②由近端至远端反复擦拭出口部位泵缆。

A. 出口 2 cm 以内为近端清洁部。

B. 出口 2 ～ 10 cm 为远端准清洁部。

③待干。

（8）泵缆固定。

①体型肥胖者：以"过背式"向 7 —8 点钟方向倾斜 45°，从背后穿过的方式固定泵缆。

②体型显瘦者：以"PigTail 式"绕 1 圈固定。

③选用导管固定装置进行固定。

（9）粘贴敷料。

以泵缆出口处为中心粘贴敷料，并进行健康宣教。

（10）处理记录。

分类处理用物。

①记录敷料附着的出血量、渗出液量。

②记录泵缆出口部位皮肤有无感染表现。

A. 气味、分泌物、肉芽组织状态。

B. 患者是否疼痛、发痒。

七、注意事项

（1）严格无菌操作，预防泵缆出口处感染。

（2）告知患者家属。

①泵缆出口处出现红肿、疼痛、分泌物增加时须及时就医，请医务人员处理伤口。

②泵缆是生命线，须要妥善固定。固定不当可能会对泵缆出口部位皮肤过度施压，可能会造成泵缆出口处皮肤问题。

八、前沿进展

（1）根据泵缆出口处伤口情况选用不同的敷料。

①渗液较多时，可选用银离子敷料覆盖，保护泵缆出口部位，避免感染。

②为避免泵缆出口处周围皮肤破损，胶布粘贴处皮肤可选用液体敷料。

（2）淋浴前需要在泵缆出口部位粘贴防水敷贴，预防伤口敷料污染。

第五节 临时起搏器使用技术规范

一、名词定义

临时起搏器是采用经皮股静脉或锁骨下静脉穿刺的方法，在床旁或 X 射线透视下，将临时起搏电极导管置入右心室心尖部，脉冲发生器在体外与置入体内的临时心脏起搏电极相连，通过事先设置好一定能量电脉刺激心脏，使之激动收缩起到治疗或诊断的一项技术。应用时间通常在 2 周以内（最长不超过 4 周）。

二、适应证

（1）起搏适应证：考虑行永久性心脏起搏治疗的缓慢性心律失常、持续性心动过缓、间歇性（经证实的）心动过缓、疑似（未证实的）心动过缓。

（2）心脏再同步治疗适应证：适合行心脏再同步治疗的心力衰竭、窦性心律患者、心房颤动患者、有心力衰竭和植入常规起搏器适应证的患者、有心脏再同步治疗适应证患者的备用植入型心律转复除颤器治疗。

（3）特殊条件下的起搏适应证：急性心肌梗死起搏、心脏手术、经导管主动脉瓣植入术和心脏移植后起搏、儿童和先天性心脏病的起搏与心脏再同步治疗、肥厚型心肌病的起搏、罕见疾病的起搏、妊娠期间起搏、Ⅰ度房室传导阻滞的起搏（血流动力学）、起搏和心脏在同步治疗植入并发症。

三、禁忌证

一般无明确禁忌证，除非病情不是十分紧急且患者及其家属不同意安装者可作为禁忌证。

四、目　的

维持心脏泵血，满足机体需要。

五、制度与依据

1.本规范理论部分主要依据

国际循证指南共识（EHRA/ESC）心脏起搏器和心脏再同步治疗指南解读是 2013 年出版的。2013 年指南是自 2007 年以来的第一次修订，有 70 名临床医生参与，包括 18 名专门从事心脏起搏与再同步的心脏病专家组成的专家小组，还有 26 名该领域专家审阅文件，整个过程都在 ESC 实践指南（CPG）委员会的监督下进行。指南探讨了心律失常患者的起搏适应证、心力衰竭患者的心脏再同步化治疗适应证，包括特定条件下的起搏适应证，如急性心肌梗死、心脏手术后起搏、TAVI 和心脏移植、儿童和先天性心脏疾病患者的起搏。

2.本规范操作部分主要依据

欧洲心脏协会2013年6月出版的《2013年ESC袖珍指南：心脏起搏（中文版）》。该标准在不同国家大数据和循证医学的基础上，指出每项内容的推荐类别和证据水平，分别从起搏适应证、心脏再同步治疗适应证、特殊条件下的起搏适应证、起搏和心脏再同步治疗植入并发症和患者管理注意事项等方面进行详细描述。旨在规范起搏器的治疗和临床操作，提高起搏器使用和管理，确保患者安全。

六、准 备

（1）环境准备：病室安静整洁，光线充足，适宜操作，关闭门窗（或窗帘），请无关人员回避，保护患者隐私。

（2）护士准备：衣帽整洁，洗手戴口罩。

（3）患者及床单位的准备：患者平卧位，腹股沟或腋下备皮，锁定床轮。

（4）物品准备：临时起搏器电极、临时起搏器及其连接线、静脉鞘管（常规6F）、穿刺针（16G或18G）、消毒液、棉签、5 mL注射器1个、10 mL注射器1个、透明敷料、无菌手套、无菌纱布、无菌治疗单、电极片、弹性胶布、口罩、帽子、砂轮等。

（5）药物准备：阿托品0.5 mg×2支、多巴胺20 mg×1支+0.9%氯化钠18 mL，异丙肾上腺素1 mg×1支+0.9%氯化钠500 mL等。

（6）仪器准备：心电图机，除颤仪。

七、操作流程

（1）素质准备：服装整洁。

（2）评估：患者皮肤及临时起搏器性能。查看患者穿刺口皮肤有无红肿破损（腹股沟或腋下）。检查起搏器外观是否完整，连接线有无破损、老化，开机—查看电池电量、旋转各调节按钮，看其是否可以正常使用—连接起搏器连接线，看其是否配套。

（3）洗手戴口罩：七步洗手法规范洗手。

（4）物品准备：临时起搏器电极、临时起搏器及其连接线、静脉鞘管（常规6F）、穿刺针（16G或18G）、消毒液、棉签、5 mL注射器1个、10 mL注射器1个、透明敷料、无菌手套、无菌纱布、无菌治疗单、电极片、弹性胶布、口罩、帽子、砂轮等。

（5）解释核对：采用两种身份识别的方法进行患者身份确认（腕带、反问式），告知使用临时起搏器的目的。

（6）体位准备：患者取平卧位。

（7）协助医生消毒穿刺：以穿刺口为中心，由内向外依次消毒，消毒范围大于10 cm×10 cm，消毒2遍。

（8）打开临时起搏器，连接导联线备用。开机，感知灯点亮，无低电量指示灯闪烁，仪器处于备用状态，连接临时起搏器导联线。

（9）电极置入完毕：连接临时起搏器电极（注意避开无菌区域），准备调测各项数据，观察心电图波形调整电极位置，确认安装成功。

（10）调节临时起搏器频率 70 次 /min，输出电压 5 V，看心电监护是否有起搏信号，正常起搏后进行测试。

①阻抗：按临时起搏器 measure 键（屏幕弹出阻抗数值，400 ～ 600 Ω 较好，报告术者）。

②起搏阈值：缓慢旋转起搏器输出电压按钮，逐渐下调其数值，直至不能出现起搏信号后迅速上调至前一数值（此处需反应敏捷），观察心电图起搏良好即为起搏阈值（阈值以小于 0.5 V 较好）。

（11）测试完成，设置起搏参数。测试完成，各参数达标，设置起搏频率 60 ～ 80 次 /min，输出电压 3 ～ 5 V 感知 2.0 mV（常规设置），进行起搏治疗，锁定起搏器屏幕。

（12）固定临时起搏电极：用透明敷贴及胶带牢固固定临时起搏电极，谨防移位，影响起搏。

（13）临时起搏器放置得当：位置根据穿刺位置选择放置头端或床尾，使其保证与连接的临时电极松紧度适宜。

（14）约束起搏器置入侧肢体：告知患者穿刺侧肢体。不要上举、外展和大幅度活动，给予适当保护性约束，以防电极脱位。

（15）协助患者取舒适卧位：通常取半卧位，以防电极受到牵拉。

（16）观察宣教。

①注意观察穿刺部位。

②有无渗血、肿胀并交代注意事项。

（17）记录。详细书写护理记录单，记录各参数数值。

八、注意事项

（1）患者可取半卧位（床头抬高 30°），约束临时电极放置侧肢体；临时起搏器应固定在床上或患者身上，减少牵拉；防止活动幅度过大，导致电极移位，影响正常起搏。

（2）尤其穿刺当天或应用抗凝药物的患者，注意观察穿刺口情况，有无血肿发生和出血，如有出血倾向可以给予沙袋压迫止血。

（3）交接班及当班者均须严密观察起搏器工作情况，核对起搏器设置参数。一旦出现心率小于起搏器设置频率、或无起搏心率出现时，应及时查看电极刻度是否与置入时刻度一致、临时起搏器电极线与起搏器导联线有无松脱、电池电量是否正常，并及时报告医生，针对性进行处理。

（4）注意临时起搏器电极的插头应避免接触任何金属或液体。

（5）床旁常规备好抢救药品和器材，如阿托品、多巴胺、利多卡因、异丙肾上腺素、除颤仪等，以防起搏器失灵，保证及时进行抢救。

（6）若为床旁紧急置入临时起搏器，置入完毕后，须行床旁胸片确定电极位置。

（7）观察患者有无打嗝或腹肌抽动现象。

（8）严密观察血钾变化，维持在 4.0～4.5 mmol/L，保持内环境稳定，以免血钾过低引起室颤，血钾过高引起心脏骤停。

（9）备好备用电池，注意临时起搏器的低电压报警，及时更换。

（10）穿刺部位定时更换敷料，注意观察有无渗血、血肿、皮肤红肿和渗液等情况。

（11）经股静脉放置导管者需要肢体制动，注意预防下肢静脉血栓。

（12）严格执行无菌操作，减少感染机会，定时更换心电电极部位，防止发生电极过敏引起皮肤感染。

（13）经静脉临时起搏的使用应仅限于以下情况：高度房室传导阻滞（无逸搏心律）、危及生命的缓慢性心律失常，如在介入手术（经皮冠状动脉介入治疗等）过程中发生的心动过缓，或偶尔用于急性心肌梗死、药物中毒或合并全身性感染等急症情况下。

（14）如确定有永久性起搏的适应证，则应尽一切努力尽快植入永久性起搏器。

九、前沿进展

（一）出院随访

研究表明，心脏起搏器术后随访时间直接影响起搏器使用安全，随着随访时间的延长，不良反应发生率降低。心脏起搏器出院后随访分为 3 个阶段。

（1）早期：植入后 4～12 周内，其目的是评价器械治疗效果及患者症状改善情况，确定有无并发症。

（2）中期：据患者临床情况和心脏起搏器功能类型，每 3～12 个月进行 1 次诊室随访或远程监测，保持植入器械以最优状态工作。

（3）后期：当心脏起搏器接近择期更换适应证时，应该考虑增加诊室或远程监测次数（每次间隔 1～3 个月）。建议患者应在植入起搏器后 1～3 个月内随访 1 次，然后每 6～12 个月内随访 1 次。接近担保期时，每 3～6 个月随访 1 次。

（二）未来心脏起搏器的发展方向

随着各项技术的发展，目前的起搏器基本实现了小、轻、薄、多功能和高可靠性等要求。在传统基础上，可做出以下改进。

（1）研究新型电源，延长起搏器使用年限。

（2）研究无导线起搏器。

（3）研究微型起搏器。

第六章 危重症消化系统监测与支持技术规范

第一节 鼻肠管盲插置管技术规范

一、名词定义

鼻肠管置管，是将鼻肠管经鼻腔置入胃内，通过不同的方法将其前端置入十二指肠或空肠内的技术，用来注入流质饮食、水分和药物，满足患者的治疗和营养需求。置管方法主要有床旁盲插、X射线引导、胃镜引导、超声引导及电磁定位导航法等，鼻肠管盲插置管技术是在床边不利用其他仪器设备，单纯凭手法将鼻肠管间接或直接送入十二指肠或空肠上段，该方法侵袭性小，经济方便。

二、适应证

胃排空障碍导致的高残余胃容量、胃内喂养不耐受、食管瘘、胃瘘或者胃肠道严重反流导致高误吸风险、重型急性胰腺炎、重型颅脑损伤。

三、禁忌证

（1）食管静脉曲张。

（2）食管出血。

（3）肠梗阻。

（4）肠衰竭。

（5）急腹症。

四、目　的

维护胃肠道结构和功能，促进肠蠕动，保护肠道生物和免疫屏障，减少肠道细菌易位，通过肠道给予机体所需营养物质、水分、药物，满足患者的治疗和营养需求。

五、制度与依据

《2016年SCCM/ASPEN重症患者营养指南》、2017年欧洲危重病学会《重症患者早期肠内营养：ESICM临床实践指南》《2018年ESPEN临床重症营养指南》均推荐危重患者若消化系统无特殊异常，应在入住ICU 24～48 h内首先给予肠内营养支持，对于不能经口进食的患者进行早期管饲营养，经胃喂养不耐受且促动力药物无效，或被认为有误吸高风险患者，应进行幽门后喂养，主要为空肠喂养。

六、准　备

（一）用物准备

医嘱单、洗手液、治疗盘、鼻肠管（长度＞110 cm）、生理盐水、盛温开水的治疗碗、棉签、50 mL 注射器、手套、听诊器、固定贴、标识贴，检查用物的有效期，物品处于备用状态。

（二）环境准备

病室安静整洁，光线充足，适宜操作。

（三）护士准备

衣帽整洁，洗手戴口罩。

（四）患者准备

患者处于安静状态，配合操作，无法配合的患者，请助手协助。

七、操作流程

（1）素质准备：服装整洁。

（2）身份核查解释：采用两种身份识别的方法进行患者身份确认（腕带、反问式），清醒患者应充分沟通，取得配合。

（3）评估：患者意识状态、生命体征、鼻腔及腹部情况。

（4）洗手：七步洗手法正确洗手。

（5）注射胃动力药物：空腹 4 ～ 6 h，置管前 10min 为患者静推或肌注甲氧氯普胺 10 mg。

（6）物品准备：医嘱单、洗手液、治疗盘、生理盐水、盛温开水的治疗碗、棉签、50 mL 注射器、手套、听诊器、固定贴、标识贴。

（7）体位准备：根据患者病情取合适体位，清醒患者取半坐位，昏迷患者取去枕仰卧位。

（8）清洁鼻腔：铺治疗巾，清洁鼻腔。

（9）润滑鼻肠管，戴手套：检查并打开鼻肠管包装，无菌生理盐水润滑，打开 50 mL 注射器，戴手套，取出鼻肠管试通畅。

（10）测量长度：测量置入胃内所需长度，发际至剑突或耳垂至鼻尖再至剑突。

（11）置管至胃：置管于胃内，清醒患者嘱其做吞咽动作，昏迷患者请助手协助将患者下颌贴近胸骨。

（12）判断位置，确立胃内：三种方法判断是否在胃内：放在盛温水的治疗碗内看有无气泡溢出、抽胃液、听气过水声。

（13）胃内注气：用 50 mL 注射器向胃内注入 5 ～ 10 mL/kg 空气。

（14）右侧卧位：注气 5 min 后，协助患者取右侧卧位。

（15）缓慢进管：距鼻孔 4 ～ 6 cm 处持鼻肠管保持轻柔的推进力，以不使着力点至鼻孔一段管体明显弯曲为度，随患者每次呼吸，边缓慢旋转鼻肠管边分次进管（每次进管 2 ～ 4 cm，旋转 45°），直至插至 95 ～ 110 cm 处。

（16）抽取肠液：抽取金黄色肠液，回抽困难，可注入 20 mL 温开水诱导。

（17）测量肠液 pH 用 pH 试纸比对，若肠液 pH > 8，则鼻肠管末端在幽门后，十二指肠或空肠内。

（18）腹部平片：腹部 X 射线片是判断鼻肠管末端位置是否在的金标准。

（19）固定、标识：确定在肠内，鼻贴妥善固定，贴标识贴。

（20）记录：整理用物，洗手，记录置管时间，深度，位置，通畅。

八、注意事项

（1）置管过程中，注意观察患者生命体征，操作动作轻柔，避免反复插管，损伤鼻黏膜。

（2）置管后妥善固定，标识明显，肠内营养液输注前后、管饲口服药前后均要用 30 mL 温水脉冲式冲管，持续肠内营养过程中，每 2 ～ 4 h 脉冲式冲管，保证管路通畅。

（3）根据鼻肠管材质按时更换管路。

（4）鼻肠管管饲应用肠内营养泵持续输注。

九、前沿进展

（1）APSEN 推荐存在高误吸风险的患者定义为：呼吸道防御下降、机械通气、年龄 > 70 岁，意识水平下降，口腔护理不佳，不充分的护理：患者比例、仰卧位、神经系统受损、胃肠反流、转运出 ICU、使用间歇注入式间断 EN。高误吸风险的患者建议鼻肠管幽门后喂养。

（2）APSEN 推荐经胃喂养不耐受的危重症患者，静脉给予红霉素作为一线促动力治疗；或者静脉给予甲氧氯普胺（胃复安）或胃复安和红霉素的组合作为促动力治疗，可减少死亡率，减少感染。应用促胃动力药物有助于提高鼻肠管盲插技术的成功率。

第二节　超声引导的鼻肠管置管技术规范

一、名词定义

超声引导的鼻肠管置管术是指在超声引导下将鼻肠管经鼻腔置入十二指肠或空肠上

端的一种方法。

二、适应证

（1）各种经胃喂养禁忌的患者：胃瘫、急性胰腺炎等。

（2）有反流或高误吸风险的患者：俯卧位等。

三、禁忌证

（1）近期消化道手术者。

（2）气管食管瘘者。

（3）颅底骨折者。

（4）消化道出血者或有出血倾向者。

（5）肠道吸收障碍者。

（6）肠梗阻者。

（7）急腹症者。

（8）其他胃肠道结构改变者等。

四、目　的

（1）超声引导下的鼻肠管置管可以在可视下观察鼻肠管导管头端的位置，提高置管成功率。

（2）为不能进行胃喂养的患者提供营养支持，减少喂养不耐受引起的喂养中断。

（3）床旁超声的应用，可避免危重患者外出置管的风险，减少射线损伤。

五、制度与依据

（一）本规范理论部分主要依据

欧洲肠外肠内营养学会（ESPEN）2018年对《危重症营养支持治疗指南》进行了更新。该指南对于肠内营养的途径选择提出明确标准，为临床喂养途径的选择提供了依据。

（二）本规范操作部分主要依据

2017年2月出版的《重症超声》，该书由来自全国16余家医院的重症超声领域的权威专家，参照国内外相关指南、共识及重要文献，经过多次讨论和修改后形成的重症超声指导用书，第一次规范了超声引导下的鼻肠管置管操作方法，提高了置管成功率。中国重症超声研究组发布的2018版《重症超声临床应用技术规范》，将胃肠超声的标准操作切面做出了规范，并将超声引导下鼻肠管纳入培训体系课程。

六、准　备

（一）用物准备

医嘱单、鼻空肠营养管1根、超声机、耦合剂、听诊器、负压吸引器备用、50 mL空针 1 个、500 mL 灭菌注射用水 1 瓶、无菌手套、胶布、导管标签、洗手液、手电筒，检查用物的有效期，物品处于备用状态。

（二）环境准备

病室安静整洁，光线充足，适宜操作，关闭门窗（或窗帘），请无关人员回避，保护患者隐私。

（三）医生准备

负责床旁超声检查，医护共同确认超声征象变化。

（四）护士准备

衣帽整洁，洗手戴口罩，负责放置鼻肠管。

（五）患者准备

患者处于安静状态，配合操作，必要时给予镇静。

七、操作流程

（1）素质准备：医护配合，医生负责床旁超声引导，护士负责置管，衣帽整洁。

（2）评估：检查患者鼻腔，有无鼻腔置管禁忌。

（3）洗手戴口罩：七步洗手法正确洗手，戴帽子口罩。

（4）物品准备：医嘱单、鼻空肠营养管 1 根、超声机、耦合剂、手电筒、听诊器、负压吸引器备用、50 mL 空针 1 个、500 mL 灭菌注射用水 1 瓶、无菌手套、胶布、导管标签、洗手液。

（5）解释核对：采用两种身份识别的方法进行患者身份确认（腕带、反问式）。

（6）胃肠道准备：无禁忌置管前 15 min 遵医嘱给予甲氧氯普胺 10 mL 肌内注射。

（7）体位准备：病情允许时协助患者取右侧卧位，（30°～45°），有胃管者行胃肠减压，减少胃肠胀气。

（8）清洁鼻腔：用棉签蘸水清洁双侧鼻腔，选定置管侧鼻腔。

（9）润滑鼻肠管：戴无菌手套，灭菌用水润滑导管。

（10）食管超声：医生应用高频线振超声探头在患者颈部甲状腺水平横切显示食管图像，食管、气管、颈动脉三者呈倒三角形。

（11）鼻肠管置食管：鼻肠管弧形插入患者鼻腔，缓慢插入。鼻肠管下至 15～20 cm 时嘱患者做吞咽动作，意识不清者可刺激咽部，患者吞咽时迅速将导管置入食管。鼻肠管下至 20～25 cm 时注入 10 mL 空气，食管动态超声可见食管充气征，静态图像可见双轨征。

（12）胃窦横切面：凸振探头纵向置于剑突下的正中线，探头标记点指向头部，超声探查胃窦，获取胃窦横切面图像。

（13）胃窦纵切面：探头逆时针旋转 90° 以获取胃窦纵切面图像，观察胃窦充盈情况。

（14）胃窦渐进式注水试验：鼻肠管下至 50 ～ 60 cm 时，注入 20 mL 空气，听诊有气过水声，确认进入胃腔。胃体超声检查可见双轨征，注水试验可见云雾征。鼻肠管注入 60 ～ 70 cm 时，导管末端位置靠近胃窦，缓慢推进，鼻肠管每推进 5 cm，可注水 10 mL，判断鼻肠管走向，在胃窦纵切面观察云雾征的位置、大小、方向、延时情况。

（15）鼻肠管至幽门：云雾征在患者左侧出现并向右扩散时，超声提示鼻肠管尖端到达胃窦，缓慢匀速推送鼻肠管（1 ～ 2 cm 每次），感知阻力的大小，云雾征在患者右侧出现并向左侧扩散，提示导管通过幽门。

（16）鼻肠管至十二指肠：鼻肠管下至 80 ～ 90 cm 时，云雾征出现时间比注射时间延迟、云雾征逐渐减少或消失，提示鼻肠管置入十二指肠，导管深度 110 cm 时可到达空肠。

（17）拍 X 射线片。

①胶布初步固定，防止导管脱出。

②床旁拍 X 射线片确定鼻肠管尖端位置。

（18）撤导丝：注入 20 mL 灭菌用水后缓慢撤离导丝后脱手套。双重固定鼻导管，导管标识标记置管时间及深度。

（19）观察宣教：告知患者鼻肠管的重要性，交代注意事项，妥善安置患者。

（20）医嘱处理：打钩，签名、签时间。

（21）记录：在护理记录单上记录鼻肠管留置时间、深度、患者反应。

八、注意事项

（1）护士置管应动作熟练、轻柔，遇阻力分析原因，避免暴力置管。

（2）置管过程中患者出现呛咳、发绀立即拔出，休息片刻再行置管。

（3）置管过程中观察生命体征变化，关注患者主诉。

（4）置管过程中多次注气、注水，易引起患者腹胀，注水大于 200 mL 时给予胃肠减压。

（5）超声引导医生必须通过中国重症超声研究组规范化培训并取得合格证书。

（6）X 射线检查是判断鼻肠管位置的金标准，导管尖端置入十二指肠升部或空肠，提示置管成功。

（7）鼻肠管给予双重固定，防止脱管。

九、前沿进展

（1）欧洲肠外肠内营养学会（ESPEN）2018 年版《危重症营养支持治疗指南》提出鼻胃管应作为初始肠内营养支持治疗的标准途径，但是对于不能耐受经鼻胃管喂养，且应用促胃肠动力药物无效的患者，建议行幽门后喂养；对于存在高误吸风险的患者，可考虑行幽门后喂养，多采用空肠置管。

（2）鼻肠管的选择：推荐带导丝的亲水材料导管，灭菌用水浸润后可减少与鼻腔的摩擦，减轻患者痛苦。

（3）促进胃肠蠕动：无禁忌置管前 15min，给予甲氧氯普胺 10 mg 肌内注射。

（4）国内相关文献报道：渐进式胃窦注水法有助于动态引导鼻肠管置入，为重症患者早期施行肠内营养提供途径；改良式胃内注气可增加鼻肠管留置成功率；十二指肠球部超声解剖定位可快速判断鼻肠管尖端位置。

（5）超声引导下的鼻肠管置管医护配合完成，目前国内文献报道为医生负责床旁超声检查，护士负责置管，医护共同分析超声图像。

（6）中国重症超声研究组规范化超声培训体系日趋完善，床旁超声引导下置鼻肠管在医护培训板块均设有培训课程。

第三节　三腔二囊管安置技术规范

一、名词定义

三腔二囊管压迫止血术是指通过鼻腔、食管向胃内置入三腔二囊管，利用食管囊和胃囊的压力，直接压在出血的食管、胃底曲张静脉上，以达到止血的目的。此技术是药物难以控制的大出血的急救措施，为内镜或介入手术止血创造条件。

二、适应证

适用于门静脉高压引起的食管、胃底静脉曲张破裂大出血。

三、禁忌证

胃穿孔、食管狭窄梗阻；严重心脏病、高血压、心功能不全者慎用。

四、目　的

门脉高压症引起食管下段静脉及胃底静脉曲张破裂大出血，应用三腔二囊管分别压迫胃底及食管下段破裂的静脉，以达到止血的目的。

五、制度与依据

2015 年英国肝硬化静脉曲张出血防治指南指出，如果出血难以控制，可使用三腔二囊管压迫止血，直至内镜治疗、TIPSS 或者手术治疗。

急性上消化道出血急诊诊治流程专家共识指出，三腔二囊管安置技术可有效控制出血，但复发率高，有吸入性肺炎、气管阻塞等并发症，是药物难以控制的大出血的急救措施，为内镜或介入手术止血创造条件。

六、准 备

同"超声引导的鼻肠管置管技术规范"的准备。

七、操作流程

（1）护士准备：衣帽整洁，洗手，戴口罩。

（2）用物准备：治疗盘、一次性换药碗包、生理盐水、液状石蜡、纱布、治疗巾、弯盘、棉签、三腔二囊管、标签贴、50 mL 注射器 1 个、手套、胶布、血管钳 2 把；手动负压吸引器；气囊压力表（或血压计）、听诊器、绷带、牵引架、牵引物（0.5 kg）、PDA。

（3）环境准备：病室安静整洁，光线充足，适宜操作。关闭门窗（或窗帘），请无关人员回避，保护患者隐私。

（4）查对解释：核对医嘱、患者腕带、床头牌信息，向患者解释安置三腔二囊管的目的及重要性，告知患者操作中可能存在的不适及注意事项，取得其配合。

（5）检查三腔二囊管：区分胃囊、食管囊、胃管并做好标记。用 50 mL 注射器分别向胃囊、食管囊注一定量空气，把气囊放入盛生理盐水的无菌盘看有无漏气，检查无误后抽尽气体备用。

（6）润滑管道：用液状石蜡润滑备用。

（7）清洁鼻腔：查看鼻腔有无疾患、异物，清除血痂。

（8）穿戴手套：操作人员佩戴一次性手套。

（9）测量长度：测量前额发际至胸骨剑突处，或耳垂经鼻尖到胸骨剑突处的距离，在此距离的基础上增加 10 cm 作为置管深度，一般为 60 ～ 65 cm，做好标记。

（10）置管：嘱患者头部稍向后仰，左手持纱布托住三腔二囊管，右手持镊子夹管，将管道轻柔缓慢地垂直插入约 15 cm，通过喉咽部时，指导患者做吞咽动作，昏迷患者可将患者头部尽量向前屈曲，再缓慢插入至合适深度。

（11）回抽：回抽出胃液或血液，必要时用生理盐水洗胃。用胶布暂时固定管道。

（12）胃囊注气：先向胃囊注气 150 ～ 200 mL，用气囊压力表（或血压计）测压，约为 50 mmHg，用止血钳夹闭注气管口，缓缓向外牵引管道，使胃囊压迫胃底曲张静脉。

（13）牵引：三腔二囊管外端用绷带连接 0.5 kg 重物，经过牵引架牵引管道，使牵引角度呈 45°，牵引物距离地面 30 cm。

（14）食管囊注气：如仍有出血，向食管囊注气 100 mL，用气囊压力表（或血压计）测压，约为 40 mmHg，用止血钳夹闭注气管口，使气囊压迫食管下段的曲张静脉。如无出血，则不必再向食管囊注气。

（15）手卫生：脱去手套并丢弃，按七步洗手法进行手卫生。

（16）操作后查对及整理用物：再次查对；协助患者取舒适体位，整理床单位，整理用物；向患者进行健康指导。

（17）记录：准确记录管道留置时间，胃囊、食管囊注气的量、压力、时间。

八、注意事项

（1）置管及注气过程中，严密观察患者表情、意识、呼吸、血压、心率等变化。

（2）注气时，胃囊压力一般约 50 mmHg，食管囊压力一般 40 mmHg。考虑在连接测压和撤离血压计时常常会有漏气，为保证压力可在撤走血压计后再补 5 mL 气体。

（3）置管期间，定时测量气囊内压力，以防压力不足达不到止血目的，或压力过高引起组织坏死。气囊充气 12～24 h 后应放松牵引，放气 15～30 min，以免食管胃底黏膜受压时间过长而发生糜烂、坏死。放气时先放食管囊，再放胃囊。如出血未止，再注气加压。

（4）当胃囊充气不足或破裂时，食管囊和胃囊可向上移位，阻塞于喉部而引起窒息，一旦发生应立即抽出囊内气体，拔出管道。对昏迷患者尤应密切观察有无突然发生的呼吸困难或窒息表现。对烦躁或意识不清的患者，必要时约束患者双手，以防患者试图拔管而发生窒息等意外。

（5）出血停止后，放松牵引，放出囊内气体，保留管道继续观察 24 h，未再出血可考虑拔管。对昏迷患者可继续保留管道用于注入流质食物和药液。拔管前口服液状石蜡 20～30 mL，润滑黏膜及管、囊的外壁，抽尽囊内气体，以缓慢、轻巧的动作拔管。气囊压迫一般以 3～4 d 为限，继续出血者可适当延长压迫时间。

九、前沿发展

（一）止血方法

《2015 年英国肝硬化静脉曲张出血防治指南》中提出，严重急性上消化道出血、病情不稳定的患者，应在复苏后立即行内镜治疗。如果出血难以控制，可使用三腔二囊管压迫止血，直至内镜治疗、TIPSS 或手术治疗。

（二）置管方法改良

（1）利用胃囊胶皮头端的可塑性通过胃囊注气 50 mL 后一边抽气一边向上向后抚平胶皮再沿着管心包裹，利用锥形原理使之形成头小体粗的形状。经过改良式的置管方法所需的时间短，插管畅顺，患者痛苦小，一次性置管成功率高，食管黏膜损伤小。

（2）盐酸利多卡因凝胶为临床常用的局麻药，具有起效快作用显著特性。凝胶成分黏附在管壁的作用优于液状石蜡，在良好的局麻和充分润滑双重作用下，有利于导管顺利通过食管的生理狭窄，也有利于提高插管成功率。研究报道，2% 利多卡因凝胶是控制鼻胃管置入疼痛与不适的表面麻醉用药的最佳选择。

（3）利用导丝的灵活弯曲性，同时其具有一定引导性，在导丝引导下插管，可避免传统三腔二囊管过软不易插入的可能，提高患者一次性插管成功率。

（三）固定方法

改良乒乓球固定，直接将鼻腔外三腔二囊管连接于乒乓球上，在鼻腔外口进行牵引固定，充分利用乒乓球牵引性和弹性获得固定效果，相对滑轮固定显著简化固定流程，且加强固定效果，患者在不同体位下均能获得良好固定效果。

第四节 肠内营养输注技术规范

一、名词定义

肠内营养（EN）是经胃肠道提供代谢需要的营养物质及其他各种营养素的营养支持方式。

二、适应证

（1）意识障碍、昏迷和某些神经系统疾病：如脑外伤、脑血管疾病、脑肿瘤、脑炎等所致的昏迷患者，老年痴呆不能经口进食或精神失常、严重抑郁症、神经性厌食者等。

（2）吞咽困难和失去咀嚼能力：如咽下困难、口咽部外伤及手术后、重症肌无力者等。

（3）上消化管梗阻或手术：如食管炎症、化学性损伤等造成咀嚼困难或吞咽困难、食管狭窄梗阻、食管癌、幽门梗阻、吻合口水肿狭窄、胃瘫等。

（4）高代谢状态：如严重创伤、大面积烧伤、严重感染等所致机体高代谢、负氮平衡者。

（5）消化管瘘：通常适用于低流量瘘或瘘的后期，如食管瘘、胃瘘、肠瘘、胆瘘、胰瘘等。对低位小肠瘘、结肠瘘及空肠喂养的胃十二指肠瘘效果最好。

（6）术前准备和术后营养不良：如术前肠管准备期间、术中有额外营养素丢失者等。

（7）炎性肠管疾病：如溃疡性结肠炎、Crohn 病等。

（8）短肠综合征：短肠综合征肠代偿阶段。

（9）胰腺疾病：急性胰腺炎肠功能恢复后、慢性胰腺功能不全者。注意喂养管应插入近端空肠 10 cm 以上，营养制剂只能选用小分子低脂不需要消化即可吸收的要素膳，如维沃、爱伦多、大元素等。

（10）慢性营养不足：如恶性肿瘤、放疗、化疗患者及免疫缺陷疾病者等。

（11）器官功能不全：如肝、肾、肺功能不全或多器官功能衰竭者。

（12）某些特殊疾病：急性放射病，各种脏器移植者，包括肾移植、肝移植、小肠移植、心脏移植、骨髓移植等。

（13）肠外营养治疗不能满足要求时的补充或过渡。

三、禁忌证

（1）完全性机械性肠梗阻、胃肠出血、严重腹腔感染。

（2）严重应激状态早期、休克状态、持续麻痹性肠梗阻。

（3）短肠综合征早期。

（4）高流量空肠瘘。

（5）持续严重呕吐、顽固性腹泻、严重小肠炎、严重结肠炎。

（6）胃肠功能障碍，或某些要求胃肠休息的情况。

（7）急性胰腺炎初期。

（8）3个月以内婴儿、严重糖类或氨基酸代谢异常者，不宜使用要素膳。

四、目　的

（1）供给细胞代谢所需要的能量与营养底物。

（2）维持组织器官结构与功能。

（3）通过营养素的药理作用调理代谢紊乱。

（4）调节免疫功能，增强机体抗病能力。

五、制度与依据

（一）开展肠内营养时机的依据

2017年2月，欧洲危重病医学会（ESICM）发布了《危重患者早期肠内营养指南》，指南主要目的是比较早期肠内营养、早期肠外营养和延迟肠内营养在危重患者的临床应用。共形成17条推荐意见赞成开始早期肠内营养，7条推荐意见支持延迟肠内营养。对如何准确评估肠内营养开始时间与延迟肠内营养的原因做了具体的表述。

（二）肠内营养实施中的质控依据

重症患者早期实施肠内营养（EEN）的重要性已经被重症医学工作者认可，但在具体实施过程中仍面临应用时机选择、启动方式、途径选择及耐受性监测等诸多问题。为此，来自全国各地的20余位专家根据证据推荐等级评估（GRADE）系统的原则，讨论并制订了《重症患者早期肠内营养临床实践专家共识》，最终形成了24条推荐意见，必将为重症医学工作者规范开展EEN支持治疗带来切实有效的帮助。

六、准　备

（一）用物准备

治疗单、一次性无菌治疗巾、一次性20 mL注射器、无菌纱布、营养液、温开水、橡皮筋、别针、加温器、营养泵、鼻饲警示牌，检查用物的有效期，物品处于备用状态。

（二）环境准备

病室安静整洁，光线充足，适宜操作。

（三）护士准备

衣帽整洁，洗手戴口罩。

（四）患者准备

患者处于安静状态，配合操作。

七、操作流程

（1）素质准备。服装整洁。

（2）评估。

①评估患者的病情及配合程度。

②评估患者腹部情况：腹胀、腹痛、腹泻。

③评估胃管在位情况（胃部听"气过水声"）。

（3）洗手戴口罩。七步洗手法正确洗手。

（4）准备用物。治疗单、一次性无菌治疗巾、一次性 20 mL 注射器、无菌纱布、营养液、温开水、橡皮筋、别针、加温器、营养泵、鼻饲警示牌。

（5）解释核对。采用两种身份识别的方法进行患者身份确认（腕带、反问式）。

（6）体位准备。

①根据患者病情给予半卧位。

②可有效地防止反流、误吸的发生。

（7）放置营养泵。护士将肠内营养泵置于床头输液架上。

（8）开启营养泵。

①连接肠内营养泵电源线。

②打开营养泵。

（9）悬挂营养液。

①进行患者信息核对。

②将肠内营养液挂置输液架上。

（10）安装管路。将管路安装于肠内营养泵凹槽内。

（11）排气。进行机器内排气。

（12）悬挂警示牌。警示牌与营养液悬挂在同一个挂钩上。

（13）放置治疗巾。手不触及无菌治疗巾内侧。

（14）打开接头纱布。打开橡皮筋，暴露胃管接头处。

（15）放置无菌纱布。打开无菌纱布放置于无菌治疗巾内。

（16）抽吸温开水。抽吸温开水进行冲洗胃管。

（17）冲洗胃管。温开水脉冲式冲洗胃管。

（18）连接管路。将肠内营养泵管与胃管连接。

（19）固定。肠内营养泵管与胃管管路接口处用无菌纱布包裹，并用橡皮筋固定，使用别针将管路固定于床单位上。

（20）调节速度。根据患者的病情及胃肠道功能调节适当的速度。

（21）开启泵管。确定输注速度，开启营养泵进行喂养。

（22）核对、宣教。操作完成进行第三次核对，开始喂养注意观察患者的反应，告知喂养期间的相关注意点。

（23）洗手、记录。记录喂养时间、速度。

八、注意事项

（1）选择恰当：正确估算患者营养需要量，选择合适的肠内营养设备、喂养途径及给予方式。

（2）细心观察：对老人、儿童和体弱患者，滴注时要注意胃肠是否通畅，是否有胃潴留，以免引起食物反流，导致吸入性肺炎。

（3）适当体位：胃内喂养应采取坐位、半坐位或床头抬高 30° 仰卧位以防反流或误吸，输注结束后应维持此体位 30 min。

（4）管道通畅：每次管饲结束后，均需用温开水冲洗管道，同时用手指轻揉管壁，以便彻底清洗，保持管道通畅。保证营养液合适温度，夏季室温下直接输入，冬季可用热水袋置于管周，以提高液体的温度。

（5）加强护理：准确记录出入水量，观测皮肤弹性、口渴情况、脉搏、血压等症状及体征。

（6）温度适宜：营养液温度为 37 ～ 42℃，过冷或过热均会引起患者不适，以接近体温为宜。

（7）渐增浓度：营养液浓度应从低浓度逐渐增至所需浓度，以防止腹胀、腹泻等消化系统症状出现；浓度可从 5% 开始，逐渐增加至 25%，最高可达 30%。

（8）注意速度：注意营养液输注速度，滴速应逐渐增加，使消化管有个适应过程。危重患者或老年患者宜选用蠕动泵控制速度，速度最好控制在 120 ～ 150 mL/h。不要均匀持续输入，应有间歇时间，给胃肠以休息；夜间患者入睡时最好停用。病情许可，可用重力滴注或注射器推注，推注每次以不超过 250 mL 为宜。推注时不宜过猛，以防反胃误吸或呕吐。

（9）安全卫生：配制营养液时要保证卫生，输注前应检查营养液是否变质。配好的营养液应放在 4℃冰箱中保存，保存期不超过 24 h。

（10）防止便秘：长期使用不含食物纤维的营养制剂，很容易发生便秘。可选用含食物纤维营养制剂，增加粪便体积，或是给予短链脂肪酸，以增强结肠的运动功能。

九、前沿进展

临床实施肠内营养时应建立指标体系框架，包括影响肠内营养护理质量的护理结构指标，如人员的培训、制度流程的建立等，以及环节指标，重点是肠内营养前、中进行全面的评估和专业的护理，如对患者营养状态、病情的评估，喂养体位的安置，营养液的输注速度、浓度，以及每日输注量的调控，肠内营养管的护理，出现并发症的处理等，以有效预防和减少肠内营养并发症的发生，提高肠内营养效果。美国肠内肠外营养学会（ASPEN）临床指南也证实，营养评定是营养干预的基础，临床技能、资源的配置、可用性决定了实施临床营养的具体方法。此外，建立的肠内营养护理终末质量指标也十分关键，包括肠内营养并发症发生率、健康教育知晓率和肠内营养的效果。有效的指标监测体系能帮助临床护士更规范地管理肠内营养的实施，并且方便护士评价实施肠内营养护理后，患者所得到的综合护理效果，并能从患者角度来评价所得到的护理服务的结果质量。

第七章 传染性疾病急危重症

第一节 严重急性呼吸综合征

一、流行病学

（一）传染源

现有资料表明，严重急性呼吸综合征（SARS）患者是最主要传染源。极少数患者在刚出现症状时即具有传染性。一般情况下传染性随病程而逐渐增强，在发病的第2周最具传播力。通常认为症状明显的患者传染性较强，特别是持续高热、频繁咳嗽、出现ARDS时传染性较强。退热后传染性迅速下降，尚未发现潜伏期患者以及治愈出院者有传染他人的证据。

并非所有患者都有同等传播效力，有的患者可造成多人甚至几十人感染（即超级传播现象），但有的患者却未传播一人。老年人以及具有中枢神经系统、心脑血管、肝脏、肾脏疾病或慢性阻塞性肺病、糖尿病、肿瘤等基础性疾病的患者，不但较其他人容易感染SARS，而且感染后更容易成为超级传播者。造成超级传播的机制还不清楚，但肯定与所接触的人群对该病缺乏起码的认识以及防护不当有关。其中有一些超级传播者由于症状不典型而难以识别，当二代病例发生后才被回顾诊断。影响超级传播的其他因素还取决于患者同易感者的接触程度和频次、个人免疫功能以及个人防护情况等。超级传播者的病原是否具有特殊的生物学特征尚不清楚。

已有研究表明，SARS-CoV感染以显性感染为主，存在症状不典型的轻型患者，并可能有隐性感染者，但较少见。尚未发现隐性感染者的传染性。一般认为，症状不典型的轻型患者不是重要的传染源。

已有本病的病原可能来源于动物的报道，并在果子狸、山猪、山鸡、兔、赤麂、猫、鸟、蛇、獾等多种动物经聚合酶链反应（PCR）或血清学检测获得阳性结果。有人检测发现，从果子狸分离的病毒与SARS-CoV的基因序列高度符合，因此，推测本病最初可能来源于动物。但上述研究还不能从流行病学的角度解释2002年11月后我国华南疫情初起时的疫源地多发的现象。

（二）传播途径

近距离呼吸道飞沫传播，即通过与患者近距离接触，吸入患者咳出的含有病毒颗粒的飞沫，是SARS经空气传播的主要方式，是SARS传播最重要的途径。气溶胶传播是经空气传播的另一种方式，被高度怀疑为严重流行疫区的医院和个别社区暴发的传播途径之一，其流行病学意义在于，易感者可以在未与 SARS 患者见面的情况下，有可能因为吸入了悬浮在空气中含有 SARS-CoV 的气溶胶所感染。通过手接触传播是另一种重要的传播途径，是因易感者的手直接或间接接触了患者的分泌物、排泄物以及其他被污染的物品，经口、鼻、眼黏膜侵入机体而实现的传播。目前尚不能排除经肠道传播的可能性，尚无经过血液途径、性途径和垂直传播的流行病学证据，但在预防中均不可以掉以轻心。

影响传播的因素很多，其中接触密切是最主要的因素，包括治疗或护理、探视患者；与患者共同生活；直接接触患者的呼吸道分泌物或体液等。在医院抢救和护理危重患者、吸痰、气管插管以及咽拭子取样时，很容易发生医院内传播，应格外警惕。医院病房环境通风不良、患者病情危重、医护或探访人员个人防护不当使感染危险性增加。另外，如飞机、电梯等相对密闭、不通风的环境都是可能发生传播的场所。改善通风条件，良好的个人卫生习惯和防护措施，会使传播的可能性大大降低。

尚无证据表明苍蝇、蚊子、蟑螂等媒介昆虫可以传播 SARS-CoV。

（三）人群易感性

一般认为人群普遍易感，但儿童感染率较低，原因尚不清楚。SARS 症状期患者的密切接触者是 SARS 的高危易感人群。医护人员和患者家属与亲友在治疗、护理、陪护、探望患者时，同患者近距离接触次数多，接触时间长，如果防护措施不力，很容易感染SARS。

感染 SARS 病原后，已证实可以产生体液免疫，已有观察到发病 6 个月时血清抗SARS-CoVIgG 仍呈强阳性的报道，但其持续时间及其对机体的保护作用，以及流行病学意义均有待深入研究。细胞免疫状况目前仍无明确报道。

（四）流行特征

1. 地区分布

根据 WHO 2003 年 8 月 7 日公布的疫情，全球共报告 SARS 临床诊断病例 8 422 例，死亡 916 例，发病波及 32 个国家和地区。病例主要分布于亚洲、欧洲、美洲等地区。亚洲发病的国家主要为中国（包括台湾地区）、新加坡等。中国总发病数达 5 327 例，死亡349 例。病例主要集中在北京、广东、山西、内蒙古、河北、天津等地。其中，北京与广东共发病 4 033 例，占全国总病例数的 75.7%。

最初病例报告来源于广东省河源市，经回顾性调查，目前认为首例病例发生在广东省佛山市，是目前已知全球最早的病例。其后远程传播到山西、四川、北京等地，再向全国其他地区扩散。根据 2002—2003 年疫情发生和传播情况，可将我国内地分为四类地区：

（1）本地流行区（广东等地）。

（2）输入病例，并引起当地传播地区（北京、内蒙古、山西、河北、天津等地）。

（3）输入病例，未引起当地传播地区（上海、山东、湖南、辽宁、宁夏等地）。

（4）无报告病例地区（海南、云南、贵州、青海、西藏、新疆、黑龙江等地）。

2. 时间分布

已知的首例病例于 2002 年 11 月发生于我国广东省佛山市，到 2003 年 2 月，SARS已呈现全球流行的态势。发病主要集中在 2003 年 3 月中旬至 5 月中旬。6 月份疫情得到有效控制。

我国内地从广东省内最初的局部暴发，至 3 月上旬迅速蔓延到全国各地。根据截至 2003 年 8 月 16 日的疫情发布（最后病例发病时间为 6 月 11 日），共有 24 个省、自治区、直辖市先后报告发生 SARS 临床诊断病例。现有资料表明，广东省佛山、河源等市和广西壮族自治区河池市，均在早期出现了原发性病例，在这些城市的首例病例之间未发现有相互传播的证据。广东省的 SARS 发病高峰为 2 月份，其他地区主要流行时间在 4 月初到 5 月中旬左右，主要与传染源输入的时间有关。

3. 人群分布

该病患者以青壮年为主。根据中国 5 327 例资料统计，主要发病年龄在 20 ～ 60 岁，占总发病数的 85%，其中，20 ～ 29 岁病例所占比例最高，达 30%；15 岁以下青少年病例所占比例较低，9 岁以下儿童病例所占比例更低。

男女性别间发病无显著差异。人群职业分布有医务人员明显高发的特点。医务人员病例占总病例的比例高达 20% 左右（个别省份可高达 50% 左右）。在流行后期，由于医护人员防护措施得力，医护人员发病数以及构成逐渐减少。有 8.6% 的病例为学生，均为散发，未发现学校学生集中发病的情况。早期广东省病例调查显示，部分无同类患者接触史的病例为与野生动物接触的人员，如厨师、采购员等。

4. 死亡病例分布特点

2002—2003 年流行中，我国 SARS 的死亡率为 0.024/10 万，病死率为 7%。老年人所占比例较大（60 岁以上患者的病死率为 11% ～ 14%，其死亡人数约占全部死亡人数的 44%）。随着年龄增加，病死率也增加，合并其他疾病，如高血压、糖尿病、心脏病、肺气肿及肿瘤等疾病的患者病死率高。

（五）自然与社会因素的影响

1. 自然因素

从目前的资料看，不利于空气流通以及迫使人们室内聚集的环境条件，有利于传染源传播病原体。根据越南、加拿大、我国台湾等地区的资料，SARS 流行时当地已不是"冬春"季节，且气温较高。季节因素与 SARS 在人与人之间的传播似无直接关系。至于气象条件、季节性、地理条件、生态环境等与 SARS 发病的关系，尚需进一步观察。

2. 社会因素

人口密度高、流动性大、卫生条件差、不良的卫生习惯，均有利于疾病的传播。人口集中、交通便利、医疗资源丰富的大城市，常因患者就诊相对集中，容易造成 SARS 的暴发和流行。医院内感染的预防控制措施不力、医护人员的个人卫生习惯和防护措施不当等，有利于发生医院内传播。此次流行中，患者通过现代化交通工具的流动和迁移，成为 SARS 远距离传播的原因。

二、发病机制

SARS 是一种新近由 SARS-CoV 引起的传染病，人们对其发病机制的了解还不清楚，所得到的一些线索主要来自 SARS 死亡病例的尸体解剖资料、超微结构研究、核酸水平的 SARS-CoV 检测和 SARS 患者的临床资料。对其认识的许多方面仍属推测，而且不可避免地还会受到治疗措施的影响。

SARS-CoV 由呼吸道进入人体，在呼吸道黏膜上皮内复制，进一步引起病毒血症。被病毒侵染的细胞包括气管支气管上皮细胞、肺泡上皮细胞、血管内皮细胞、巨噬细胞、肠道上皮细胞、肾脏远段曲管上皮细胞和淋巴细胞。肺泡上皮细胞和肺血管内皮细胞受累可损伤呼吸膜血气屏障的完整性，同时伴有炎症性充血，引起浆液和纤维蛋白原的大量渗出，渗出的纤维蛋白原凝集成纤维素，进而与坏死的肺泡上皮碎屑共同形成透明膜。

机体对 SARS-CoV 感染的反应可表现为肺间质内有巨噬细胞和淋巴细胞渗出，激活的巨噬细胞和淋巴细胞可释放细胞因子和自由基，进一步增加肺泡毛细血管的通透性和诱发成纤维细胞增生。受损的肺泡上皮细胞脱落到肺泡腔内可形成脱屑性肺泡炎，且肺泡腔内含有大量的巨噬细胞，增生脱落的肺泡上皮细胞和巨噬细胞可形成巨细胞。就巨细胞表型来说，主要为肺泡上皮细胞源（AE1/AE3 阳性），少数为巨噬细胞源（CD68 阳性）。巨细胞的形成可能与 SARS-CoV 侵染有关。因为体外实验证明，SARS-CoV 感染可使 Vero 细胞融合形成合体细胞。肺脏的以上改变符合弥漫性肺泡损伤（DAD）的渗出期变化。病变严重或恢复不良的患者随后出现 DAD 的增殖期和纤维化期的变化，增生的细胞包括肌成纤维细胞和成纤维细胞，并产生Ⅰ型和Ⅲ型胶原纤维。肠道上皮细胞和肾脏远段曲管上皮细胞被 SARS-CoV 侵染，一方面可解释部分临床患者的消化道症状，另一方面也可能在疾病的传播途径方面有一定意义。

由于 DAD 和弥漫性肺实变致血氧饱和度下降，以及血管内皮细胞损伤等因素所引起的弥漫性血管内凝血，常常造成多器官功能衰竭而导致患者死亡。

SARS 患者末梢血淋巴细胞减少，特别是 $CD4^+$ 细胞数减少，而且有证据表明 SARS-CoV 直接感染淋巴细胞，可能与 SARS-CoV 的细胞毒性作用以及诱导细胞凋亡作用有关。虽然 SARS 患者的体液免疫反应似乎正常，但从 SARS 患者恢复期血清有明显的治疗作用的角度看，SARS-CoV 感染也会不同程度地影响患者的体液免疫反应。SARS-CoV 影响细胞免疫和体液免疫反应在 SARS 发生发展过程中起一定作用，至少意味着细胞免疫和体液免疫损伤的患者预后较差。

三、病理改变

有关 SARS 活检和尸检的材料有限，故对其病理改变的认识还很有限。基于目前的尸检和少量支气管活检材料，SARS 主要累及肺和免疫器官，如脾和淋巴结，其他脏器，如心、肝、肾、肾上腺、脑等也可出现不同程度的损害。

（一）肺

一般均明显膨隆、肿大，重量增加。除继发感染者外，胸膜一般尚较光滑，暗红色或暗灰褐色。胸腔可无或有少量积液。肺组织切面以均匀实变者居多，可累及全肺各叶，似大叶性肺炎的肝样变期，色红褐或暗紫。继发感染者可有大小不等的脓肿形成。肺血管内可见血栓，部分病例可出现局部区域的肺梗死。在部分病例中可见肺门淋巴结肿大。

（二）光镜观察

肺的病变通常比较弥漫，几乎累及所有肺叶。主要表现为弥漫性肺泡损伤的改变。依据病变时期的不同可有如下表现：病程 10 d 左右的病例主要为肺水肿、纤维素渗出、透明膜形成、肺泡腔内巨噬细胞积聚和增生的 II 型肺泡上皮细胞脱落到肺泡内所形成的脱屑性肺炎及灶性肺出血等病变。这不仅在尸检标本可见，而且在经纤维支气管镜肺活检材料中也可见到。部分增生的肺泡上皮相互融合，呈合体状多核巨细胞。在增生的肺泡上皮及渗出的单核细胞胞质内可见病毒包涵体。随着病变的进展，在病程超过 3 周的病例常可见到肺泡内渗出物的机化、透明膜的机化和肺泡间隔的成纤维细胞增生。二者不断融合，最终形成肺泡的闭塞和萎缩，导致全肺实变。仅部分病例出现明显的纤维增生，导致肺纤维化甚至硬化。肺内小血管常可见到纤维素性微血栓。以上病变在不同的患者可有很大的差异，即使在同一患者的肺内也可见到不同时期的病变。部分病例，尤其是长期治疗的患者，常可见到散在的小叶性肺炎甚至大面积真菌感染，其中以曲霉菌感染最为常见。继发性感染可累及胸膜，造成胸腔积液、胸膜粘连甚至发生胸膜腔闭塞。

（三）电镜观察

肺泡上皮明显肿胀，线粒体及内质网明显空泡变性。肺泡上皮细胞增生，以 II 型上皮增生明显。增生的 II 型上皮细胞胞质板层小体减少，粗面内质网及滑面内质网均大量增生、扩张，扩张的内质网池内有电子密度增高的蛋白分泌物，部分扩张的内质网内可见群集的、大小一致的病毒颗粒，表面有细小的花冠状微粒，颗粒大小约 60～120 nm。间质血管内皮细胞肿胀、空泡变性。

（四）免疫器官的病变

1. 脾

部分 SARS 病例的脾可肿大，而部分患者可见脾脏缩小。部分病例标本切面可见脾泥。

显微镜下脾小体不清，脾白髓萎缩，淋巴细胞稀疏，数量减少；红髓充血，出血、坏死明显，组织细胞增多。

2. 淋巴结（腹腔淋巴结及肺门淋巴结）

部分病例可见到淋巴结肿大。镜下几乎所有检查的淋巴结淋巴滤泡均有不同程度的萎缩或消失，淋巴细胞分布稀疏，数量减少。血管及淋巴窦明显扩张充血，窦组织细胞明显增生。部分病例可见出血及坏死。

（五）其他器官的改变

1. 心

SARS患者心脏的肥大比较常见，一般表现为左右心均匀性增厚。心肌间质水肿较明显，间质可有散在淋巴细胞及单核细胞浸润。部分病例可见到心肌细胞空泡变性、灶性心肌炎改变或心肌小灶性坏死。严重的继发感染，如真菌感染也可累及心脏。

2. 肝

多数病例可见到肝细胞轻度水样变性、灶性脂肪变性和肝细胞索解离。小叶内Kupffer细胞明显增生。汇管区有少量淋巴细胞浸润。部分病例可见到明显的中央静脉周围肝细胞坏死。

3. 肾

大部分病例可见肾小球明显充血，肾小管上皮细胞变性。部分病例肾小球毛细血管内可见广泛的纤维素性血栓，部分病例可见髓质内小灶状坏死及淋巴细胞和单核细胞浸润。肾间质血管扩张充血。部分病例可见到因继发感染所致的小化脓灶，偶见血管炎。

4. 肾上腺

部分病例可见肾上腺皮髓质灶性出血、坏死、淋巴细胞浸润、皮质束状带细胞空泡变性和（或）类脂含量减少。

5. 脑

脑组织可见不同程度的水肿，部分病例脑内可见到散在的神经元缺血性改变，严重者甚至可见脑组织坏死。部分神经纤维可出现脱髓鞘改变。

6. 骨髓

多数患者造血组织中粒系及巨核细胞系统细胞数量相对减少，部分病例红系细胞呈小灶状增生。

7. 胃肠道

胃、小肠和结肠各段黏膜下淋巴组织减少，淋巴细胞稀疏，间质水肿。部分病例胃可见表浅的糜烂或溃疡。

8. 胰腺

间质血管充血，部分病例间质有轻度纤维组织增生和淋巴细胞浸润。外分泌腺泡萎缩，酶原颗粒减少，部分胰岛细胞变性。

9. 胆囊

未见明显病变。

10. 睾丸

部分病例生精细胞变性，生精现象减少。可见间质血管扩张、出血。

11. 前列腺、子宫、卵巢及输卵管

未见明显病变。

除此之外，部分病例在肺、心、肝、肾、脑、肾上腺、横纹肌等可见到以小静脉为主的小血管炎病变。表现为血管壁及血管周围的水肿、血管内皮细胞肿胀和凋亡、血管壁纤维素样坏死、血管壁内及血管周围单核细胞和淋巴细胞浸润。

四、实验室检查

（一）外周血象

1. 外周血细胞分析诊断标准

（1）多数患者白细胞计数在正常范围内，部分患者白细胞计数减低。白细胞计数参考值范围为 $4×10^9/L \sim 10×10^9/L$。

（2）大多数 SARS 患者淋巴细胞计数绝对值减少，呈逐步减低趋势，并有细胞形态学变化。

2. 结果解释

国内外不同文献报道的结果有所差别，造成这些差别的可能原因如下。

（1） SARS-CoV 主要作用于淋巴细胞（特别是 T 淋巴细胞），使外周血淋巴细胞数减低，而淋巴细胞在白细胞总数中占的比例较低（参考值范围为 $0.20 \sim 0.40$），除非淋巴细胞明显减少，SARS 患者的白细胞不会受到明显的影响，但此时淋巴细胞绝对值会有明显变化。另外，白细胞还受其他因素影响，如 SARS 患者合并感染时，中性粒细胞（占白细胞的 50% 以上）增高可使白细胞明显升高。因此，初诊 SARS 患者，观察淋巴细胞绝对值的变化可能更有诊断意义。

（2） 诊断淋巴细胞减低的临界值（cut-off 值）为 $1.2×10^9/L$。淋巴细胞绝对值 < $0.9×10^9/L$ 可作为诊断 SARS 的辅助诊断指标；$0.9×10^9/L \sim 1.2×10^9/L$ 为可疑；> $1.2×10^9/L$ 不支持 SARS 诊断。

（3） 值得指出的是，在 SARS 疫情中，多数实验室进行血细胞分析使用的是电阻法血细胞分析仪，其血细胞分类的原理是基于白细胞形态正常，根据细胞大小产生的脉冲大小进行细胞分类计数。换言之，只有细胞形态正常才能保证白细胞分类计数相对准确。根据对 200 多例 SARS 或 "疑似" 患者血涂片的观察，发现淋巴细胞和中性粒细胞均有中毒性变化及细胞体积的变化，约 60% 以上有 "核凝""核固缩" 和胞质中含中毒颗粒及空泡，70% 以上的中性粒细胞有 "核脊突"，这会影响仪器分类的准确性。因此，在进行血细胞分析时，在做好防护条件下应重视血细胞显微镜检查，或使用高档 "五分类" 血细胞分析仪进行检查。

（二）SARS 特异性抗体

1. 特异性抗体检测标准

符合以下两者之一即可判断为 SARS。

（1）平行检测进展期血清抗体和恢复期血清抗体发现抗体阳转。

（2）平行检测进展期血清抗体和恢复期血清抗体发现抗体滴度 4 倍及以上升高。

2. 技术说明

（1）方法：WHO 推荐酶联免疫吸附试验（ELISA）或免疫荧光试验（IFA）作为血清 SARS-CoV 抗体检测方法。

（2）双份血清标本：SARS 感染血清学诊断双份血清标本是最可靠的。注意尽可能早地采取进展期标本。

（3）平行检测：进展期和恢复期血清标本平行检测是非常重要的。ELISA 法检测时应将双份血清标本置于同一块酶免疫反应板内，IFA 法检测时应将双份血清标本置于同一张玻片，这样检测抗体滴度才有可比性。

（4）检测抗体的种类：国内目前 SARS-CoV 抗体检测包括 IgG、IgM 或总抗体，其中任何一种抗体发生阳转或 4 倍及以上升高，均可诊断 SARS。因 IgG 抗体持续时间较长，最好检测 IgG 抗体。

（5）试剂盒：应有国家有关机构颁发的应用许可证。

3. 结果解释

检测进展期血清抗体和恢复期血清抗体，发现抗体阳转或 4 倍及以上升高，诊断 SARS-CoV 近期感染。

根据 WHO 的资料，ELISA 法检测患者血清 SARS-CoV 抗体时使用发病 21 d 后的血清标本所得结果比较可靠，而 IFA 法使用发病 10 d 后的血清标本所得结果比较可靠。绝大多数 SARS 患者症状出现 1 个月内，应可测出 IgG 抗体。

需要注意的是，有些 SARS 患者血清抗体 [IgG 和（或）IgM] 在进展期已为阳性，恢复期血清没有 4 倍及以上升高，但这些患者双份血清存在高滴度的抗体，可结合临床进行诊断。未检测到 SARS-CoV 抗体，不能排除 SARS-CoV 感染。血清学抗体检测不作为早期诊断依据，检测及分析结果时应考虑试剂盒的质量。

（三）SARS-CoV RNA

1. SARS-CoV RNA 阳性判断标准

应用 PCR 方法，符合下列三项之一者可判断为检测结果阳性。

（1）至少需要两个不同部位的临床标本检测阳性（例：鼻咽分泌物和粪便）。

（2）收集至少间隔 2 d 的同一种临床标本送检检测阳性（例：2 份或多份鼻咽分泌物）。

（3）在每一个特定检测中对原临床标本使用两种不同的方法，或重复 PCR 方法检测阳性。

2. PCR 检测结果的确认

（1）使用原始标本重复 PCR 试验。

（2）在第二个实验室检测同一份标本。

3. 实验室检测的几个问题

对 PCR 检测有如下要求。

（1）使用 PCR 方法进行 SARS-CoV 检测的实验室应该有 PCR 工作经验。应采用质控程序并确认一个合作实验室，以便于对阳性结果进行交叉核对。

（2）对 SARS-CoV 特异性 PCR 试验阳性结果的确认应采用严格的标准，特别是在低流行区。

（3）SARS-CoV 检测用试剂盒应具有国家有关机构颁发的许可证，应包括已公布的对照、PCR 引物及工作流程，应使用权威机构提供的 RNA 样本作为阳性 RNA 对照。

（4）SARS-CoV 试验的敏感性取决于标本的收集和对患者检测的时间。采用 PCR 方法检测可能会得到假阴性的结果，而多个标本和多部位取材可增加试验敏感性。

（5）严格执行实验室操作标准，避免假阳性结果。

（6）在每次 PCR 操作过程中，应包括合适的阴、阳性对照。在提取中应有 1 份阴性对照，在 PCR 运行中应有 1 份水对照，在核酸提取及 PCR 运行中应有 1 份阳性对照；患者标本检测必须要有阳性对照，以便测出 PCR 抑制物（即设抑制对照）。

（7）扩增第二组基因区可进一步增加试验的特异性。

（8）患者出现症状后 5 ～ 7 d 内采集标本阳性率最高。

4. 标本的采集、运送及保存

（1）漱口液：①采集：选择发病早期（最好 5 d 之内）的病例采样有助于提高病毒检出率。应在患者进食 2 h 后采集标本，期间尽量少喝水。取无菌生理盐水 5 mL 盛装在 15 mL 标准带盖密封一次性无菌塑料离心管内，采样时可让患者先咳嗽数声，然后用 5 mL 无菌生理盐水漱口，漱口时让患者头部后仰，发出"噢"声，让采样液在咽部转动 3 ～ 5 s，随后通过纸漏斗缓缓吐回离心管中。②运送与保存：标本应置于冰块环境中（预先准备冰壶）在 2 h 内尽快送至实验室。标本至实验室后，应尽快进行处理及检测。如果在 24 h 内可安排检测，标本可置于 4℃保存；如果未能安排检测，则放 -20℃保存；需要长期保存应置于 -70℃。

（2）粪便：①采集：使用清洁便盆盛装患者粪便，用灭菌竹签挑取含脓、血或黏液的粪便置于 15 mL 标准带密封一次性无菌塑料离心管内；②运送与保存：标本应置于冰块环境中（预先准备冰壶）在 2 h 内尽快送至实验室。标本至实验室后，应尽快进行处理及检测。如果在 24 h 内可安排检测，标本可置于 4℃保存；如果未能安排检测，则放 -20℃保存；需要长期保存应置于 -70℃。

（四）T淋巴细胞亚群

1.外周血T淋巴细胞亚群检测诊断标准

大多数SARS患者外周血T淋巴细胞CD3⁺、CD4⁺、CD8⁺亚群均减低，尤以CD4⁺亚群减低明显。

2.检测方法

应用流式细胞仪（FCM）对相应荧光抗体标记的样本进行检测，计算$CD3^+$、$CD3^+CD4^+$、$CD3^+CD8^+$细胞的百分比和绝对值。

3.结果解释：

（1）百分比：SARS患者的$CD3^+$、$CD4^+$、$CD8^+$亚群的百分比可减低或正常。

（2）绝对值：SARS患者的$CD3^+$、$CD4^+$、$CD8^+$亚群明显减低，其中以$CD4^+$亚群减低尤为显著。

（3）$CD4^+/CD8^+$：正常或降低。

（4）个体差异：不同SARS患者之间存在着较大的个体差异，影响因素包括年龄、病情、病程、有无基础疾病、免疫功能状态等。

现已证实，T淋巴细胞介导的特异性细胞免疫功能低下是SARS患者的主要免疫病理改变之一，主要表现为T淋巴细胞及其亚群的明显受损，其中以$CD3^+$、$CD4^+$、$CD8^+$尤为明显。另外，糖皮质激素的应用也会使T淋巴细胞及亚群发生不同程度减低。因此，SARS患者外周血T淋巴细胞亚群（主要为$CD3^+$、$CD4^+$、$CD8^+$）的动态检测，有助于SARS-CoV致病机制的研究和诊断，并且对于指导治疗（尤其是糖皮质激素应用的时机、剂量等）以及提示预后具有重要价值。但应用此标准诊断SARS时，应排除人类免疫缺陷病毒（HIV）和乙型肝炎病毒等感染、肿瘤、自身免疫性疾病、免疫缺陷病、血液系统疾病、肝肾疾病、糖尿病、器官移植等情况导致的$CD3^+$、$CD4^+$、$CD8^+$的变化。T淋巴细胞的受损程度与病情严重程度有明显相关性，即重型SARS患者较普通型明显，死亡病例T淋巴细胞亚群下降更为显著。另外，SARS患者T淋巴细胞的减低为可逆性改变，恢复期病例的T淋巴细胞及其亚群可逐渐接近或达到正常水平。

4.注意事项

（1）样本采集后应6 h内送检，24 h内完成检测。

（2）进行T淋巴细胞亚群检测的同时，应计数外周血淋巴细胞，用以计算各亚群（$CD3^+$、$CD8^+$）的绝对值。

（3）防止微小凝块阻塞流式细胞仪的吸样针，加样时应尽量避免将全血样本粘至样品测试管的侧壁上。

（4）防止单克隆抗体的损失，对样本进行荧光标记时应尽量避免将试剂粘至样本测试管的侧壁上。

（5）操作中应注意避免各荧光标记单克隆抗体的交叉污染。

（五）鉴别诊断

1. 鉴别诊断项目

在SARS早期诊断时，流感病毒（甲、乙、丙型）、副流感病毒、呼吸道合胞病毒（RSV）、腺病毒、嗜肺军团菌、肺炎支原体、肺炎衣原体及呼吸道细菌等检测有助于SARS的鉴别诊断。

2. 实验方法

目前的实验方法主要有快速诊断、血清学诊断、分子生物学检测及病毒（衣原体、细菌）分离等方法。

（1）快速诊断：通常采用酶免疫分析（EIA）、间接免疫荧光法测定病原体的特异性抗原或抗体，操作简便、快速，结果准确可靠。

（2）血清学诊断：可采用补体结合试验、代谢抑制试验、间接血凝试验及间接免疫荧光试验等方法。应用双份血清检测，抗体效价增高4倍及以上有意义，一般用于流行病学调查。

（3）分子生物学检测：目前采用基因探针和PCR等方法。基因核酸杂交技术虽然敏感性和特异性高，但由于基因探针常用同位素标记，具有放射性污染，且设备要求高、操作烦琐，一般难以推广。PCR技术具有简便、快速、敏感、特异等特点，容易推广，但实验室的标准化问题有待于解决。

（4）病毒（衣原体、细菌）的分离：采用患者鼻咽分泌物接种人胚肺细胞或猴肾细胞培养，分离病毒和衣原体，再用补体结合或中和试验、IFA或ELISA等鉴定抗原。但细胞培养阳性率不够高，另外，因技术操作复杂，实验设备要求较高，一般医院不具备培养条件，且敏感性受标本采集、运输、保存等因素影响，该实验方法不适合作为常规检测，多用于科研和疑难病例的鉴定。

建议在SARS鉴别诊断中首选快速诊断。

3. 临床意义

细菌感染可直接或继病毒感染之后发生，以溶血性链球菌为多见，其次为流感嗜血杆菌、肺炎链球菌和葡萄球菌等，偶见革兰阴性杆菌。婴儿和儿童的主要肺炎病原体是病毒，主要有RSV、腺病毒、副流感病毒、甲型和乙型流感病毒。这些病原体也能引起成人肺炎。成人肺炎最常见的病因是细菌，其中，肺炎链球菌最常见，其他病原菌包括厌氧菌、金黄色葡萄球菌、流感嗜血杆菌、卡他莫拉菌、克雷伯肺炎杆菌和其他革兰阴性杆菌等，甲型流感病毒也可引起成人呼吸道感染。肺炎支原体为一种类似细菌的微生物，是引起年龄较大儿童和青年肺炎特别常见的原因。

2002年底在我国广东出现的SARS，其病原体SARS-CoV感染人体后可引起严重的呼吸系统症状，但这些症状并非SARS所特有。由于许多能够导致小气管病变的病原体，如流感病毒（甲型、乙型）、副流感病毒（1、2、3型）、腺病毒、RSV、肺炎支原体、肺炎衣原体、军团菌等，均可引起呼吸道疾病，而且目前SARS在实验室诊断方面还缺乏有效的特异性指标，因此实验室检查中增加一些排除实验以协助临床进行鉴别诊断非常重要。目前可开展上述病原体等检测，作为 SARS 的排除诊断实验。但在分析结果时，需考虑到 SARS 患者合并上述病原体感染的可能。

在 SARS 患者住院治疗期间，约有 20% 患者可出现继发性下呼吸道和（或）肺部感染。病原体包括革兰阴性杆菌（非发酵菌群，肺炎克雷伯菌，不动杆菌）、革兰阳性球菌（抗甲氧西林葡萄球菌）、真菌（白色念珠菌、曲霉菌）及结核分枝杆菌等。对病原体的正确实验室诊断，是能否进行针对性治疗、降低病死率的关键。

五、影像学检查

影像学检查是 SARS 临床综合诊断的主要组成部分，也是指导治疗的重要依据。包括疾病的早期发现、鉴别诊断、监视动态变化和检出并发症。放射科医师要在各级诊疗机构中充分发挥影像学诊断的作用。

（一）影像学检查方法

1. 影像学检查技术

X 射线平片和 CT 是 SARS 的主要检查方法。普通 X 射线检查一般采用立位后前位胸片。床旁胸部摄片在患者情况允许的情况下应采用坐位拍摄后前位胸片。数字化影像技术如计算机 X 射线摄影术（CR）和数字 X 射线摄影术（DR）有助于提高胸部 X 射线检查的诊断质量。CT 可检出 X 射线胸片难以发现的病变，一般应采用高分辨 CT（HRCT）检查。在图像的存储与传输系统（PACS）基础上建立的影像工作流程可提高工作效率，减少交叉感染。

放射科医务人员要严格遵守 SARS 的消毒防护规定，预防感染，同时要严格执行 X 射线的防护措施。

2. 影像检查程序

（1）初次检查：对于临床怀疑为 SARS 的患者应当首先选用 X 射线平片检查。若 X 射线平片未见异常，则应及时复查。如有条件可采用 CT 检查。

（2）治疗复查：在 SARS 治疗过程中，需要复查胸片了解疾病的病情变化和治疗效果。一般 1～2 d 复查胸片 1 次，或根据患者的病情发展及治疗情况缩短或延长复查时间。如果胸片怀疑合并空洞或肺纤维化，有条件者可进行 CT 检查。

（3）出院检查：出院时需要拍摄胸片。出院后应定期复查，直至炎性影像完全消失。对于 X 射线胸片已恢复正常的病例，CT 可以显示 X 射线胸片不能发现的病变。

（二）基本影像学表现

SARS 的 X 射线和 CT 基本影像学表现为磨玻璃密度影像和肺实变影像。

1. 磨玻璃密度影

磨玻璃密度影像在 X 射线和 CT 上的判定标准为病变的密度比血管密度低，其内可见血管影像。在 X 射线上磨玻璃密度影像也可以低于肺门的密度作为识别标准。磨玻璃密度影像的形态可为单发或多发的小片状、大片状，或在肺内弥漫分布。在 CT 上密度较低的磨玻璃影内可见肺血管较细的分支，有的在磨玻璃样影像内可见小叶间隔及小叶内间质增厚，表现为胸膜下的细线影和网状结构。磨玻璃影内若合并较为广泛的网状影像，称为"碎石路"征。密度较高的磨玻璃影内仅能显示或隐约可见较大的血管分支。有的磨玻璃影内可见空气支气管征。

2. 肺实变影

在 X 射线和 CT 上肺实变影的判定标准为病变的密度比血管密度高，其内不能见到血管影像，但有时可见空气支气管征。在 X 射线上肺实变影像又可以以高于肺门阴影的密度作为识别的依据。病变形态为单发或多发的小片状、大片状，或弥漫分布的影像。

（三）不同发病时期的影像学表现

在影像学表现上，SARS 的病程可分为发病初期、进展期和恢复期。

1. 发病初期

从临床症状出现到肺部出现异常影像时间一般为 2 ～ 3 d。X 射线及 CT 表现为肺内小片状影像，密度一般较低，为磨玻璃影，少数为肺实变影。有的病灶呈类圆形。病变以单发多见，少数为多发。较大的病灶可达肺段范围，但较少见。X 射线胸片有时可见病变处肺纹理增多、增粗。CT 显示有的病灶周围血管影增多。X 射线对于较小的、密度较低的病灶显示率较低，与心影或横膈重叠的病变在后前位 X 射线胸片上有时难以显示。病变以两肺下野及肺周围部位多见。

2. 病变进展期

病变初期的小片状影像改变多在 3 ～ 7 d 内进行性加重。多数患者在发病后 2 ～ 3 周进入最为严重的阶段。X 射线和 CT 显示病变由发病初期的小片状影像发展为大片状，由单发病变进展为多发或弥漫性病变。病变可由一个肺野扩散到多个肺野，由一侧肺发展到双侧。病变以磨玻璃影最为多见，或与实变影合并存在。有的病例 X 射线胸片显示病变处合并肺纹理增粗增多，CT 显示肺血管影像增多。有的患者 X 射线胸片显示两侧肺野密度普遍增高，心影轮廓消失，仅在肺尖及肋膈角处有少量透光阴影，称为"白肺"。"白肺"提示患者发生了 ARDS。患者在死亡前可出现"白肺"，也有的患者经治疗后"白肺"的影像吸收。病变部位以两肺下叶明显多见。大部分患者病变在肺野的内、外带混合分布，呈肺野中心性分布者很少见。

影像学的动态观察表明，影像的形态和范围变化快，大部分病例在 1 ～ 3 d 复查胸片，肺部影像可有变化。较快者 1 d 内病变大小即可有明显改变。有的病例当某一部位病灶吸收后，又在其他部位出现新的病灶。有些病例的病变影像明显吸收后，短期内再次出现或加重。病变反复过程可有 1 ～ 2 次。病变加重者表现为病变影像的范围增加及出现新的病灶。也有的患者病变影像吸收时间较长，可比一般患者增加 1 倍，甚至持续更长的时间。

3. 病变的吸收及康复

病变吸收一般在发病 2 ～ 3 周后，影像表现为病变范围逐渐减小，密度减低，以至消失。

有的患者虽然临床症状明显减轻或消失，X射线胸片已恢复正常，但HRCT检查仍可见肺内有斑片或索条状病灶影像。有的患者HRCT检查显示肺脏的密度不均。肺内的改变需要随访观察。

（四）并发症

SARS的并发症一般发生在疾病最为严重的阶段之后。

1. 继发感染

肺部继发感染是重要的并发症，可使病变影像的范围增大及病程延长。在疾病恢复过程中，继发感染可使肺内片状影像再次增多。肺部继发感染也可引起空洞及胸腔积液，一般在发病2～3周以后。空洞可为单发及多发，病原诊断需要经相应的病原学检查。有的患者在出院后复查时发现合并空洞及胸腔积液。

据报道也有并发脑内感染的病例。当患者出现中枢神经系统的症状和体征时，建议做颅脑CT或磁共振成像（MRI）检查。

2. 肺间质改变

少数患者在肺内炎症吸收后残存肺间质纤维化，表现为局部的不规则的高密度斑片、索条状及蜂窝状影像，可引起牵拉性支气管扩张。严重的肺间质增生使肺体积缩小。肺间质纤维化的影像表现是不可逆的。炎症吸收过程中在X射线上可能出现肺纹理增重和条状阴影，在HRCT上可出现支气管血管束增粗、小叶间隔和小叶内间质增厚、胸膜下弧线影等。在疾病的康复过程中这些改变多数可以逐渐吸收。

3. 纵隔气肿、皮下气肿和气胸

纵隔气肿表现为纵隔间隙有气体影，呈条状或片状，气体量较多时可位于食管、气管、大血管等结构周围。皮下气肿较为明显。气胸的量一般较少。部分病例的纵隔气肿、皮下气肿和气胸发生在使用呼吸机之后。

4. 胸膜病变

肺内病变可引起邻近胸膜的局限性胸膜增厚，或轻度幕状粘连。胸膜改变可随肺内病变的吸收而消退。明显的胸腔积液较少见。

5. 心影增大

可能为心肌病变所致。判断心影大小要根据标准的立位后前位胸片。床旁胸片要注意心脏横位及心影放大的影响。

6. 骨质缺血性改变

患者在治疗后若出现关节疼痛和活动受限等症状，建议做CT或MRI检查。骨质异常改变以髋关节多见，也可发生在膝、肩等关节和长骨骨干。

（五）鉴别诊断

多种肺间质和肺泡病变在X射线和CT上均可以出现磨玻璃影和肺实变影像，包括普通肺炎、免疫功能损害患者肺炎及一些非感染性疾病，需要同SARS鉴别。SARS的动态变化快，多数病例病变初期的小片状影像迅速发展为单侧肺或两肺的多发、弥漫性病变。这在其他肺炎比较少见。此外，SARS 表现为局限于一个肺叶或肺段的实变影像较为少见，一般无明显的肺不张，病变早期无空洞影像，胸腔积液及纵隔、肺门淋巴结肿大等均少见。SARS 的鉴别诊断原则是影像表现密切结合病史、临床表现和实验室检查。对于与一般肺炎的鉴别，要重视疾病的临床、实验室检查和影像特点。在与免疫功能损害患者肺炎的鉴别上，如肺孢子菌肺炎和巨细胞病毒性肺炎等，要重视相关的病史及影像表现。在与非感染疾病的鉴别方面，如肺水肿、肺出血和过敏性肺炎等，有无急性感染的临床表现是鉴别诊断的关键。

六、临床特征

（一）流行病学史

SARS 是一种传染病，大部分患者可以追踪到流行病学接触史，即有被传染和（或）传染他人的可能性或证据。

若患者在近 2 周内有与 SARS 患者接触，尤其是密切接触（指与 SARS 患者共同生活，照顾 SARS 患者，或曾经接触 SARS 患者的排泌物，特别是气道分泌物）的历史；或患者为与某 SARS 患者接触后的群体发病者之一；或患者有明确的传染他人，尤其是传染多人 SARS 的证据，可以认为该患者具有 SARS 的流行病学依据。

对于 2 周内曾经前往或居住于目前有 SARS 流行区域的就诊患者，应警惕其患 SARS 的可能性。

患者就诊时已有的流行病学证据为前向性的流行病学依据，而就诊以后进一步出现的为后向性的流行病学依据。当患者就诊时尚无流行病学依据或依据不充分时，必须动态追踪后向性的流行病学依据。

（二）临床表现

1. 潜伏期

SARS 的潜伏期通常限于 2 周之内，一般约 2 ～ 10 d。

2. 临床症状

急性起病，自发病之日起，2 ～ 3 周内病情都可处于进展状态。主要有以下三类症状。

（1）发热及相关症状：常以发热为首发和主要症状，体温一般高于 38℃，常呈持续性高热，可伴有畏寒、肌肉酸痛、关节酸痛、头痛、乏力。在早期，使用退热药可有效；进入进展期，通常难以用退热药控制高热。使用糖皮质激素可对热型造成干扰。

（2）呼吸系统症状：可有咳嗽，多为干咳、少痰，少部分患者出现咽痛。可有胸闷，严重者渐出现呼吸加速、气促，甚至呼吸窘迫。常无上呼吸道卡他症状。呼吸困难和低氧血症多见于发病 6 ～ 12 d 以后。

（3）其他方面症状：部分患者出现腹泻、恶心、呕吐等消化道症状。

3. 体征

SARS 患者的肺部体征常不明显，部分患者可闻及少许湿啰音，或有肺实变体征。偶有局部叩浊音、呼吸音减低等少量胸腔积液的体征。

（三）一般实验室检查

1. 外周血象

白细胞计数一般正常或降低；常有淋巴细胞计数减少［若淋巴细胞计数 < $0.9×10^9$/L，对诊断的提示意义较大；若淋巴细胞计数介于 $0.9×10^9$/L ～ $1.2×10^9$/L，对诊断的提示仅为可疑］；部分患者血小板减少。

2. T 淋巴细胞亚群计数

常于发病早期即见 CD4[+]、CD8[+] 细胞计数降低，二者比值正常或降低。

（四）胸部影像检查

病变初期肺部出现不同程度的片状、斑片状磨玻璃密度影，少数为肺实变影。阴影常为多发和（或）双侧改变，并于发病过程中呈进展趋势，部分病例进展迅速，短期内融合成大片状阴影。

当肺部病变处于早期阶段，阴影小或淡薄，或其位置与心影和（或）大血管影重合时，X 射线胸片可能难以发现。故如果早期 X 射线胸片阴性，尚需每 1 ～ 2 d 动态复查。若有条件，可安排胸部 CT 检查，有助于发现早期轻微病变或与心影和（或）大血管影重合的病变。

必须定期进行胸部 X 射线影像学复查，以观察肺部病变的动态变化情况。

（五）特异性病原学检测

1. SARS-CoV 血清特异性抗体检测

发病 10 d 后采用 IFA，在患者血清内可以检测到 SARS-CoV 的特异性抗体（若采用 ELISA，则在发病 21 d 后）。从进展期至恢复期抗体阳转或抗体滴度呈 4 倍及以上升高，具有病原学诊断意义。首份血清标本需尽早采集。

2. SARS-CoVRNA 检测

准确的 SARS-CoVRNA 检测具有早期诊断意义。采用 RT-PCR 方法，在排除污染及技术问题的情况下，从呼吸道分泌物、血液或粪便等人体标本中检出 SARS-CoV 的 RNA，尤其是多次、多种标本和多种试剂盒检测 SARS-CoVRNA 阳性，对病原学诊断有重要支持意义。

3. 其他早期诊断方法

免疫荧光抗体试验检测鼻咽或气道脱落细胞中 SARS-CoV，SARS-CoV 特异性结构蛋白检测，以及基因芯片技术等检测方法，尚有待进一步研究。

七、临床分期

（一）早　期

一般为病初的 1～7 d。起病急，以发热为首发症状，体温一般＞38℃，半数以上的患者伴有头痛、关节肌肉酸痛、乏力等症状，部分患者可有干咳、胸痛、腹泻等症状；但少有上呼吸道卡他症状，肺部体征多不明显，部分患者可闻及少许湿啰音。X 射线胸片肺部阴影在发病第 2 天即可出现，平均在 4 d 时出现，95% 以上的患者在病程 7 d 内出现阳性改变。

（二）进展期

多发生在病程的 8～14 d，个别患者可更长。在此期，发热及感染中毒症状持续存在，肺部病变进行性加重，表现为胸闷、气促、呼吸困难，尤其在活动后明显。X 射线胸片检查肺部阴影发展迅速，且常为多叶病变。少数患者（10%～15%）出现 ARDS 而危及生命。

（三）恢复期

进展期过后，体温逐渐下降，临床症状缓解，肺部病变开始吸收，多数患者经 2 周左右的恢复，可达到出院标准，肺部阴影的吸收则需要较长的时间。少数重症患者可能在相当长的时间内遗留限制性通气功能障碍和肺弥散功能下降，但大多可在出院后 2～3 个月内逐渐恢复。

八、诊断及鉴别诊断

（一）诊　断

结合上述流行病学史、临床症状和体征、一般实验室检查、胸部 X 射线影像学变化，配合 SARS 病原学检测阳性，排除其他表现类似的疾病，可以作出 SARS 的诊断。

具有临床症状和出现肺部 X 射线影像改变，是诊断 SARS 的基本条件。

流行病学方面有明确支持证据和能够排除其他疾病，是能够作出临床诊断的最重要支持依据。

对于未能追及前向性流行病学依据者，需注意动态追访后向性流行病学依据。

对病情演变（症状，氧合状况，肺部 X 射线影像）、抗菌治疗效果和 SARS 病原学指标进行动态观察，对于诊断具有重要意义。

应合理、迅速安排初步治疗和有关检查，争取尽快明确诊断。

1. 临床诊断

对于有 SARS 流行病学依据，有症状，有肺部 X 射线影像改变，并能排除其他疾病诊断者，可以作出 SARS 临床诊断。

在临床诊断的基础上，若分泌物 SARS-CoVRNA 检测阳性，或血清 SARS-CoV 抗体阳转，或抗体滴度 4 倍及以上增高，则可作出确定诊断。

2. 疑似病例

对于缺乏明确流行病学依据，但具备其他 SARS 临床症状支持证据且可初步排除其他疾病者，可以作为疑似病例，需进一步进行流行病学追访，并安排病原学检查以求印证。

对于有流行病学依据，有临床症状，但尚无肺部 X 射线影像学变化者，也逐作为疑似病例。对此类病例，需动态复查 X 射线胸片或胸部 CT，一旦肺部病变出现，在排除其他疾病的前提下，可以作出临床诊断。

3. 医学隔离观察病例

对于近 2 周内有与 SARS 患者或疑似 SARS 患者接触史，但无临床表现者，应自与前者脱离接触之日计，进行医学隔离观察 2 周。

（二）分诊类别及相应处理方式的建议

在临床思维上可将 SARS 诊断问题分为五个层面，将患者划分为五个类别并予相应处理。

1. 不是 SARS 者

可以排除 SARS 诊断，进入正常诊疗程序。

2. 不像 SARS 者

不像 SARS，但尚不能绝对排除。安排医学隔离观察。可采用居家隔离观察并随诊的形式。

3. 疑似 SARS 者

综合判断与 SARS 有较多吻合处，但尚不能作出临床诊断。留院观察，收入单人观察室。

4. 临床诊断者

基本定为 SARS 病例，但尚无病原学依据。收至 SARS 定点医院，但为避免其中少数非 SARS 者被交叉感染，需置单人病房。

5. 确定诊断者

在临床诊断基础上有病原学证据支持。收至 SARS 定点医院，可置多人病房。

（三）鉴别诊断

SARS 的诊断目前主要为临床诊断，在相当程度上属于排除性诊断。在作出 SARS 诊断前，需要排除能够引起类似临床表现的其他疾病。

普通感冒、流行性感冒（流感）、一般细菌性肺炎、军团菌性肺炎、支原体肺炎、衣原体肺炎、真菌性肺炎、艾滋病和其他免疫抑制（器官移植术后等）患者合并肺部感染、一般病毒性肺炎是需要与 SARS 进行鉴别的重点疾病。

其他需要鉴别的疾病还包括肺结核、流行性出血热、肺部肿瘤、非感染性间质性肺疾病、肺水肿、肺不张、肺栓塞、肺血管炎、肺嗜酸粒细胞浸润症等。

对于有与 SARS 类似的临床综合征的病例，若规范地进行抗菌治疗后无明显效果，有助于排除细菌或支原体、衣原体性肺部感染。

（四）重症 SARS 的诊断标准

具备以下三项之中的任何一项，均可以诊断为重症 SARS。

（1）呼吸困难，成人休息状态下呼吸频率 > 30 次 /min，且伴有下列情况之一。

①胸片显示多叶病变或病灶总面积在正位胸片上占双肺总面积的 1/3 以上。

②病情进展，48 h 内病灶面积增大超过 50% 且在正位胸片上占双肺总面积的 1/4 以上。

（2）出现明显的低氧血症，氧合指数低于 300 mmHg（1 mmHg≈0.133 kPa）。

（3）出现休克或多器官功能障碍综合征（MODS）。

甄别出 SARS 患者中危重者并及时加以干预治疗，对控制病情是至关重要的。

（五）SARS 致死的高危因素

（1）年龄超过 50 岁。

（2）存在心脏、肾脏、肝脏或呼吸系统的严重基础疾病，或患有恶性肿瘤、糖尿病、严重营养不良、脑血管疾病等其他严重疾病。

（3）近期外科大手术史。

（4）外周血淋巴细胞总数进行性下降。

（5）经积极治疗，血糖仍持续居高不下。

九、治疗原则

虽然 SARS 的致病源已经基本明确，但发病机制仍不清楚，目前尚缺少针对病因的治疗。基于上述认识，临床上应以对症支持治疗和针对并发症的治疗为主。在目前疗效尚不明确的情况下，应尽量避免多种药物（如抗生素、抗病毒药、免疫调节剂、糖皮质激素等）长期、大剂量地联合应用。

（一）一般治疗与病情监测

卧床休息，注意维持水、电解质平衡，避免用力和剧烈咳嗽。密切观察病情变化（不少患者在发病后的 2 ～ 3 周内都可能属于进展期）。一般早期给予持续鼻导管吸氧（吸氧浓度一般为 1 ～ 3 L/min）。

根据病情需要，每天定时或持续监测脉搏容积血氧饱和度（SpO_2）。

定期复查血常规、尿常规、血电解质、肝肾功能、心肌酶谱、T 淋巴细胞亚群（有条件时）和 X 射线胸片等。

（二）对症治疗

（1）发热 > 38.5℃，或全身酸痛明显者，可使用解热镇痛药。高热者给予冰敷、酒精擦浴、降温毯等物理降温措施。儿童禁用水杨酸类解热镇痛药。

（2）咳嗽、咳痰者可给予镇咳、祛痰药。

（3）有心、肝、肾等器官功能损害者，应采取相应治疗。

（4）腹泻患者应注意补液及纠正水、电解质失衡。

（三）糖皮质激素的使用

应用糖皮质激素的目的在于抑制异常的免疫病理反应，减轻全身炎症反应状态，从而改善机体的一般状况，减轻肺的渗出、损伤，防止或减轻后期的肺纤维化。应用指征如下：

（1）有严重的中毒症状，持续高热不退，经对症治疗 3 d 以上最高体温仍超过 39℃。

（2）X 射线胸片显示多发或大片阴影，进展迅速，48 h 之内病灶面积增大 > 50% 且在正位胸片上占双肺总面积的 1/4 以上。

（3）达到急性肺损伤或 ARDS 的诊断标准。具备以上指征之一即可应用。

成人推荐剂量相当于甲泼尼龙 80 ～ 320 mg/d，静脉给药具体剂量可根据病情及个体差异进行调整。当临床表现改善或胸片显示肺内阴影有所吸收时，逐渐减量停用。一般每 3 ～ 5 d 减量 1/3，通常静脉给药 1 ～ 2 周后可改为口服泼尼松或泼尼松龙。一般不超过 4 周，不宜过大剂量或过长疗程，应同时应用制酸剂和胃黏膜保护剂，还应警惕继发感染，包括细菌和（或）真菌感染，也要注意潜在的结核病灶感染扩散。

（四）抗病毒治疗

目前尚未发现针对 SARS-CoV 的特异性药物。临床回顾性分析资料显示，利巴韦林等常用抗病毒药对 SARS 没有明显治疗效果。可试用蛋白酶抑制剂类药物 Kaletm（咯匹那韦及利托那韦）等。

（五）免疫治疗

胸腺素、干扰素、静脉用丙种球蛋白等非特异性免疫增强剂对 SARS 的疗效尚未肯定，不推荐常规使用。SARS 恢复期血清的临床疗效尚未被证实，对诊断明确的高危患者，可在严密观察下试用。

（六）抗菌药物的使用

抗菌药物的应用目的主要为两个，一是用于对疑似患者的试验治疗，以帮助鉴别诊断；二是用于治疗和控制继发细菌、真菌感染。

鉴于 SARS 常与社区获得性肺炎（CAP）相混淆，而后者常见致病原为肺炎链球菌、支原体、流感嗜血杆菌等，在诊断不清时可选用新喹诺酮类或 β- 内酰胺类联合大环内酯类药物试验治疗。继发感染的致病源包括革兰阴性杆菌、耐药革兰阳性球菌、真菌及结核分枝杆菌，应有针对性地选用适当的抗菌药物。

（七）心理治疗

对疑似病例，应合理安排收住条件，减少患者担心院内交叉感染的压力；对确诊病例，应加强关心与解释，引导患者加深对本病的自限性和可治愈的认识。

（八）重症 SARS 的治疗原则

尽管多数 SARS 患者的病情可以自然缓解，但大约有 30% 的病例属于重症病例，其中部分可能进展至急性肺损伤或 ARDS，甚至死亡。因此对重症患者必须严密动态观察，加强监护，及时给予呼吸支持，合理使用糖皮质激素，加强营养支持和器官功能保护，注意水、电解质和酸碱平衡，预防和治疗继发感染，及时处理并发症。

1. 监护与一般治疗

一般治疗及病情监测与非重症患者基本相同，但重症患者还应加强对生命体征、出入液量、心电图及血糖的监测。当血糖高于正常水平，可应用胰岛素将其控制在正常范围，可能有助于减少并发症。

2. 呼吸支持治疗

对重症 SARS 患者应该经常监测 SpO_2 的变化。活动后 SpO_2 下降是呼吸衰竭的早期表现，应该给予及时的处理。

（1）氧疗：对于重症病例，即使在休息状态下无缺氧的表现，也应给予持续鼻导管吸氧。有低氧血症者，通常需要较高的吸入氧流量，使 SpO_2 维持在 93% 或以上，必要时可选用面罩吸氧。应尽量避免脱离氧疗的活动（如上洗手间、医疗检查等）。若吸氧流量 > 5 L/min（或吸入氧浓度 ≥ 40%）条件下，$SpO_2 < 93\%$，或经充分氧疗后，SpO_2 虽能维持在 93%，但呼吸频率仍在 30 次 /min 或以上，呼吸负荷仍保持在较高的水平，均应及时考虑无创人工通气。

（2）无创正压人工通气（NIPPV）：NIPPV 可以改善呼吸困难的症状，改善肺的氧合功能，有利于患者度过危险期，有可能减少有创通气的应用。应用指征为：①呼吸频率 > 30 次 /min；②吸氧 5 L/min 条件下，$SpO_2 < 93\%$。禁忌证为：①有危及生命的情况，需要紧急气管插管；②意识障碍；③呕吐、上消化道出血；④气道分泌物多和排痰能力障碍；⑤不能配合 NIPPV 治疗；⑥血流动力学不稳定和有多器官功能损害。

NIPPV 常用的模式和相应参数如下：①持续气道正压通气（CPAP），常用压力水平一般为 4 ～ 10 cmH$_2$O（1 cmH$_2$O≈0.098 kPa）；②压力支持通气（PSV）＋呼气末正压通气（PEEP），PEEP 水平一般为 4 ～ 10 cmH$_2$O，吸气压力水平一般为 10 ～ 18 cmH$_2$O。吸入氧气浓度（FiO$_2$）< 0.6 时，应维持动脉血氧分压（P_{O2}）≥ 70 mmHg，或 SPO$_2$ ≥ 93%。

应用 NIPPV 时应注意以下事项：选择合适的密封的鼻面罩或口鼻面罩；全天持续应用（包括睡眠时间），间歇应短于 30 min。开始应用时，压力水平从低压（如 4 cmH$_2$O）开始，逐渐增加到预定的压力水平；咳嗽剧烈时应考虑暂时断开呼吸机管道，以避免气压伤的发生；若应用 NIPPV 2 h 仍没达到预期效果（$SpO_2 > 93\%$，气促改善），可考虑改为有创通气。

（3）有创正压人工通气：对 SARS 患者实施有创正压人工通气的指征为：①使用 NIPPV 治疗不耐受，或呼吸困难无改善，氧合改善不满意，$P_{O2} < 70$ mmHg，并显示病

情恶化趋势；②有危及生命的临床表现或多器官功能衰竭，需要紧急进行气管插管抢救。

人工气道建立的途径和方法应该根据每个医院的经验和患者的具体情况来选择。为了缩短操作时间，减少有关医务人员交叉感染的机会，在严格防护情况下可采用经口气管插管或纤维支气管镜诱导经鼻插管。气管切开只有在已经先行建立其他人工气道后方可进行，以策安全。

实施有创正压人工通气的具体通气模式可根据医院设备及临床医生的经验来选择。一般可选用压力限制的通气模式。比如，早期可选择压力调节容量控制（PRVC）＋PEEP、压力控制（PC）或容量控制（VC）＋PEEP，好转后可改为同步间歇指令通气（SIMV）＋PSV＋PEEP，脱机前可用PSV＋PEEP。

通气参数应根据"肺保护性通气策略"的原则来设置：①应用小潮气量（6～8 mL/kg），适当增加通气频率，限制吸气平台压＜35 cmH$_2$O；②加用适当的PEEP，保持肺泡的开放，让萎陷的肺泡复张，避免肺泡在潮气呼吸时反复关闭和开放引起的牵拉损伤。治疗性PEEP的范围是5～20 cmH$_2$O，平均为10 cmH$_2$O左右。同时应注意PEEP升高对循环系统的影响。

在通气的过程中，对呼吸不协调及焦虑的患者应予充分镇静，必要时予肌松药，以防止氧合功能下降。下列镇静药可供选用：（1）马来酸咪达唑仑，先予3～5 mg静脉注射，再予0.05～0.20 mg/（kg·h）维持；（2）丙泊酚，先予1 mg/kg静脉注射，再予1～4 mg/（kg·h）维持。在此基础上可根据需要间歇使用吗啡类药物，必要时加用肌松药。肌松药可选维库溴铵4 mg静脉注射，必要时可重复使用。

3. 糖皮质激素的应用

对于重症且达到急性肺损伤标准的病例，应该及时规律地使用糖皮质激素，以减轻肺的渗出、损伤和后期的肺纤维化，并改善肺的氧合功能。目前多数医院使用的成人剂量相当于甲泼尼龙80～320 mg/d，具体可根据病情及个体差异来调整。少数危重患者可考虑短期（3～5 d）甲泼尼龙冲击疗法（500 mg/d）。待病情缓解和（或）胸片有吸收后逐渐减量停用，一般可选择每3～5 d减量1/3。

4. 临床营养支持

由于大部分重症患者存在营养不良，因此早期应鼓励患者进食易消化的食物。当病情恶化不能正常进食时，应及时给予临床营养支持，采用肠内营养与肠外营养相结合的途径，非蛋白热量105～126 kJ（25～30 kcal）/（kg·h），适当增加脂肪的比例，以减轻肺的负荷。中和（或）长链混合脂肪乳剂对肝功能及免疫方面的影响小。蛋白质的入量为1.0～1.5 g/（kg·h），过多对肝肾功能可能有不利影响。要补充水溶性和脂溶性维生素。尽量保持血浆白蛋白在正常水平。

5. 预防和治疗继发感染

重症患者通常免疫功能低下，需要密切监测和及时处理继发感染，必要时可慎重地进行预防性抗感染治疗。

十、恢复期患者的追踪和处理

就 SARS 患者个体而言，恢复期随诊可以了解患者生理功能障碍和心理障碍的发生情况与严重程度，有助于制订针对性强的处理和干预措施，最大限度地减轻对患者生理和心理的不利影响。更为重要的是，开展 SARS 患者恢复期的随诊工作，有助于更加全面地认识 SARS，其结果对于预测今后 SARS 的流行规模、制订合理的防治措施、了解 SARS-CoV 感染后机体的自我修复规律具有重要的意义。在前一段我国内地 SARS 的治疗过程中，普遍大量应用了多种药物，如糖皮质激素、抗病毒药物、抗菌药物、免疫调节剂等，因此，随诊过程中应注意区分某些异常是来自于 SARS 本身，还是来自治疗药物。

（一）SARS 恢复期患者主要生理功能障碍的追踪和处理

1.肺功能障碍

初步的随诊结果表明，相当数量的 SARS 患者在出院后仍遗留有胸闷、气短和活动后呼吸困难等症状，这在重症患者中尤为常见。复查 X 射线胸片、HRCT 可发现不同程度的肺纤维化样改变和肺容积缩小，血气分析可有 P_{O_2} 下降，肺功能检查显示限制性通气功能（包括肺总量和残气量）障碍和弥散功能减退。通常以 HRCT 的改变最明显。值得注意的是，部分恢复期患者虽然有活动后呼吸困难，但 X 射线胸片、HRCT 和肺功能检查却无异常。病后体力下降及心理因素等综合因素可能与气促有关。因此，SARS 患者尤其是重症患者，出院后除应定期复查 X 射线胸片和 HRCT 外，还应定期复查 P_{O_2} 和肺功能（包括肺容积、通气功能和弥散功能）。

2.肝肾功能损害

部分 SARS 患者在出院后遗留有肝肾功能损害，但原因尚不完全清楚，不排除药物性损害的可能。其中，以肝功能异常较为常见，主要表现为谷丙转氨酶（ALT）和谷草转氨酶（AST）的异常，大多程度较轻，无须处理，少数需要护肝治疗。随着出院时间的延长，一般均可恢复正常，很少遗留持久性肝功能损害。SARS 患者出院后应定期复查肝肾功能，直至正常或明确有其他原因为止。

3.骨质疏松和股骨头缺血性坏死

骨质疏松和股骨头缺血性坏死在 SARS 患者恢复期并非罕见，尚未证实此种异常表现与 SARS 病变波及骨骼有关。其主要发生于长期大剂量使用糖皮质激素的患者，防治的关键在于严格掌握糖皮质激素的使用指征、控制糖皮质激素的剂量和疗程。对于长期大剂量使用糖皮质激素的患者，出院后应定期复查骨密度、髋关节 X 射线片，特别是对有骨关节症状的患者，必要时还应进行股骨头 MRI 检查，以早期发现股骨头的缺血性病变。

（二）SARS 恢复期患者的心理障碍及干预措施

1.心理障碍特征

根据现有的调查结果，相当一部分 SARS 患者在出院后仍然存在着心理障碍，值得关注。其心理障碍主要具有以下特征。

（1）行为层面：SARS 患者康复后不敢像以前一样随便探亲访友，担心受到别人的拒绝；外出时不敢靠近人群，害怕可能再被传染上什么疾病；回家后过分注意清洁，仔细洗衣洗手，唯恐将外界的细菌、病毒带回家来；对自己的健康状况十分敏感，害怕 SARS 后遗症的出现。

（2）情绪层面：SARS 患者因为还没有完全被周围的朋友和邻居所接纳而感到自卑、苦恼和难过；对曾经感染 SARS 的可怕经历不能忘却，时时浮现在脑海中的情景令他们感到痛苦不堪；对自身健康的过分敏感使他们对外界一直保持较高的警惕，害怕再次发生类似的可怕经历，因而时常感到焦虑，也对自己目前生活中出现的许多不适应的行为感到苦恼。

（3）认知层面：部分患者认为患上 SARS 的原因是自己没有采取较好的防护措施，患病是对自己的一种惩罚；认为朋友和同事以前对自己那么好，可现在都不理不睬，周围的人也不接纳自己，社会变得不那么美好；认为 SARS 不会就这样消失了，随时还有可能再来，一定要采取更好的防护措施以避免它的发生；认为自己身上一定还有后遗症，因此总是感到躯体不适等等。

（4）常见的心理疾病：SARS 恢复期患者常见的心理疾病主要包括抑郁症、强迫症、焦虑症、恐怖症和创伤后应激障碍（PTSD）等。

产生以上这些心理障碍，既有因疾病本身造成的生理以致心理异常，也有因使用药物造成的不良反应。特别是大剂量、长疗程应用糖皮质激素，在停用药物后可产生一系列症状，如乏力、情绪低落等。

2. 心理障碍的干预方案

（1）门诊随访：对于已出院的 SARS 患者，采用跟踪随访的方式让他们定期到心理门诊复查，填写症状自评量表（SCL-90）、创伤后应激障碍调查量表、焦虑自评量表（SAS）和抑郁自评量表（SDS）等量表，动态了解其心理状况，同时采用面谈方式简要了解其是否需要心理帮助，对每一个随访个体建立一套相对完整的心理健康档案，对于需要帮助的个体预约到门诊进行咨询和治疗。

（2）门诊心理咨询与治疗：可采用个体咨询治疗与小组咨询治疗相结合的方式，有针对性地解决患者存在的心理问题，例如解释恢复期患者不具有传染性等。必要时可采用改善症状的药物以配合心理治疗。对于受一些因素影响不能来门诊进行咨询的患者，可以通过电话咨询的方式对他们进行个体心理咨询和治疗。

（3）集体心理教育：经过较多人次的门诊心理咨询与治疗后，根据 SARS 恢复期患者在不同时期存在的心理问题开设有针对性的集体心理健康教育，帮助他们了解自己并学会一定的自我调适方法。

十一、预防与控制

(一)防治总则

SARS 已被列入《中华人民共和国传染病防治法》法定传染病进行管理,是需要重点防治的重大传染病之一。要针对传染源、传播途径、易感人群三个环节,采取以管理传染源、预防控制医院内传播为主的综合性防治措施。努力做到"早发现、早报告、早隔离、早治疗",特别是在 SARS 流行的情况下,要采取措施,确保"四早"措施落实到位。强调就地隔离、就地治疗,避免远距离传播。

(二)防治措施

1. 传染源管理

(1)患者的管理:

①早发现、早报告:本次流行中,因诊断不明确、未采取有效防护措施而引起大规模医院内传播是早期暴发的主要原因。控制 SARS 流行,病例的早期预警和防护尤其重要。当有发热伴呼吸系统表现的患者就诊时,特别是当患者呈现肺炎影像学表现时,要注意询问可能的接触史,并询问其家属和同事等周围人群中有无类似症状。要特别注意询问是否有到过收治 SARS 患者的医院或场所等不知情接触史,同时要注意有些老年慢性病患者其 SARS 症状表现不典型,应慎重鉴别。

发热呼吸道疾病门诊(通称发热门诊)、定点医院或其他医务人员中发现 SARS 患者、疑似患者时,应按照《中华人民共和国传染病防治法》《卫生部传染性非典型肺炎防治管理办法》的规定,向辖区内的县级疾病预防控制机构报告疫情。若出现暴发或流行,则应按《突发公共卫生事件应急条例》的要求,迅速逐级上报。

当出现以下情况时,接诊医生应报告当地疾病预防控制机构:医务人员尤其是直接接触肺炎患者的一线人员发生肺炎;聚集性发生 2 例及以上的肺炎(指某一群体中 14 d 内发生 2 例以上肺炎,或接触过肺炎患者后 2 周内发生肺炎,以及 14 d 内医疗机构局部出现 2 例以上获得性肺炎病例等);与野生动物有职业接触的人发生的肺炎以及出现 SARS 死亡病例等。出现上述情况,均应立即严格隔离观察,同时采取有效的防护措施。

②早隔离、早治疗:SARS 的疑似患者、临床诊断患者和确诊患者均应立即住院隔离治疗,但应收治在不同区域,其中临床诊断患者、疑似患者均应住单人病房,避免交叉感染。应就地治疗,尽量避免远距离转送患者。

(2)密切接触者的管理:对每例 SARS 患者、疑似患者都应在最短时间内开展流行病学调查,追溯其发病前接触过的同类患者以及发病前 3 d 和症状期密切接触者。

对症状期密切接触者均应实施医学观察,一般采取家庭观察;必要时实施集中医学观察,但要注意避免交叉感染的可能。对可疑的发热患者,应立即让其住院隔离治疗。

日常生活、学习、工作中,曾与症状期 SARS 患者或疑似患者有过较长时间近距离接触的下列人员,均为密切接触者:与患者或疑似患者共同居住的人员;在一个教室内上课的教师和学生；在同一工作场所（如办公室、车间、班组等）工作的人员；与患者或疑似患者在密闭环境下共餐的人员；护送患者或疑似患者去医疗机构就诊或者探视过患者、疑似患者，又未采取有效保护措施的亲属、朋友、同事或司机；未采取有效保护措施，接触过患者或疑似患者的医护人员；与患者或疑似患者乘同一交通工具且密切接触的人；为其开过电梯或在患者发病后至入院前与其共乘电梯的人员；直接为上述患者在发病期间提供过服务的餐饮、娱乐等行业的服务人员；现场流行病学调查人员根据调查情况确定的与上述患者有密切接触的其他人员。

观察、隔离期间应采取如下措施：由当地卫生行政部门指定的医疗卫生人员，每日对隔离者进行访视或电话联系，并给予健康教育和指导；密切接触者应每天早晚各测试体温 1 次，一旦发生发热等临床症状，必须及时到指定医院实施医学观察。

隔离观察期为 14 d（自最后接触之日算起）。在隔离观察期满后，对无 SARS 症状和体征的隔离观察者，应及时解除隔离。如果隔离观察者发展成为 SARS，应严格按患者实施管理，并对其密切接触者进行追踪。一旦可疑患者排除 SARS，对其接触者的管理也相应解除。

（3）动物传染源（宿主）的管理：应加强对动物宿主的监测研究，一旦发现可疑动物宿主，应立即向当地政府主管部门报告，以采取相应的管理措施，避免或减少与其接触机会。

2. 切断传播途径

（1）加强院内感染控制：选择符合条件的医院和病房收治 SARS 患者是避免医院内感染的前提。

发生流行时，应设立 SARS 定点医院和发热门诊。定点医院和发热门诊应符合规范要求，配备必要的防护、消毒设施和用品，并有明显的标志。要开辟专门病区、病房及电梯、通道，专门用于收治 SARS 患者。

确定适宜收治 SARS 患者的医院和病房十分重要，可选择合格的专科（传染病、肺科）医院、经过改造的综合医院作为定点收治医院。病房应设在严格管理的独立病区；应注意划分清洁区、半污染区、污染区；病房通风条件要好，尤其是冬季要定时开窗换气，最好设有卫生间；医护人员办公室与病区应相对独立，以尽量减少医护人员与 SARS 患者不必要的接触或长时间暴露于被 SARS 病原污染的环境中。

发热门诊应在指定的医院设立，门诊内的治疗区应有独立的诊室、临床检验室、X 射线检查室和治疗室，并保持通风良好；医护人员、患者都必须戴口罩；还应设立观察室，以临时观察可疑患者，并做到一人一间。

建立、健全院内感染管理组织，制订医院内预防 SARS 的管理制度，严格消毒，落实医务人员个人防护措施，促使医务人员形成良好的个人卫生习惯，是防止发生医院内 SARS 传播的基本措施。要特别强调通风、呼吸道防护、洗手及消毒、防护用品的正确使用、隔离管理、病区生活垃圾和医疗废物的妥善处理，加强医务人员 SARS 预防控制（消毒、隔离和个人防护）等防治知识的培训。

对患者及疑似患者及其探视者实施严格管理。原则上SARS患者应禁止陪护与探视。

（2）做好个人防护：个人防护用品包括防护口罩、手套、防护服、护目镜或面罩、鞋套等。其中以防护口罩与手套最为重要，一般接触患者应戴由12层以上纱布制成的口罩，有条件的或在SARS感染区则应佩戴N95口罩。在对危重患者进行抢救、插管、口腔护理等近距离接触的情况下，医护人员还应佩戴护目镜或面罩。

医护人员在日常工作中必须树立良好的个人防护意识，养成良好的个人卫生习惯，规范操作。呼吸内科门诊和急诊室值班医生平时应佩戴口罩，当有发热、呼吸困难、类似肺炎表现的患者就诊时，更应特别注意做好个人防护。对诊疗患者时所使用的器械包括听诊器、书写笔等，要注意消毒或清洗，避免因器械污染而造成传播。接触患者后，手部在清洗前不要触摸身体的其他部位，尤其是眼睛、鼻部、口腔等黏膜部位。

对医务人员尤其是诊治SARS患者的一线医护人员应加强健康监测工作。所有进入SARS患者病区的工作人员均应进行登记，并记录与患者接触时采取的防护措施情况。工作人员在离开时，禁止将污染物品带出病区；离开病区时或回家后，应洗澡、更衣。病区工作人员应每天测体温，注意自己的健康状况，一旦出现发热或其他症状，应立即停止工作，并实行医学观察，直至排除感染为止。鉴于至今尚无证据表明SARS可通过无症状者传播，已经采取有效防护措施的医务人员在诊治SARS患者期间，不必隔离观察。

3. 疫源地消毒与处理

病原可能污染的区域称为疫源地。疫源地可分为疫点和疫区。SARS疫点、疫区大小的划分可根据患者隔离治疗前及发病前3 d所污染范围的大小、通风状况等来确定。出现单一病例的地区和单位，患者可能污染的场所，称为疫点。较大范围的疫源地或若干疫点连成片时，称为疫区。

原则上患者在发病前3 d至隔离治疗时所到过的场所、距调查时间在10 d之内、停留时间超过半小时、空间较小又通风状况不良的场所，应列为疫点进行管理。一般疫点的划分以一个或若干个住户、一个或若干个办公室、列车或汽车车厢、同一航班、同一病区等为单位。如果在一个潜伏期内，在一个单位、一个街区或一个居民楼发生2例或以上SARS病例，则应考虑扩大疫点管理的范围。如果传染源可能已经在更大范围内活动造成传播危险，或在一个较大范围内在一个潜伏期内出现了数个传染源，或出现了暴发、流行时，则可根据《中华人民共和国传染病防治法》第二十五条、第二十六条的规定，由县级以上地方政府报经上一级地方政府决定，将这个范围如一个小区、乡、街道甚至城市等宣布为疫区，对出入疫区的人员、物资和交通工具实施卫生检疫。除非传播的范围无法确定，一般不必将较大区域称为疫区。

疫点或疫区的处理应遵循"早、准、严、实"的原则，措施要早，针对性要准，措施要严格、落到实处。对疫点应严格进行消毒。通常情况下，不必开展针对SARS的外环境消毒工作。疫区的处理要在疫点处理原则基础上，突出疫情监测工作的重要性，加强流动人口的管理，防止疫情的传入、传出。

如果疫点、疫区内的 SARS 患者已痊愈、死亡或被隔离治疗，对患者可能污染的场所或物品已经进行终末消毒，在一个观察期内（暂定为患者、疑似患者被隔离治疗后14 d），在疫点、疫区内未再出现新的患者或疑似患者时，由原宣布单位宣布解除疫点、疫区。较大范围的疫区如省、城市等的解除，需要在该区域内所有患者治愈或死亡后 2周方可宣布。

4. 检疫和公共场所管理

如果出现 SARS 暴发或流行，并有进一步扩散趋势时，可以实施国境卫生检疫、国内交通检疫，还可以按照《中华人民共和国传染病防治法》第二十五条、第二十六条的规定采取紧急措施，如限制或者停止集市、集会、影剧院演出或者其他人群聚集的活动；停工、停业、停课；临时征用房屋、交通工具等。

5. 多部门协作，共同做好 SARS 防治工作

建立强有力的组织指挥、疾病预防控制、医疗救护、社会联动、大众传媒体系是尽早发现和控制 SARS 疫情的重要保障。必须由政府牵头，卫生、教育、工商、交通等部门联动，统一指挥，统一协调，分工明确，责任到人，措施到位，分级管理，分类指导，加强督查。成立疾病预防控制、医疗救护、后勤保障、社会宣传与服务等专业队伍，负责各项具体防治措施的科学论证和落实。做好与军队、厂矿企业、医疗卫生机构的联动，准备好第二，甚至第三梯队的医疗卫生及后勤保障队伍。储备必要的物资和药品。

6. 加强健康教育、社会关爱和心理干预

要通过多种形式，广泛开展 SARS 防治知识的宣传，教育群众提高自我防范意识，配合做好预防、控制工作，并注意针对疫情的变化调整宣传教育重点。充分发挥媒体的舆论导向作用，以宣传防治知识为主，明确群防群治的措施和公众的义务与责任，要真实报道疫情，并要减少有可能引起群众恐慌的报道。

心理干预可以通过宣传正确的防治知识来实施，防止歪曲事实、过度紧张和麻痹大意等倾向。SARS 是一种在一定条件下传染性很强的疾病，一旦流行，特别是在医务人员及亲属、朋友中出现传播病例甚至死亡病例时，人们会出现各种各样的心理反应，而某些不良心理反应会影响人们的生活质量和身体健康，同时也会影响 SARS 防治工作的顺利进行。

在接诊患者时，医护人员要以友善的态度与患者交流。在患者充分理解的前提下，积极给予心理支持，医护人员的肢体语言也能给患者增添战胜疾病的力量。对于康复期患者，可帮助其打消复发和传染他人的顾虑。对于将要出院的患者，可叮嘱其在出院后 2周内暂勿与同事、朋友来往，尽量避免不愉快的事情发生而增加心理负担。

7. 其他预防措施

目前尚无有效的疫苗或药物预防方法。

第二节　肾综合征出血热

一、概　述

肾综合征出血热（HFRS）是出血热的一种，是一种世界性流行、中国多发、病情严重、病死率高的病毒性疾病。本病最早见于 1913 年苏联符拉迪沃斯托克地区，我国于 1932 年在黑龙江流域发现首例。其在病原明确以前统称为流行性出血热，1982 年世界卫生组织正式命名为肾综合征出血热（HFRS），鼠为主要的传染源。临床上以发热、低血压、出血和肾脏损害等为特征。目前流行性出血热疫情分布在我国 29 个省市自治区（除青海、宁夏、西藏尚无当地感染的病例外），疫情分布是不均衡的。我国流行性出血热具有周期性流行的规律，大约 10 年出现一次流行高峰，流行强度大，持续时间长。流行趋势是老疫区病例逐渐减少，新疫区不断增加，并已波及某些中心城市。

肾综合征出血热（HFRS）的病原——汉坦病毒在我国成功分离已 24 年。国际上近年新鉴定的汉坦病毒（HV）血清基因型别已逾 20 种。我国流行的主要是 I 型和 II 型。

二、病　因

肾综合征出血热病毒（HFRSV）属布尼亚病毒科，汉坦病毒属（HV），现统称汉坦病毒（HV）。国家疾病控制和预防中心病毒所近年对源于我国 HV 毒株部分序列资料进行分析比较，目前已完成数十株汉坦病毒（HV）的基因克隆和核苷酸序列测定，初步确定我国流行的主要是汉坦病毒（血清 I 型）（野鼠型）和首尔病毒（血清 II 型）（家鼠型），而汉坦病毒（血清 I 型）可分为 8 个亚型，首尔病毒（血清 II 型）可分为 6 个亚型。本病毒为有膜 RNA 病毒，形态有圆形、卵圆形和长形三种，病毒可分为 8 个亚型，首尔病毒（血清 II 型）可分为 6 个亚型。该病的传染源主要为各种鼠类，在我国流行的有两型，即以黑线姬鼠为传染源的野鼠型和以褐家鼠为传染源的家鼠型。二者表现症状和病程基本相同，但前者流行时重症较多，后者流行时轻症较多。本病全年可散发，但有明显的季节性，多数地区（野鼠型）于 10—12 月为流行高峰，部分地区 5—7 月尚有一小的流行高峰。褐家鼠型发病高峰在 3—5 月。本病可通过多种途径传播，如呼吸道、消化道、接触传播、母婴传播、虫媒传播等，但携带病毒的鼠类排泄物污染尘埃后形成的气溶胶通过呼吸道感染人体是主要传播途径。人类对本病毒普遍易感，各种职业的人群均可患病，以农民及野外作业人员居多，在城市以从事饮食行业或居住平房的人居多。

中医学中有不少类似本病的记载，最早可推至《内经》《疫疹一得》。根据本病临床表现、传染流行及病势发展等特点，大抵属于中医外感热病中"瘟疫""疫疹""疫斑"的范畴。

核心为基因组 RNA 和核壳，外层为脂质双层包膜，表面是糖蛋白，直径为 70～210 nm。

汉坦病毒基因组由 L、M 和 S 3 个片段组成，S 片段编码病毒核蛋白，可诱导机体产生非中和抗体，在免疫保护中起一定作用。M 片段编码病毒膜糖蛋白，包括 G_1 和 G_2。G_1 区存在抗原决定簇的主要部位，毒力基因可能也在 G_1 区。糖蛋白可能是产生中和抗体、血凝抑制抗体、细胞融合和细胞免疫等的主要功能部位。不同血清型病毒的糖蛋白有差异，血清型不同的病毒其毒力和同一血清型不同毒株的毒力也均不相同，是不同血清型病毒在病原学、流行病学、临床表现等方面有差异的基础。L 片段编码 L 蛋白，L 蛋白主要是病毒多聚酶（或转录酶）蛋白，在病毒复制中起主要作用。

我国肾综合征出血热疫区分为野鼠型（HTN，Ⅰ型）、家鼠型（SEO，Ⅱ型）和混合型。HTN 型主要引起重型出血热，黑线姬鼠、大林姬鼠为疫区主要的宿主动物。代表性的毒株主要有 A9、陈株、A16、84-Fli、Z1O 及 H8205；SEO 型病毒在我国主要引起轻型出血热，褐家鼠、实验用大白鼠为主要的宿主动物，代表性的毒株主要有 R22、L99 等。然而，近年有许多证据表明有些病毒分离物的血清型与其宿主来源不一致，并且从分子水平得到证实，并发现某些毒株用单克隆抗体、PCR 和空斑中和试验等分型时呈双型反应。即用血清学和单抗分析等都不能将其明确分型，推测可能是病毒在其宿主转换过程中发生了某些变异。通过实验已证实肾综合征出血热病毒同样可以发生基因重排。然而在实验中发现不同型别之间的基因重排频率有所差异。HTN 型与 SEO 型 HV 基因核苷酸序列之间的同源性较高，更容易发生基因重排。而 HTN 型与 PHV 型 HV 基因核苷酸序列之间的同源性较低，发生基因重排机会显著降低。不同宿主来源的毒株能够发生重排，表明自然界可能会出现新的毒株类型。

病毒性出血热有明显的传染性，呈流行性发病的特征，这与祖国医学中瘟疫致病是一致的。中医学认为，本病主要是由于人体正气不足，外感湿热疫毒之邪由口鼻或皮毛侵入机体，化火内陷营血所致。近年来，中医根据本病发热、出血、肾损害等特点，命名为"肾性疫斑热"。其病因主要为"疫毒"，病因属性主要有热毒、湿毒、寒毒三种。

三、发病机制

本病发病机制尚未完全阐明。近年来研究提示，本病发病可能为病毒的直接致病作用，HFRSV 是本病的始动因子，机体的免疫反应为相继的病理机制。

本病毒侵入人体后，随血液散布全身，在各脏器组织细胞，特别是在血管内皮细胞中增殖并释放至血液，引起病毒血症，出现发热和中毒症状。当小血管和毛细血管受到损害时，引起血管通透性增加，血浆外渗，有效循环血量减少，导致低血容量休克。在血管损害的基础上，血小板损害、聚集和黏附功能障碍，加上凝血机制失调、DIC 形成等引起全身广泛性出血。肾血管损害，血管通透性增加，引起肾间质水肿。肾小球基底膜损伤，肾小管上皮细胞变性、坏死、脱落和肾小管阻塞等引起蛋白尿、少尿和肾功能衰竭等一系列病理生理变化。

本病的基本病理变化是全身小血管包括小动脉、小静脉和毛细血管广泛性损害，血管壁内皮细胞肿胀、变性和坏死。重者管壁可发生纤维蛋白样坏死和破裂等，内脏毛细血管高度扩张、淤血，管腔内可见血栓形成，引起各组织和器官的充血、出血、变性甚至坏死，肾脏和脑垂体前叶、肾上腺皮质、右心房内膜、皮肤等处病变尤为显著。炎性细胞虽也存在，但不明显，一般以淋巴细胞、单核细胞和浆细胞为主。脏器中肾病变最明显，肾脏肿大，肉眼可见肾脂肪囊水肿、出血。切面见皮质苍白，髓质暗红，极度充血、出血和水肿，并可见灰白色的缺血坏死区。镜检肾小球充血，基底膜增厚，肾小球囊内有蛋白和红细胞，肾近曲小管上皮有不同程度变性。肾间质高度充血、出血和水肿，使肾小管受压而变窄或闭塞。间质有细胞浸润。小血管、毛细血管的内皮细胞及肺、肝、肾上腺、脑、胸腺、淋巴结、胃、肠、胰等脏器组织中均能检出 HFRS 病毒抗原。肾综合征出血热的病理过程是多种因素综合作用的结果，病毒本身有直接致病作用，病毒感染后所产生的免疫变态反应也会造成组织损伤，而病程中内分泌激素及各种体液因子的变化无疑会加重内环境的紊乱，使病情更加复杂多变。

（一）病毒的直接作用

（1）病毒呈泛嗜性感染，可从 20 多种脏器组织细胞中检测到病毒抗原及病毒 DNA，并从患者各种组织、血液、脑脊液及各种活性细胞中分离出病毒。

（2）患者的新鲜活标本发现病毒感染的同时伴随组织变性、坏死、出血或超微结构的损害。

（3）在病程第 4 ～ 14 d 可在 PBM 细胞中查到病毒结构蛋白 MP 和 NP。

（4）在体液或细胞免疫未被激活之前，就已经出现了组织损害。

（二）免疫作用

1. 免疫复合物引起的损伤（Ⅲ型变态反应）

EHF 急性期存在体液免疫和细胞免疫功能亢进。

患者早期血清补体下降，血液循环中存在特异性免疫复合物。近年来，还发现患者小血管壁、肾小球基底膜、肾小管和肾间质血管有免疫复合物沉积，免疫组化方法证明抗原是 HFRS 病毒抗原，同时存在补体裂解片段，故认为免疫复合物是本病血管和肾脏损害的原因之一。

2. 其他免疫应答

HFRSV 侵入人体后，可引起机体一系列免疫应答。目前发现本病早期特异性 IgE 抗体升高，其上升水平与肥大细胞脱颗粒阳性率呈正相关，提示存在着 I 型变态反应。HFRS 患者血小板中存在免疫复合物。电镜观察肾组织除颗粒状 IgG 沉积外，肾小管基底膜存在线状 IgG 沉积，提示临床上血小板的减少和肾小管的损害与Ⅱ型变态反应有关。电镜观察发现淋巴细胞攻击肾小管上皮细胞，认为病毒可以通过细胞毒 T 细胞的介导损伤机体细胞，提示存在Ⅳ型变态反应。至于以上存在的 I、Ⅱ、Ⅳ型变态反应在本病发病机制中的地位，尚有待进一步研究。

3. 各种细胞因子和介质的作用

HFRS 能诱发机体的巨噬细胞和 T 细胞等释放各种细胞因子和介质，引起临床症状和损害。如 IL-1 和 TNF 能引起发热，一定量的 TNF 能引起休克和器官衰竭。各种 T 淋巴细胞亚群比例失衡与该病的病情严重程度呈正相关。

（三）内分泌激素和体液因子的变化致病

（1）内分泌激素与病情轻重密切相关，EHF 发病过程中，约 70% 的患者有糖耐量减低，多数重症患者表现低 T_3 综合征。

（2）β 内啡肽（β-EP）与休克密切相关。

（3）激肽系统高度激活。

（4）体液因子及肾脏血流动力学变化与肾功能损害密切相关。

中医学认为，毒邪经口鼻、皮肤局部侵入人体后，由表入里，分布于三焦、经络、脏腑，酿成卫气营血四个阶段邪正相争的病理过程。被感邪轻重、正虚程度不同，病初有热郁气分、营分之别。由于湿热疫毒极易化火，传变迅速，所以病程中卫气营血各个阶段很难截然划分，往往相兼为病，且多为危重。

病邪初犯肌表，郁遏卫气，邪正相争，故见发热头痛、恶寒、身重、苔黄、脉浮数等卫表症候，但此阶段持续时间不长，此后温邪迅速入里，多见卫气或气营同病，如高热、烦渴、恶心呕吐；或腹满胀痛、便秘或便泄不爽；斑疹隐现，甚则神昏谵语，斑疹密布，吐血、便血等。若因热毒内炽，气机闭郁，易发厥逆，或热厥夹瘀，或水热瘀结，严重者邪伤阴阳，正气虚败，阳气衰竭呈现高热骤退，冷汗淋漓，疲乏无力，肢厥脉伏，进入低血压休克期。

若热毒伤肾，肾阴亏损，肾水枯竭，症见尿少、尿闭，口渴舌燥，此为病情进一步发展至少尿期阶段。因该阶段热结血瘀，尿少尿闭，故毒无出路，变证丛生。轻则湿热结聚，膀胱气化不利而腹满，小便赤色或水血蓄积；水道不通则少腹刺痛，肌肤衄血或肾阴亏耗而尿少尿闭，唇焦齿稿，皮肤干燥，精神恍惚；也可出现肾阳衰败，气化无能而尿少。重则邪陷厥阴，心肝受病而神昏，惊厥，抽搐或水无出路，水饮壅肺而喘息胸满，痰涎壅盛。

少尿期过后，进入多尿期，因肾络瘀阻不通，故腰部刺痛，瘀斑，尿多而涩滞；若阳虚水湿内停可见面浮肢肿，尿多清长；邪去正虚，肾气不固，膀胱失约则腰酸肢软，尿量颇多。进入恢复期，肾气渐复，固摄有权，开合有度，则尿量趋于正常，此为病愈佳兆。

本病初期虽有湿、热、寒偏重的不同，但至休克期，则多为热邪内闭、气阴欲脱或兼阳气欲脱，而至极期（少尿期）则多从热化，而成湿热夹瘀，阻滞三焦之证。多尿期、恢复期皆属正虚邪未尽的病症。总之，正邪相争、湿郁热伏、气滞血瘀、阴阳失衡、肾精亏耗等为本病的基本病理过程。

我国流行季节发病高峰有双峰和单峰两种类型。多数地区为单峰型，即秋冬季（10—12月），少数地区为双峰型，即除秋冬峰外在春夏之间（4—6月）有小峰。野鼠型以秋冬季为多，家鼠型以春夏季为多，一年四季均可散发。

四、临床表现

本病潜伏期4～6 d，一般为7～14 d，以2周多见。典型病例病程中有发热期、低血压休克期、少尿期、多尿期和恢复期的五期经过。非典型和轻型病例可以出现越期现象，而重症患者则可出现发热期、休克期和少尿期之间互相重叠。

（一）分　期

1. 发热期

除发热外，主要表现为全身中毒症状、毛细血管损害和肾损害。患者起病急骤，发热常在39～40℃之间，以稽留热和弛张热多见。热程多数为3～17 d。一般体温越高，热程越长，则病情越重。

少数患者以低热、出现胃肠道和呼吸道前驱症状开始。轻型患者热退后症状缓解，重症患者热退后病情反而加重。

全身中毒症状表现为全身酸痛、头痛和腰痛。少数患者出现眼眶痛，并以眼球转动时为甚。头痛、腰痛和眼眶痛，一般称为"三痛"。头痛为脑血管扩张充血所致；腰痛与肾周围组织充血、水肿以及腹膜后水肿有关；眼眶痛是眼周围组织水肿所引起，重者可伴有眼压升高和视力模糊。多数患者可出现胃肠中毒症状，如食欲减退、恶心、呕吐，或腹痛、腹泻。腹痛剧烈者腹部有压痛和反跳痛，易误诊为急腹症而手术。此类患者多为肠系膜局部极度充血和水肿，腹泻可带黏液和血而误诊为痢疾或肠炎。部分患者出现嗜睡、烦躁、谵妄或抽搐等神经精神症状，出现中毒性神经精神症状者多数发展为重型。

毛细血管损害主要表现为充血、出血和渗出水肿征。皮肤充血主要表现为颜面、颈、胸等部位潮红，重者呈酒醉貌。黏膜充血见于眼结膜、口腔软腭和咽部。皮肤出血多见于腋下和胸背部，常呈搔抓样或条索状瘀点。黏膜出血常见于软腭，呈针尖样出血点，眼结膜呈片状出血。少数患者有鼻出血、咯血、黑便和血尿。渗出水肿征表现在球结膜水肿，部分患者出现腹水、胸腔积液，严重的发生脑水肿。肾损害表现为蛋白尿和镜检发现管型。

2. 低血压休克期

一般发生在4～6 d。多数患者发热末期或热退同时出现血压下降，少数热退后发生。轻型患者可不发生低血压或休克。本期持续时间短者数小时，长者可达4 d以上，一般为1～3 d。其持续时间长短与病情轻重、治疗措施是否及时和正确有关。一般血压开始下降时四肢尚温暖，若血容量继续下降则表现为脸色苍白、四肢厥冷、脉搏细弱或不能触及、尿量减少。当脑供血不足时出现烦躁、谵妄。少数顽固性休克患者，由于长期组织灌注不良而出现发绀，并促使脑水肿、急性呼吸窘迫综合征（ARDS）和急性肾功能衰竭的发生。

3. 少尿期

少尿期是继低血压休克期而出现的，也可与低血压休克期重叠或由发热期直接进入此期。一般以 24 h 尿量少于 500 mL 为少尿，少于 50 mL 为无尿。少尿期一般发生在 5 ～ 8 d，持续 2 ～ 5 d。少尿期的临床表现为尿毒症，酸中毒和水、电解质紊乱。严重患者可出现高血容量综合征和肺水肿。临床表现为厌食、恶心、呕吐、腹胀、腹泻，常有顽固性呃逆并出现头晕、头痛、烦躁、嗜睡甚至昏迷、抽搐。多数患者此期由于 DIC、血小板功能障碍或肝素类物质增加而出血现象加重。表现为皮肤淤斑增加、鼻出血、便血、呕血、咯血、血尿等。少数患者出现颅内出血及其他内脏出血。酸中毒表现为呼吸增快或深大呼吸。水钠潴留则使组织水肿加重，可出现腹水。电解质紊乱（如低血钠、高血钾）可出现心律失常或脑水肿症状。高血容量综合征表现为体表静脉充盈，脉搏洪大，脉压增大，脸部胀满和心率增快。

4. 多尿期

多尿期多出现在病程 9 ～ 12 d。由于循环血量增加，肾小球滤过功能改善，肾小管上皮细胞逐渐修复，但再吸收功能未完善，加之少尿期在体内潴留的尿素氮等物质引起高渗性利尿作用，使尿量明显增加。多数患者由少尿期进入此期，也有从发热期或低血压期转入此期者。多尿期一般持续 3 ～ 7 d，很少超过 10 d。根据尿量和氮质血症情况可分为以下三期。

（1）移行期：每日尿量由 500 mL 增加至 2 000 mL，此期虽尿量增加，但血尿素氮和肌酐等反而上升，症状加重，需注意观察病情。

（2）多尿早期：每日尿量超过 2 000 mL。氮质血症未见改善，症状仍重。

（3）多尿后期：尿量每日超过 3 000 mL，并逐日增加，氮质血症逐步下降，精神、食欲逐渐好转。一般每日尿量可达 3 000 ～ 6 000 mL，由于尿液大量排出，可出现失水和电解质紊乱，特别是低钾血症。

5. 恢复期

经多尿期后，尿量逐步恢复到 2 000 mL 以下，精神、食欲基本恢复。一般尚需 1 ～ 2 个月，体力才能完全恢复。

（二）分 型

据发热高低、中毒症状轻重和出血、休克、肾功能损害的严重程度，本病可分为以下五型。

1. 轻型

体温在 38℃ 左右，中毒症状轻，除皮肤和黏膜有出血点外，其他处无明显出血现象，肾脏损害轻微，无休克和少尿。

2. 中型

体温 39 ～ 40℃，中毒症状较重，有明显球结膜水肿，病程中收缩压低于 12 kPa（90 mmHg），或脉压小于 3.46 kPa（26 mmHg）。有明显出血及少尿期，尿蛋白＋＋＋。

3. 重型

体温 ≥ 40℃，中毒症状及渗出症严重，可出现中毒性神经精神症状。有皮肤淤斑和腔道出血，出现休克，少尿持续 5 d 以内或无尿 2 d 以内。

4. 危重型

此型指在重型的基础上，出现严重感染，如难治性休克，严重出血，重要脏器出血（肺、脑），少尿超过 5 d 或尿闭 2 d 以上或尿素氮超过 42.84 mmol/L，出现心力衰竭、肺水肿，以及出现脑水肿、脑出血或脑疝等中枢神经系统并发症等情况。

5. 非典型

发热 38℃以下，皮肤黏膜可有散在出血点，尿蛋白 ±，血、尿特异性抗原或抗体阳性。

（三）主要并发症

1. 出血

出血见于病程各个时期，以发热期、少尿期最常发生。患者表现为鼻出血、全身淤斑、黑便、咯血，甚至颅内出血、心肌出血。

2. 中枢神经系统并发脑炎和脑膜炎

包括病毒本身引起的脑炎、脑膜炎及继发引起的脑水肿、脑疝、高血压脑病、颅神经的损伤。主要因 EHFV 侵犯中枢神经系统而引起病毒性脑炎和脑膜炎，另外还可因休克、凝血功能障碍、电解质紊乱和高血容量综合征等引起脑水肿、高血压脑病和颅内出血等。临床上可出现意识模糊、高热、抽搐、肢体障碍、视力模糊等神经系统症状。颅脑 CT、MRI 及脑脊液检查有助于以上诊断。

3. 急性呼吸窘迫综合征

主要是由于肺间质渗出水肿所致的严重低氧血症。

肾破裂：多见于重症患者的少尿期，以右肾多见，其发生率不高，但病死率高。

4. 心肌损害

心功能损害、心动过缓多见，个别发生心房纤颤、心包积液等。心电图可表现为：窦性心动过缓；窦性心动过速；偶发房性期前收缩；偶发室性期前收缩；T 波低平；不完全右束支传导阻滞。心肌损害与发热、中毒、机体应激等有关，无须特殊处理。由于本病的自限性特点，心律失常多为一过性，较少发生恶性心律失常，病理改变的修复使心律失常失去发病基础，故预后一般良好。

5. 肝损害

HFRS 并发肝损害较为普遍，其损害的程度以轻、中度损害为主，重症患者也可引起肝脏的严重损伤，甚至导致肝衰竭。

（四）老年人流行性出血热特点

并发症多；肾损害重；继发感染率高；病死率高。

（五）HFRS 继发慢性肾脏病

可能与以下因素有关：①晚期就诊。②重症患者，严重电解质紊乱，并发症较多。③肾缺血时间较长，肾病理中肾间质、小管改变较重。④高龄患者。⑤肾脏基础疾病。

五、辅助检查

（一）一般实验室检查

1. 血常规检查

WBC 总数在起病 1～2 d 内多属正常；第 3 天开始增加，在 $15.0 \times 10^9 \sim 30.0 \times 10^9$/L 之间；第 5～8 天达高峰，至第 12～13 天进入多尿期后恢复正常。白细胞分类早期以中性粒细胞增高为主，呈核左移，有中毒颗粒，可见幼稚细胞，重症有类白血病反应。第 5～8 天淋巴细胞开始增多。异型淋巴细胞出现较早，在病程第 1～2 天即有异型淋巴细胞出现，第 4～6 天达高峰，一般分类计数大于 15% 以上可能是重症。血小板一般在第 2～3 天开始下降，至低血压少尿期达最低值，以第 5～8 天减少最为显著，多在少尿期末开始回升。其减少的程度及回升的速度可作为估计 EHF 预后的一种指标，早期即明显下降，且回升速度迟缓，甚至不见回升，多揭示预后不良。同时血小板功能也下降，并且有异型血小板出现。少数病例可出现类白血病反应，其是造血系统对某种刺激所产生的一种造血组织异常反应，是出血热病毒急性感染中毒所致，并非真正的白血病。因为儿童造血组织的特点，故反应可能敏感一些。

2. 尿常规检查

尿蛋白出现较早，病程第 2 天即可出现。此是诊断 EHF 的重要依据，也是肾脏受损的早期表现之一。EHF 尿蛋白的量发展较为迅速，一天内尿蛋白变化甚大，有时上午检查仅为"±"～"+"，而下午就可增加至"+++"～"+++"或 1～2 d 内即可由"+"转变为"+++"，因此，强调临床医师对患者密切观察且逢尿必查。镜下血尿或肉眼血尿是肾脏损害的重要标志之一，病情越重血尿就越明显，管型数量就越多。多在发热早期出现镜下血尿，少尿期则血尿明显，可达重度肉眼血尿及大量管型尿。到多尿期则逐渐减少而消失。管型尿出现亦较早，管型的多少与肾脏损害程度成正比。少数病例尿液中出现膜状物，为凝血块、蛋白质和上皮细胞的凝聚物。尿膜状物是 EHF 的特殊病理产物，是 EHF 患者的确诊依据之一。发热期可偶见，低血压期增多，少尿期最多见，多尿期消失。

3. 电解质测定

电解质测定对病情演变及治疗均有重要指导价值。多数病人血钾在正常范围内，少尿期多数升高。血钠、血气、血钙在各病期中均有不同程度的降低，低血压期、少尿期降低最明显。血磷、血镁、血清铁等均增高，其他如铜、锌、铜蓝蛋白等均降低。

4. 凝血功能检查

发热期即有束臂试验阳性，Ⅷ因子相关抗原减少，血小板减少，血小板黏附、凝集、释放功能降低。有 DIC 时，初期是高凝阶段，有凝血时间缩短（小于 3 分）。其后进入低凝阶段，多在少尿期，血小板进一步下降，凝血酶原时间（PT）延长，纤维蛋白原（FIB）下降，继发性纤溶亢进。此外，有血清肝素增加。

5.尿素氮（BUN）和肌酐（CRE）测定

少数患者在发热晚期即有血 BUN 和血 CRE 升高，多数患者在低血压休克期开始升高，多为轻度至中度增高，从少尿期进入多尿期的移行阶段以及多尿期初期继续升高而达至高峰，以后逐渐下降。

6.血气分析提示

二氧化碳结合力（CO_2CP）多降低。但本病早期有呼吸性碱中毒，少尿期多有呼吸性酸中毒，故 CO_2CP 常不能代表血液中的酸碱度。本病酸碱平衡失调以代谢性酸中毒合并呼吸性碱中毒为多，所以定期进行血气分析对本病的治疗起到了很好的指导作用。

（二）特异性试验诊断

近年来应用血清学方法检测有助于患者早期诊断。检测方法有间接免疫荧光试验、酶联免疫吸附试验等。特异性 IgM 阳性或发病早期和恢复期两次血清特异性 IgG 抗体效价递增 4 倍以上，均有确诊价值。从患者血液或尿中分离到病毒或检出病毒抗原也可确诊。近来采用 PCR 直接检测病毒 DNA，有助于病原诊断。

（三）肾脏的病理

肾脏的病理变化引起了声像图改变，表现为双肾肿大，在增厚的肾实质回声之中，明显增强的肾皮质回声使呈放射状排列的低回声的肾椎体显得特别清晰，另有受压变窄的肾窦回声，这些变化构成了一幅特征性的声像图。当发现这种声像图时，此病的可能性很大。再参考病史、临床表现及实验室检查结果，则流行性出血热的诊断即可确立。肾脏声像图改变程度与病情轻重有关，即双肾声像图改变越明显，其病情就越重，病程越长，恢复越慢，甚至预后不良。相反，肾声像图改变越轻，其病情就越轻，临床表现越不典型，恢复越快，预后较好。

（四）病程中特定蛋白变化

在临床上除观察到脏器损害外，对各种蛋白也有明显影响，在急重型 EHF，IgA、IgG、IgM 变化明显，其在急重型中普遍增高，在补体 C3 及转运蛋白、前白蛋白（PAB）则明显降低，但在轻型及中型病例中无明显增高及降低。

（五）流行性出血热的血液流变学

流行性出血热的发热期、低血压休克期、多尿期的全血黏度、血浆黏度、红细胞聚集指数和 TK 值都增高；而少尿期的全血黏度、血浆黏度降低，但红细胞聚集指数及 TK 值也明显增高；红细胞比容在发热期正常，低血压期明显升高，少尿期降低，多尿期虽有回升，但仍显著低于正常。低血压休克时平均动脉压下降，红细胞聚集性增强，此期血浆黏度也明显升高。血液黏度诸因素的升高是低血压休克期全血黏度升高的原因。少尿期尽管因酸性代谢产物的增多使红细胞变形能力减弱，但由于血液稀释、血液黏度中起主要作用的血细胞比容及血浆黏度的降低，使少尿期血液黏度低于正常。多尿期因体内积聚液体的排出，红细胞比容有显著回升，但低于正常。血浆黏度、红细胞聚集指数升高和红细胞变形能力降低使多尿期全血黏度升高，但较发热期、低血压休克期已有明显下降。

（六）免疫学检查

出血热患者免疫功能紊乱。免疫球蛋白 M 在病程早期即可增高，至多尿期达高峰，以后随病情的恢复而降至正常水平；免疫球蛋白 G 发热期多数上升，至恢复期达最高值，并持续较长时间；免疫球蛋白 D、免疫球蛋白 E 于各病程中均增高，以发热期至少尿期升高最显著；补体 C3、C4 均下降，同时有特异性免疫复合物出现；植物血凝素（PHA）在发热期至少尿期可阴性，至多尿期、恢复期时可为阳性。PHA 阴性与病情危重有明显关系，提示预后不良；CD3$^+$、CD4$^+$ 下降，CD8$^+$ 升高，T 细胞亚群比例失衡。

体内体液免疫亢进，细胞免疫功能亢进，以及各种 T 细胞亚群的比例失调，此与 HFRS 免疫发病机制及病情的严重程度密切相关，与肾功能损伤呈正相关，从免疫学角度分析了 HV 清除机制与中和抗体和 CD8$^+$T 淋巴细胞增多有关，此方法可以评价 HFRS 患者的免疫状态，为临床诊断、治疗及预后判断提供科学依据。

（七）实验诊断新进展

（1）日本学者用杆状病毒表达的核衣壳蛋白作抗原检测恢复期血清，可以区分汉坦型病毒和首尔型病毒感染。

（2）美国陆军研制出一种新的检测 HA 基因的免疫 PCR 方法，其具有较高的特异性和敏感性，可检出大约 50 个拷贝的病毒基因，可用于病毒基因分型。

（3）德国和瑞典合作开发了一种新型化学发光空斑减少中和测定技术，使 HV 感染形成空斑早期即可检出。

（4）我国建立了免疫滴金技术和免疫微板杂交 PCR 扩增方法等，明显提高了临床早期血清标本中 HV-RNA 的检出率，但其特异性和稳定性均待提高。

六、诊断

（一）诊断依据

根据流行病学资料、临床表现和实验室检查结果可作出诊断。

1. 流行病学

流行病学包括流行地区、流行季节，病前两个月内有疫区旅居史或病前两个月内有与鼠类直接或间接接触史。

2. 临床表现

临床特征早期有三种主要表现，如发热中毒症状的"三痛"，充血出血外渗征的"三红"和肾损害。病程五期经过。不典型者可以跃期或重叠。患者热退后症状反而加重，此是与其他感染性疾病不同的特点，有助于诊断。

3. 实验室检查

参阅辅助检查。

流行区患者出现下列情况之一者应警惕出血热：①急性发热、全身无力、肌肉酸痛、头痛伴明显食欲不振、恶心、呕吐、腹痛、腹泻等。查体有咽部、软腭、球结合膜出血点及腋下皮肤条索状出血点。②突然发热，伴头痛、眼眶痛、腰痛、肾区叩痛或者全身肌肉关节痛。③发热伴颜面、颈部、上胸部充血潮红，咽、球结膜充血或水肿。④发热伴外周血白细胞增高，有中毒颗粒，异型淋巴细胞增多，血小板减少，尿蛋白阳性，且迅速增加。⑤急性发热，伴尿量明显减少，尿蛋白阳性。

（二）鉴别诊断

HFRS 病情复杂多变，很多临床表现不典型，常以某一脏器损害或某一症状为突出表现，而造成误诊和漏诊。因此，需做好以下鉴别：发热期应与上呼吸道感染、败血症、急性胃肠炎、斑疹伤寒等相鉴别；少尿期则与急性肾炎及其他原因引起的急性肾功能衰竭相鉴别；出血明显者需考虑与溃疡病出血、血小板减少性紫癜和其他原因所致的 DIC 相鉴别；腹痛为主者应与外科急腹症相鉴别。

七、高危因素治疗

1. 疫情监测

由于新疫区不断扩大，因此，应做好鼠密度、鼠带毒率和易感人群的监测工作。

2. 灭鼠和防鼠

灭鼠是防止本病流行的关键，在流行地区大力组织群众，在规定时间内同时进行灭鼠。一般认为灭鼠后由 II 型病毒引起本病的发病率能较好地控制和下降。

3. 搞好食品卫生和个人卫生

应做好食品卫生、个人卫生、食具消毒和食物保藏等工作。不用手接触鼠类及其排泄物。动物实验时要做好个人防护，戴口罩和手套，并注意防止被大、小白鼠咬伤。

4. 疫苗接种

我国研制的乳鼠纯化疫苗，对人体接种本疫苗 3 针（0 d、14 d、35 d），1 年后加强1 针，可降低发病的保护率为 96%，且对人体安全。从目前资料可以肯定，我国的流行性出血热疫苗，在有效期初免疫三针，并在 1 年后加强一针，不管荧光抗体和中和抗体检出如何，至少 5 年内均有较好的防病效果。我国基因工程疫苗的研究也取得较大的进展。疫苗推广使用必将在控制我国肾综合征出血热的流行中发挥重要的作用。现已成功研制出了三种单价灭活疫苗（地鼠肾细胞疫苗、沙鼠肾细胞疫苗及纯化乳鼠脑疫苗）和一种双价灭鼠疫苗（沙鼠肾双价细胞疫苗）。三种单价疫苗中，两种细胞灭活疫苗为我国首创，而且其血清学效果及流行病学保护效果优于国外同类疫苗，达国际先进水平。与灭活疫苗相比，减毒活疫苗及基因工程疫苗研究也取得一定进展，但目前尚处在临床前研究阶段。基因工程疫苗研制包括两个方面：以疫苗为表达载体的重组疫苗和发展多肽疫苗。

5. 做好消毒工作

对发热期患者的血、尿和宿主动物尸体及其排泄物等均应实行消毒处理，防止污染环境。

第三节　霍　乱

霍乱是由霍乱弧菌引起的烈性肠道传染病，属国际检疫传染病。在《中华人民共和国传染病防治法》中被列为甲类传染病。其发病机制主要是由霍乱肠毒素引起的分泌性腹泻。临床表现轻重不一，一般以轻症多见。典型的临床表现为：起病急，剧烈的腹泻、呕吐以及由此引起的脱水、电解质及酸碱失衡、循环衰竭。

中医历代医籍对本病早有记载。霍乱病名首见于《内经》，如《素问·六元正纪大论》："土郁之发……为呕吐霍乱。"《灵枢·五乱》："清气在阴，浊气在阳，营气顺脉，卫气逆行，清浊相干……乱于肠胃，则为霍乱。"《伤寒论》对本病的病名、症状、治疗等都做了比较系统的阐述。如《伤寒论·辨霍乱病脉证并治》："呕吐而利，此名霍乱。""霍乱，头痛发热，身疼痛，热多欲饮水者，五苓散主之；寒多不欲饮水者，理中丸主之。"后世医家对霍乱的诊治多有论述，积累了丰富的经验，尤其是清末霍乱疫情大规模流行，温病学派的崛起，对霍乱的病因、病机、辨证治疗等方面的认识都达到了一个新的高度，如清代王孟英《随息居重订霍乱论》："霍乱湿多热少，道其常也，至于转筋，已风自火出，而有胜湿夺津之势矣"。本病属中医"霍乱""绞肠痧""瘪螺痧"的范畴。

一、病原学

（一）形态结构

霍乱弧菌为革兰染色阴性，菌体长 $1.5 \sim 2.0$ μm，宽 $0.3 \sim 0.4$ μm，弯曲如逗点状，有一根极端鞭毛，其长度为菌体的 $4 \sim 5$ 倍。该菌运动活泼，在暗视野悬液中可见穿梭运动，粪便可用于直接涂片检查。霍乱弧菌有耐热的菌体（O）抗原和不耐热的鞭毛（H）抗原。H 抗原为霍乱弧菌属所共有；O 抗原有群特异性和型特异性两种抗原，是霍乱弧菌分群和分型的基础。WHO 腹泻控制中心将其分为：① O_1 群霍乱弧菌：包括古典生物型和埃尔托（ElTor）生物型。②不典型 O_1 群霍乱弧菌：无致病性，虽可被多价 O_1 群血清凝集，但不产生肠毒素。③非 O_1 群霍乱弧菌：其 O 抗原与 O_1 群不相同，但鞭毛抗原却相同。不能被 O_1 群霍乱弧菌的多价血清所凝集，故统称为不凝集弧菌。目前非 O_1 群霍乱弧菌已从 O_2 编排到 O_{200} 以上血清型，其中 O_{139} 血清型霍乱是 1992 年于孟加拉国流行霍乱时发现的弧菌，它不被 O_1 和非 O_1 群的 $O_2 \sim O_{138}$ 血清型霍乱弧菌诊断血清所凝集，故命名为 O_{139} 血清型，并含有与 O_1 群霍乱弧菌相同的毒素基因。

（二）生长繁殖

霍乱弧菌在普通培养基中生长良好，属兼性厌氧菌。在碱性环境中生长繁殖快，一般增菌培养常用 pH 8.8 ~ 9.0 的 1% 碱性蛋白胨水，其可以抑制其他细菌生长。O_{139} 霍乱弧菌能在无氯化钠或 30g/L 氯化钠蛋白胨水中生长，而不能在 80 g/L 浓度下生长。

（三）抵抗力

霍乱弧菌对热、干燥、酸及一般消毒剂均甚敏感。干燥 2 h 或加热 55℃ 10 min，弧菌即可死亡，煮沸后立即被杀死。在正常胃酸中，霍乱弧菌能存活 4 min。自来水及深井水中加 0.5 ppm 的氯，经 15 min 即可杀死。但霍乱弧菌在自然环境中存活时间较长，一般在河水、海水和井水中，埃尔托生物型可存活 1 ~ 3 周；当霍乱弧菌黏附于藻类或甲壳类动物时，其存活期还可延长，在合适的外环境中甚至可存活 1 年以上。

二、流行病学

（一）传染源

患者和带菌者是霍乱的主要传染源。患者在发病期间，可连续排菌，时间一般为 5 d，亦有长达 2 周者。尤其是中、重型患者，排菌量较大，每毫升粪便含有弧菌 $10^7 \sim 10^9$ 个，污染面广泛，是重要的传染源。轻型患者易被忽视，常得不到及时隔离和治疗，健康带菌者多不易检出，所以两者在散播疾病上也起着重要的传染源作用。

（二）传播途径

霍乱是胃肠道传染病。患者及带菌者的粪便或排泄物污染水源或食物后引起传播，其中水的作用最为突出。其次，日常的生活接触和苍蝇也起着传播作用。

（三）人群易感性

人群对霍乱弧菌普遍易感。由于胃酸具有强大的杀弧菌作用，只有在大量进水、饮食或胃酸缺乏，并有足够量的霍乱弧菌进入时，才引起发病。患霍乱后，可获一定程度的免疫力，能产生抗菌抗体和抗毒素抗体两种，但持续时间短，可再次感染。

（四）流行特征

霍乱在热带地区全年均可发病，但在我国仍以夏秋季为流行季节，最早发病在 4 月份，最迟可到 12 月份，高峰期在 7—9 月间。霍乱有分布在沿江沿海为主的地理特点。

三、病机病理

人体存在非特异性免疫，以抵挡霍乱弧菌等的侵入，其中胃酸起主要作用，胃大部切除后，大量饮水、过量进食均使胃酸稀释进而降低其对霍乱弧菌的抵抗力，或人食入霍乱弧菌量超过 $10^8 \sim 10^9$ mL，迅速进入小肠并保持活力，从而大量繁殖霍乱肠毒素，即可发病。

霍乱肠毒素有 A、B 两个具有毒素活性的亚单位,亚单位 A 又可分为 A_1 和 A_2 两个多肽,两者由二硫化物联结,分子质量分别为 23 000 ～ 24 000 Da 和 5 000 ～ 6 000 Da。亚单位 B 有 5 个部分,每个相对分子质量为 11 600,可各自与肠黏膜上皮细胞刷缘细胞膜的受体(Gm1 神经节苷脂)结合。亚单位 B 与肠黏膜细胞结合后,亚单位 A 与毒素整个分子脱离,并移行至细胞膜内侧,其 A_1 部分被释放至胞液内,激活腺苷环酶,后者使腺苷三磷酸变成腺苷环磷酸。大量的腺苷环磷酸积聚在黏膜细胞内,发挥第二信使作用,刺激隐窝细胞分泌氯离子并可能分泌碳酸氢根离子,同时抑制绒毛细胞对氯和钠离子的正常吸收。由于肠黏膜分泌增强,回收减少,因而大量肠液聚集在肠腔内,形成本病特征性的剧烈水样腹泻。

霍乱弧菌的内毒素来自弧菌细胞壁,其耐热,具有弧菌 O 抗原的特异性,弧菌产生的酶如神经氨酸酶、代谢产物或其他毒素,如血管渗透因子、溶血素等均对人体有一定损害。剧烈腹泻和呕吐,导致水和电解质大量丢失,迅速造成严重脱水,因而出现微循环衰竭。钾、钠、钙及氯化物的丧失,可发生肌肉痉挛,低钠、低钾和低钙血症等。肠液中大量的水、电解质和黏液,加以胆汁量少,所以吐泻物呈米泔水样。碳酸氢盐的丢失,造成代谢性酸中毒。由于循环衰竭造成的肾缺血、低钾及毒素对肾脏的直接作用,可引起肾功能减退或衰竭。

四、临床表现

潜伏期 1 ～ 3 d,短者数小时,长者 7 d。大多数急性起病,少数在发病前 1 ～ 2 d 有头昏、疲劳、腹胀、轻度腹泻等前驱症状。古典生物型与 O_{139} 型霍乱弧菌所致者,症状较严重,埃尔托型引起的,多数为轻型或无症状者。

(一)典型表现

病程分三期。

1. 泻吐期

绝大多数患者以急剧腹泻、呕吐开始。腹泻为无痛性,少数患者可因腹直肌痉挛而引起腹痛。大便开始为泥浆样或水样,带粪质;迅速变为米泔水样或无色透明水样,无粪臭,微有淡甜或鱼腥味,含大量片状黏液,少数重症患者偶有出血时,则大便呈洗肉水样,出血多可呈鲜红色,出血患者以埃尔托型所致者为多。大便量多,每次可超过 1 000 mL,每日 10 余次,甚至难以计数。呕吐多在腹泻后出现,常为喷射性和连续性,呕吐物先为胃内容物,以后为清水样。严重者,可为"米泔水"样,轻者可无呕吐。本期持续数小时至 1 ～ 2 d。

2. 脱水虚脱期

频繁的泻吐使患者迅速出现失水和电解质紊乱,严重者出现循环衰竭,此期一般为数小时至 2 ～ 3 d。

（1）脱水：可见皮肤黏膜稍干燥，弹性差，眼窝凹陷，声音轻度嘶哑，血压下降及尿量减少。严重脱水者出现皮肤干皱湿冷，声音嘶哑，两颊深凹，舟状腹，意识淡漠或不清，乏力，尿量减少等。

（2）代谢性酸中毒：临床表现为呼吸增快，严重者除出现库斯莫尔大呼吸外，可有意识障碍。

（3）肌肉痉挛：由于呕吐、腹泻使钠盐大量丢失，低钠可引起腓肠肌和腹直肌痉挛，痉挛部位的肌肉多疼痛或呈强直状态。

（4）低血钾：频繁的腹泻使钾盐大量丧失，低血钾可引起肌张力减低，腱反射消失，鼓肠，甚至心律失常。

（5）循环衰竭：是严重失水所致的低血容量性休克。出现四肢厥冷，血压下降，继而脑部缺氧，表现为意识障碍，烦躁不安，或嗜睡甚至昏迷。

3. 恢复及反应期

脱水纠正后，症状逐渐消失，体温、脉搏、血压恢复正常。少数患者可有反应性低热，可能是循环改善后肠毒素吸收所致。发热持续 1 ~ 3 d 可自动消退。

（二）临床类型

根据临床表现，霍乱可分为三型。

1. 轻型

患者微感不适，每日腹泻数次，大便稀薄，一般无呕吐、无脱水表现，血压、脉搏均正常，尿量无明显减少。

2. 中型

吐泻次数较多，每日达 10 ~ 20 次。大便呈米泔水样，有一定程度的脱水。血压降低收缩压为 9.33 ~ 12.0 kPa（70 ~ 90 mmHg），脉搏细速，24 h 尿量在 500 mL 以下。

3. 重型

吐泻频繁，脱水严重，血压低，甚至不能测出，脉速弱常不能触及，血浆相对密度＞ 1.041，尿极少或无尿。

五、并发症

（一）肾功能衰竭

由于休克得不到及时纠正和低血钾，表现为尿量减少和氮质血症，严重者出现尿闭，可因尿毒症而死亡。

（二）急性肺水肿

代谢性酸中毒可导致肺循环高压，后者又可因补充大量不含碱的盐水而加重。

（三）其 他

低钾综合征、心律不齐等。

六、实验室检查

（一）血常规及生化检查

红细胞和血红蛋白增高，白细胞计数（10～20）×10⁹/L 或更高，中性粒细胞及大单核细胞增多。血清钾、钠、氯化物和碳酸盐降低，血 pH 下降，尿素氮增加。治疗前由于细胞内钾离子外移，血清钾可在正常范围内，当酸中毒纠正后，钾离子移入细胞内而出现低钾血症。

（二）尿常规

少数患者尿中可有蛋白、红白细胞及管型。

（三）粪便检查

病原菌检查有助于快速诊断，常用的有以下方法。

1. 涂片染色

取粪便或早期培养物涂片做革兰染色镜检，可见革兰阴性稍弯曲的弧菌。

2. 制动试验

取急性期患者的水样粪便或碱性胨水增菌培养 6 h 左右的表层生长物，先做暗视野显微镜检，观察动力。如有穿梭样运动物时，则加入 O₁ 群多价血清一滴，若是 O₁ 群霍乱弧菌，由于抗原抗体作用，则凝集成块，弧菌运动停止。如加 O₁ 群血清后，不能制止运动，应再用 O₁₃₉ 血清重做试验。

（四）细菌培养

所有疑为霍乱患者的粪便，除做显微镜检外，均应做增菌培养。增菌培养基一般用 pH 8.4 的碱性蛋白胨水，36～37℃培养 6～8 h 后表面能形成菌膜。此时应进一步做分离培养，并进行动力观察和制动试验，这将有助于提高检出率和早期诊断。

（五）血清学检查

感染霍乱弧菌后，机体能产生抗菌抗体和抗肠毒素抗体。主要用于流行病学追溯性诊断和粪便培养阴性的可疑性诊断。

（六）PCR 检测

近年来应用 PCR 技术快速诊断霍乱。其中通过识别 PCR 产物中的霍乱弧菌毒素基因亚单位 CtxA 和毒素协同菌毛基因（TcpA）来区别霍乱菌株和非霍乱弧菌。然后根据 TcpA 基因的不同 DNA 序列来区别古典生物型和埃尔托生物型霍乱弧菌。本法快速、简便、特异性高。

七、诊断与鉴别诊断

（一）诊断标准

具有下列之一者，可诊断为霍乱。

（1）有腹泻症状，粪便培养霍乱弧菌阳性。

（2）霍乱流行期间，在疫区内有典型的霍乱腹泻和呕吐症状，迅速出现严重脱水、循环衰竭和肌肉痉挛者。虽然粪便培养未发现霍乱弧菌，但并无其他原因可查者。如有条件可做双份血清凝集素试验，滴度呈 4 倍上升者可诊断。

（3）疫源检测中发现粪便培养阳性，5 d 内有腹泻症状者，可诊断为轻型霍乱。

（二）疑似诊断

具有以下情形之一者，为疑似诊断者。

（1）具有典型霍乱症状的首发病例，病原学检查尚未肯定前。

（2）霍乱流行期间与霍乱患者有明确接触史，并发生泻吐症状，而无其他原因可查者。

疑似患者应进行隔离、消毒，做疑似霍乱的疫情报告，并每日做大便培养，若连续 2 次大便培养阴性，可作否定诊断，并作疫情订正报告。

（三）鉴别诊断

应与其他弧菌性感染和消化道感染性疾病相鉴别。其主要有赖于病原学检查确诊。

八、治 疗

（一）治疗原则

目前尚无特效疗法，应行对症及支持等综合治疗，加强护理，防止并发症。中医应在辨证论治的基础上，分清轻重缓急，综合治疗。

（二）治疗方法

治疗方法包括严格隔离、补液、抗菌及对症治疗等。

1. 隔离

患者应按甲类传染病进行严格隔离，及时上报疫情。确诊患者和疑似病例应分别隔离，患者排泄物应彻底消毒。待症状消失后，隔日粪便培养 1 次，连续 2 次粪便培养阴性方可解除隔离。

2. 补液

（1）静脉补液：适合于不同程度的脱水患者。补液原则是：早期、迅速、足量，先盐后糖，先快后慢，纠酸补钙，见尿补钾等。静脉补液的种类有：541 液、腹泻治疗液、2∶1 溶液和林格乳酸钠溶液等。通常选择与患者丧失电解质浓度相似的 541 溶液（每升含氯化钠 5 g、碳酸氢钠 4 g 和氯化钾 1 g），其配制可按以下比例组合：0.9% 氯化钠 550 mL，1.4% 碳酸氢钠 300 mL，10% 氯化钾 10 mL，以及 10% 葡萄糖 140 mL。

输液量宜根据失水程度决定。以第一个 24 h 计，轻型者为 3 000 ～ 4 000 mL，儿童 120 ～ 150 mL/kg，含钠液量为 60 ～ 80 mL/kg；中型者 4 000 ～ 8 000 mL，儿童 150 ～ 200 mL/kg，含钠液量 80 ～ 100 mL/kg；重型者 8 000 ～ 12 000 mL，儿童 200 ～ 250 mL/kg，含钠液量 100 ～ 120 mL/kg。中度以上患者最初 2 h 内应快

速输入 2 000 ～ 4 000 mL 液体，为此需使用多条输液管和加压输液装置以保证输入量及速度（每分钟 1 mL/kg），视情况改善，逐步减慢速度。在脱水纠正且有排尿时，应注意补充氯化钾，剂量按 0.1 ～ 0.3 g/kg 计算，浓度不超过 0.3%。及时补充钾盐对儿童病例尤为重要，因其粪便含钾量高，腹泻时容易出现低钾血症。

（2）口服补液：霍乱患者肠道对葡萄糖的吸收能力仍然完好，葡萄糖的吸收能带动水的吸收，水的吸收又带动相同等量的 Na$^+$、K$^+$ 等电解质的吸收。口服补液不仅适用于轻、中度脱水患者；重度脱水患者在纠正低血容量性休克后，也可给予口服补液。补液治疗的现代观点是：只有当休克已经持续很长时间，各内脏器官已受到损伤甚至已处于昏迷状态时，才完全依靠静脉补液。但一旦血压恢复、病情好转时，尽快以口服补液来纠正部分累积丢失量、全部继续丢失量和生理需要量，而静脉补液只起辅助作用，以维持血管的开放，这对年老体弱患者、心肺功能不良患者以及需要及时补钾的患者尤为重要，因为口服补液能防止补液量不足或者过多而引起的心肺功能紊乱以及医源性低血钾。

世界卫生组织推荐的口服补液盐（ORS）配方为葡萄糖 20 g（可用蔗糖 40 g 或米粉 40 ～ 60 g 代替），氧化钠 3.5 g，碳酸氢钠 2.5 g（可用枸橼酸钠 2.9 g 代替），氯化钾 1.5 g，溶于 1 000 mL 可饮用水内。配方中各电解质浓度均与患者排泄液的浓度相当。对轻、中度脱水患者，ORS 用量在最初 6 h，成人每小时 750 mL，儿童（< 20 kg）每小时 250 mL，以后的用量约为腹泻量的 1.5 倍。呕吐不一定是口服补液的禁忌，只是速度要慢一些，特别是儿童病例。

3. 抗菌治疗

抗菌药物控制病原菌后可缩短病程，减少腹泻次数。但仅作为液体疗法的辅助治疗。虽然耐四环素的菌株日益增多，但多西环素仍有效。多西环素成人每日 200 mg，小儿每日 6 mg/kg，分 2 次口服。诺氟沙星成人每次 200 mg，每日 3 次；或环丙沙星成人每次 250 ～ 500 mg，每日 2 次口服，也可采用静脉滴注，剂量为 200 mg，1 日 2 次，以上药物任选一种，连用 9 d。

4. 抗肠毒素治疗

目前认为氯丙嗪对小肠上皮细胞的腺苷环化酶有抑制作用，临床应用能减轻腹泻，可应用 1 ～ 2 mg/kg 口服或肌注。小檗碱（黄连素）有抑制肠毒素和抗菌作用，成人每次 0.3 g，每日 3 次，口服。

5. 对症治疗

根据患者具体情况采取相应的治疗措施。血压未复常者，可用地塞米松 20 ～ 40 mg 或氢化可的松 100 ～ 300 mg，静脉滴注，并可加用血管活性药物多巴胺和间羟胺（阿拉明）静脉滴注。如出现心衰、肺水肿，则应暂停或减慢输液速度，应用毛花苷 C 0.4 mg 加葡萄糖液 20 mL，缓慢静脉注射。必要时应用呋塞米 20 ～ 40 mg 静脉注射，亦可应用哌替啶（杜冷丁）50 mg 肌注镇静。补液过程中出现低血钾者应静脉滴入氯化钾，浓度一般不宜超过 0.3%。轻度低血钾者可口服补钾。

九、预 防

（一）控制传染源

建立、健全腹泻病门诊，对腹泻患者进行登记和采便培养是发现霍乱患者的重要方法。对患者应隔离治疗，直至症状消失后 6 d，并隔日粪便培养 1 次，连续 3 次阴性。对接触者应严密检疫 5 d，留粪培养并服药预防。

（二）切断传播途径

加强饮水消毒和食品管理，对患者和带菌者的排泄物进行彻底消毒。此外，应消灭苍蝇等传播媒介。

（三）提高人群免疫力

接种全菌体死菌苗，虽不能防止隐性感染及带菌，发病时病情也不减轻，且对 O_{139} 霍乱无预防作用，但在霍乱流行时做预防接种，可减少急性病例，控制流行规模。应用基因工程技术研制口服菌苗正在研究中。

第四节　流行性脑脊髓膜炎

流行性脑脊髓膜炎是由脑膜炎奈瑟球菌引起的急性化脓性脑膜炎，简称流脑。其主要表现为突发高热、剧烈头痛、频繁呕吐、皮肤黏膜瘀点及脑膜刺激征。严重者可有败血症休克及脑实质损害，脑脊液呈化脓性改变。本病在世界各地均有发病，呈流行或散发，经空气传播，以冬春为高峰。儿童发病率较高，男女比例大致相等。依据本病发病季节及其临床特点，流脑属于中医"春温""风温""瘟疫"的范畴。

一、病原学

（一）形态结构

脑膜炎奈瑟球菌，呈肾形，多成对排列，或 4 个相连，两凹面相对，直径 $0.6 \sim 1.0~\mu m$。革兰染色阴性。在患者标本中，细菌多居于中性粒细胞内。新分离出的菌属多有荚膜和细菌。

据脑膜炎球菌抗原结构的不同，将其分为不同的血清群。目前已有 A、B、C、D、E、X、Y、Z、W135、H、I、K、L13 个血清群。其中，H、I、K 群为我国发现并建立。根据国内外流行病学调查证明对人致病的主要是 A、B、C、Y 和 W135 群。我国以 A 群为主，B 群仅占少数。

（二）生长繁殖

该菌能产生毒力较强的内毒素，为专性需氧菌，仅存在于人体，可以从带菌者的鼻咽部、血液、脑脊液和皮肤瘀点中检出，多存在于中性粒细胞内。一般培养基上不能生长，在血液琼脂、巧克力琼脂及血清和卵黄液的培养基上生长良好，在 3%～10% 浓度的二氧化碳，37℃和 pH 7.4～7.6 的条件下生长最佳。

（三）抵抗力

脑膜炎球菌对外界抵抗力很弱，对日光、干燥、寒冷及一般消毒剂极为敏感，在体外能产生自溶酶而易于自溶。

二、流行病学

（一）传染源

带菌者和患者是本病的传染源。流脑患者从潜伏期开始至病后 10 d 内具有传染性。流行期人群带菌率可高达 50%，A 群带菌率可达 30%～50%。病后带菌者为 10%～20%，超过 3 个月为慢性带菌，病原菌存在于带菌者鼻咽部深层淋巴组织内，且多为耐药菌株，故带菌者对周围人群的危险性大于患者。

（二）传播途径

病原菌主要通过咳嗽、喷嚏、说话等飞沫经空气传播，进入呼吸道引起感染。同睡、喂乳、接吻、怀抱等密切接触，对 2 岁以下婴幼儿的传播有重要意义。

（三）人群易感性

人群易感性与体内抗体水平密切相关，新生儿出生后 2～3 个月有来自母体的杀菌抗体，故新生儿不易患本病，6 个月至 2 岁的婴幼儿抗体水平下降，发病率最高，以后随年龄增长而逐渐降低，病后可获得持久免疫力，再次发病者极少见。

（四）流行特征

本病分布于世界各地，终年皆可发病，以冬春季节多见，2—4 月份为高峰，5 月份迅速下降；发病年龄主要为 15 岁以下儿童；本病呈周期流行，每隔 3～5 年出现一次小流行，8～10 年发生一次较大流行；人群感染脑膜炎球菌后 60%～70% 成为带菌者，约 25% 呈出血点型，约 7% 为上呼吸道感染，仅有 1% 呈现为典型化脓性脑膜炎；我国以 A 群脑膜炎球菌为主，自从在儿童中接种 A 群脑膜炎双球菌多糖菌苗后发病率下降，并打破了周期性流行。

三、病机病理

脑膜炎球菌经空气传入呼吸道，黏附于鼻黏膜而侵入鼻咽部，当人体免疫力不足以将其迅速消灭时，则病原菌在鼻咽部繁殖，经鼻咽部黏膜入血液循环，大多数表现为菌血症或极少数发展成为败血症，继而侵犯脑脊髓膜；脑膜炎球菌释放的内毒素刺激单核巨噬细胞、中性粒细胞等产生多种细胞因子（TNF-α、IFN-r 等），而致微循环障碍，激活凝血系统而发生弥散性血管内凝血（DIC），由于微循环障碍血容量骤减，短时间内出现严重淤斑、出血、休克和多器官功能衰竭；脑膜炎双球菌由血液进入中枢神经系统，发展成暴发脑膜脑炎。

脑部微循环障碍多继发脑水肿、颅内压高而产生惊厥、昏迷等表现，并可因水肿的脑组织向枕骨大孔和天幕裂孔凸出形成脑疝，而出现昏迷加深，瞳孔改变及呼吸衰竭，可迅速死亡。

病理检查发现：败血症期血管内皮损害，内皮细胞坏死，炎症细胞浸润和血栓形成，皮肤、黏膜和浆膜发生淤点、淤斑或局灶性出血。暴发型败血症休克型患者皮肤及内脏血管损害更为严重而广泛，内皮细胞坏死脱落，血管腔内有血栓，皮肤、心、肺、胃肠及肾上腺均有广泛出血。脑膜炎时脑组织充血、水肿、出血及中性粒细胞浸润；脑膜炎后期颅底部因化脓而形成脓性粘连压迫，可累及视神经、动眼神经、展神经、听神经及面神经。暴发性脑膜炎可见脑组织充血、水肿明显，颅压显著升高，严重者可发展成脑疝。慢性患者引起脑室孔阻塞，造成脑脊液循环障碍，可引起脑积水。

四、临床表现

流脑潜伏期为 1～7 d，一般为 2～3 d。根据其病情的轻重不同，临床常分为普通型、暴发型、慢性败血症型 3 个类型。

（一）普通型

约占发病的 90% 以上。按流脑发病过程，可分为 4 期，同时各期病情轻重不一。

1. 前驱期（上呼吸道感染期）

大多数患者表现为低热咽喉肿痛、鼻咽部黏膜充血和分泌物增多等上呼吸道症状，此期持续 1～2 d。

2. 败血症期

可无前驱症状，突然恶寒、高热，伴头痛、呕吐、肌肉酸痛等。幼儿可有烦躁与嗜睡交替、尖声哭叫、拒食、腹泻、易惊等症状。约 70% 患者发病数小时后全身皮肤、黏膜出现淤点，或淤斑，少数患者有关节痛、脾大。毒血症严重时可出现脑膜刺激征，大多数患者于 1～2 d 发展为脑膜炎。

3. 脑膜炎期

脑膜炎症状多数于发病后 24 h 左右明显，有的可与败血症的症状同时存在，亦有些患者直接进入脑膜炎期。此时除毒血症外，中枢神经系统症状加重，头痛欲裂、呈喷射状呕吐、狂躁不安、谵语及惊厥，并出现颈项强直、克氏征及布氏征阳性等脑膜刺激征，如经合理治疗，通常在 2～5 d 进入恢复期。

4. 恢复期

体温逐渐至正常，皮疹停止发展，并大部分被吸收，神经系统体征亦逐渐消失，精神食欲随之恢复，此期持续 1～3 周，即可痊愈。

（二）暴发型

发病急骤，进展迅速，病势凶险，如抢救不及时，常于 24 h 内死亡，此型多见于儿童。

1. 败血症休克型

突起高热、寒战、头痛、呕吐、精神极度萎靡、昏睡或抽搐。短期内黏膜分布广泛淤点、淤斑，中央呈紫黑色坏死，且遍及全身。同时可见面色苍白、口唇发绀、四肢末梢厥冷、皮肤花纹、脉搏细速、血压迅速下降甚至不能测出、少尿或无尿等休克表现，大多数患者无脑膜刺激征。脑脊液检查正常或仅有细胞数轻度增加，血培养脑膜炎球菌多为阳性。

2. 脑膜脑炎型

此型多见于儿童，脑实质损害显著。除高热、淤斑外，患者头痛剧烈、呕吐频繁、反复或持续惊厥，迅速进入昏迷，呼吸快慢、深浅不一，瞳孔对光反应消失、眼球固定，对侧肢体轻瘫，继而出现呼吸衰竭而死亡。

3. 混合型

此型具有上述两种暴发型的临床表现，多同时或先后出现，是流脑最为严重的一型，病死率极高。

（三）慢性败血症型

临床不多见，成年人免疫功能不全或有其他慢性疾病者可见到。病程可迁延数月之久，以发热、皮疹、关节病变为特征；可有间歇性畏寒、寒战、发热，每次历时 12 h 后即缓解，2～3 d 后再次发作；发作时出现瘀点、斑丘疹，多见于四肢，关节疼痛。患者一般情况良好，少数有脾脏大，须多次血培养及检查方能找到病原菌，此型每易误诊为风湿热或疟疾。

五、并发症与后遗症

（一）并发症

脑膜炎球菌播散至其他器官可造成化脓性中耳炎、化脓性关节炎、心内膜炎、心肌炎、肺炎、脓胸、肺炎等。

（二）后遗症

目前已显著减少。常见有耳聋、聋哑（幼儿）、失明、眼肌麻痹、肢体瘫痪、智力减退、精神障碍等。

六、实验室检查

（一）血象

白细胞总数明显升高在 20×10^9/L 左右，或高达 40×10^9/L 以上，中性粒细胞在 80% 以上，严重者有类白血病现象。

（二）脑脊液

脑脊液检查是诊断本病的重要依据。发病初期仅颅内压升高，脑脊液外观澄清，细胞数、蛋白质及糖含量亦正常。脑膜炎期脑脊液外观呈米汤或脓样，白细胞数显著升高，可达 $1\,000\times10^6$/L 以上，以中性粒细胞为主，糖定量明显减少，氯化物略减，而蛋白质显著增高。

（三）细菌学

1. 涂片

局部消毒后，挑破皮肤上瘀点，挤出少量组织液或血液涂片，以革兰染色，可见脑膜炎球菌。阳性率达 80% 以上，是早期诊断的依据之一。脑脊液沉淀涂片阳性率可达 60%～70%。有时在周围血液涂片的白细胞中，亦可发现脑膜炎球菌。

2. 细菌培养

血培养可有病原菌生长，但阳性率很低，有人报道未经治疗的败血症期阳性率为 25%～50%。

（四）免疫学检测

近年来开展多种免疫学检测方法，有利于早期诊断，特别对已用抗生素，不易查到病原菌的患者更有其实用价值。

1. 特异性抗原

其方法有对流免疫电泳、反向间接血凝试验、酶联免疫吸附试验、乳胶凝集试验等。检测血液、脑脊液中的特异性抗原，一般在发病的早期（3 d 内）阳性率可达 90% 左右。

2. 特异性抗体

有间接血凝试验、放射免疫测定法、酶联免疫法等。特别是酶联免疫法，比方法简便，在恢复期诊断价值较大。固相放射免疫法（SPRIA），可定量检测抗 A 群脑膜炎双球菌的特异抗体，阳性率在 90% 左右。

七、诊断与鉴别诊断

（一）诊　断

1. 发病季节、年龄

多在冬春二季，常见于儿童。

2. 典型临床表现

起病急，突然发热、头痛、呕吐（呈喷射状）、皮肤黏膜淤点、惊厥、小儿前囟隆起、颈项强直、脑膜刺激征阳性、意识改变，严重者迅速出现皮肤广泛大片淤斑、血压下降、反复惊厥和昏迷。

3. 实验室检查

白细胞总数增高，中性粒细胞占 80% 以上。脑脊液呈化脓性改变，脑脊液和血培养脑膜炎双球菌阳性，免疫学检查特异性抗原、抗体有助于早期确诊。

（二）鉴别诊断

流行性脑脊髓膜炎应与其他化脓性脑膜炎、结核性脑膜炎、流行性乙型脑炎、流行性出血热、败血症等相鉴别。

八、治　疗

1. 普通型

（1）一般对症治疗：早诊断早治疗，及时对症处理，密切观察病情变化，对高热、呕吐严重、昏迷者，给予适当液体。高热不退者，可用物理降温或安乃近滴鼻等；躁动惊厥者用 10% 水合氯醛灌肠，成人 10 ～ 15 mL/ 次，或用地西泮；保持呼吸道通畅，防止并发症。

（2）病原治疗：

①磺胺类药：如磺胺嘧啶（SD）。能较好地透过血－脑屏障，又鉴于我国所流行的 A 群菌株大多对磺胺药敏感，故作为首选。首次量 40 ～ 80 mg/（kg·d）。分 4 次口服或静脉注入。临床症状的消失作为停药根据，无须重复腰穿。若用药后 48 h 内病情无好转，体温不降，应考虑病原菌耐药的可能。如肝肾疾病、休克无尿，或对磺胺过敏者均需改用其他抗菌药物。

②青霉素：青霉素对脑膜炎球菌有杀菌作用，虽然不易透过血脑屏障，脑脊液中药物浓度为血浓度的 10% ～ 30%，但注射大剂量能使脑脊液达到有效药物浓度而获满意疗效。成人 800 万～ 1 200 万 U/d，小儿 20 万 U/（kg·d），静脉滴注或肌内注射，疗程 5 ～ 7 d。

③氯霉素：易透过血－脑屏障，脑脊液中药物浓度为血浓度的 30% ～ 50%。氯霉素对脑膜炎球菌有明显抗菌作用，但因其对骨髓的抑制作用，一般用于对磺胺、青霉素过敏或实验室证明对青霉素及磺胺有耐药者。50 ～ 100 mg/（kg·d），成人每日 2 ～ 3 g，根据病情分次口服、肌内注射或静脉滴注，治疗中应密切注意对骨髓抑制的副作用。

④头孢菌素类：第三代头孢菌素易透过血脑屏障，常用有头孢噻肟、头孢曲松；疗效较好，在脑脊液的浓度高，广谱抗菌，毒副作用小。头孢噻肟钠成人剂量每日 3 ～ 4 g，儿童剂量每日 150 mg/kg，分 3 ～ 4 次静脉快速滴注，头孢曲松成人剂量每日 2 g，儿童剂量每日 100 mg/kg，每日 1 次静脉快速滴注。

2. 暴发休克型

（1）抗菌治疗：以青霉素 G 为主，每日剂量 20 万～ 40 万 U/kg 分次静滴。或用头孢类治疗，用法同前。

（2）抗休克治疗：在扩充血容量的基础上休克仍未纠正，患者面色苍白、皮肤花斑及眼底动脉痉挛者，可用血管活性药物，调整血管的舒缩功能，常用山莨菪碱（654-2），0.3 ～ 0.5 mg/kg，重症可用至 1 ～ 2 mg/kg，每 10 ～ 15min 静注 1 次，用至面色变红、四肢转温、血压回升时，可减量或延长给药时间至逐渐停用。用山莨菪碱治疗休克，其病死率已由过去的 50% 降低至 10% 以下。如果应用山莨菪碱治疗无效，可改用异丙肾上腺素、间羟胺与多巴胺联合应用。肾上腺皮质激素，其抗休克作用迄今尚未定论，但能减轻毒血症，并可解痉、抑制腺体分泌及血小板凝聚，并有促进炎症吸收，降低颅内压，减轻脑水肿等作用。早期临床应用氢化可的松 2 mg/（kg·d），静脉滴注。休克纠正后应迅速减量或停药，疗程不超过 3 d。抗 DIC 的治疗：暴发休克型常继发 DIC，可用肝素治疗。每次剂量为 0.5 ～ 1 mg/kg，加入 10% 葡萄糖液 40 mL 内做静脉推注或加在 100 mL 内做静脉滴注。每 4 ～ 6 h 重复 1 次，多数用 1 ～ 2 次即可见效，出血减少。一般疗程为 1 ～ 2 d。同时输入新鲜血液或血浆以补充被消耗的凝血因子。

3. 脑膜脑炎型

（1）抗菌：同暴发休克型。

（2）降低颅内压：使用脱水剂，以防止脑疝和呼吸衰竭。以 20% 甘露醇为主，每次 1 ～ 2 g/kg。或交替使用 50% 葡萄糖液 40 ～ 60 mL，静脉快速推注，直至颅内压高症状好转为止。

（3）治疗呼吸衰竭：除加强上述脱水方法治疗外，并给予吸氧、吸痰，头部放置冰袋降温以防治脑水肿并可预防呼吸衰竭，如已发生则应及时给予山梗菜碱、尼可刹米等中枢神经系统兴奋药。若效果不明显，应及时行人工呼吸、气管切开，或用人工呼吸机等。

（4）控制高热和惊厥：除用退热及镇静药以外，必要时加冬眠疗法。

九、预防

（一）控制传染源

早发现、早诊断、早隔离，就地治疗。加强对流行地区的疫情监视，并做好疫情报告工作。

（二）切断传播途径

做好防病宣传工作，搞好室内外卫生，保持室内空气流通，注意个人卫生，勤洗衣被。流行期间尽量少去拥挤的公共场所，尤其是儿童，外出戴口罩，减少飞沫传播机会。

（三）保护易感人群

1. 接种流脑疫苗预防

我国制备多糖荚膜 A 群疫苗，接种后保护率达 90% 左右，其不良反应极小，每年11—12 月间对 6 个月至 15 岁儿童进行预防注射剂量为 30 μg，以后每年加强 1 次。

2. 药物预防

（1）磺胺类：我国大多数病原菌对磺胺仍敏感，因此对密切接触者，仍可短期服磺胺嘧啶预防，成人 1 ～ 2 g/d，儿童每日 100 mg/kg，分 2 次与等量碳酸氢钠同服，连服 3 d。

由于耐磺胺菌株的出现和增多，国外已少采用磺胺药进行大规模预防，而目前多采用利福平每日 600 mg，连服 5 d，1 ～ 2 岁儿童每日剂量 10 mg/kg。

（2）中药：青蓝汤（大青叶 20 g，板蓝根 20 g，甘草 10 g）3 ～ 5 剂，每日煎服 1 剂，预防效果较好，价廉易于推广。

（3）中成药：板蓝根冲剂、清热解毒口服液、抗病毒口服液、双黄连口服液等，可选择运用。每次 1 ～ 2 支，每日 2 次。

十、预　后

应用磺胺、青霉素等抗菌药物治疗以后，流脑的病死率由过去的 70% 下降至 50% 以下，并发症与后遗症亦显著减少。一般老年人及 2 岁以下小儿，或暴发型有反复惊厥、昏迷时间较长者均预后较差，且易发生并发症和后遗症。

参考文献

[1] 王胤佳.急诊急救与重症监护 [M].北京：科学技术文献出版社，2019.

[2] 高庆娟.实用急救护理学 [M].哈尔滨：黑龙江科学技术出版社，2019.

[3] 韩扣兰.急诊医学 [M].北京：人民卫生出版社，2019.

[4] 王婧，唐强，杨留艳.急危重症护理学 [M].长春：吉林大学出版社，2019.

[5] 徐小彭.急危重症救治与临床监护 [M].长春：吉林科学技术出版社，2019.

[6] 侯希炎.急危重症救治精要 [M].福州：福建科学技术出版社，2019.

[7] 李茜，应碧荷，万晓燕.急危重症护理学 [M].上海：同济大学出版社，2019.

[8] 吕传柱，于学忠.急诊与灾难医学 [M].北京：科学出版社，2019.

[9] 侯广臣，李友，秦学亮.实用重症监护技术 [M].汕头：汕头大学出版社，2019.

[10] 李保全，宋爱华，孔志国.现代疾病综合诊疗与护理 [M].长春：吉林科学技术出版社，2019.

[11] 李志刚.急危重症诊断与处理 [M].长春：吉林科学技术出版社，2019.

[12] 王海燕.现代急危重症救护精要 [M].天津：天津科学技术出版社，2019.

[13] 黄志俭，柯明耀，姜燕.呼吸急危重症诊疗概要 [M].厦门：厦门大学出版社，2011.

[14] 曲海.新编急危重症疾病临床诊治 [M].北京：科学技术文献出版社，2019.